临床护理
质量管理实践手册
——从思维力到执行力

汪晖　王颖◎著

U0232661

长江出版传媒　湖北科学技术出版社

图书在版编目（CIP）数据

临床护理质量管理实践手册：从思维力到执行力／汪晖，王颖
著．—武汉：湖北科学技术出版社，2023.9（2023.11 重印）
ISBN 978-7-5706-2839-1

Ⅰ．①临… Ⅱ．①汪… ②王… Ⅲ．①护理学—手册
Ⅳ．① R47-62

中国国家版本馆 CIP 数据核字（2023）第 168414 号

责任编辑：王小芳　　袁瑞旌
责任校对：陈横宇　　　　　　　　　　　　　　　　　封面设计：曾雅明

出版发行：湖北科学技术出版社
地　　　址：武汉市雄楚大街 268 号（湖北出版文化城 B 座 13-14 层）
电　　话：027-87679468　　　　　　　　　　　　邮　　编：430070

印　　刷：武汉中科兴业印务有限公司　　　　　　邮　　编：430071

787×1092　　　1/16　　　　　　　　　　20 印张　　　300 千字
2023 年 9 月第 1 版　　　　　　　　　　2023 年 11 月第 2 次印刷
定　　价：51.00 元

《临床护理质量管理实践手册——从思维力到执行力》
编 委 会

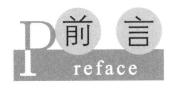

前　言
Preface

　　护理质量关系到患者健康与安全,是护理管理的核心,也是护理工作永恒的主题。护理质量指标是用来评价和支持护理活动,在一定时间和条件下科学、动态地反映护理质量的结构、过程和结果。建立护理质量指标是科学量化评价护理质量的基础,也是开展护理质量管理,实现护理质量持续改进的重要手段。

　　2016 年 9 月,国家卫计委公布了《医疗质量管理办法》,凝练了 18 项医疗质量安全核心制度,促进医疗质量管理工作步入制度化、法治化管理轨道。同年 7 月,国家护理质量控制中心发布 13 项护理质量敏感指标,在全国部分医院实施护理质量指标数据收集、上报、汇总、分析等工作。2020 年,国家卫健委颁布《护理专业医疗质量控制指标(2020 年版)》,首次从国家层面确立了 12 项护理专业医疗质量控制指标,以促进护理服务质量标准化、同质化管理。我院根据相关文件要求,结合我院实际情况,对2016 版《护理质量指标与集束化管理策略》进行修订。

　　本书共分三篇:第一篇为总论,基础护理质量指标,包括 2 章;第二篇为主要从“以患者为中心”的护理质量指标、“护理管理”质量指标和“综合评价”护理质量指标 3 个层面,介绍了 19 个主要基础护理质量指标;第三篇为特殊科室护理质量管理规范,包括 12 章,介绍了造血干细胞移植中心、内镜中心、心血管介入中心等 33 个特殊临床科室的护理质量管理。本书从指标定义、意义、计算公式、计算细则、数据收集方法等方面介绍护理质量指标,并提供质量管理策略和护理工作思维导图,便于查阅参考。

　　本书编写人员在撰写过程中付出了艰辛的努力,在修订过程中得到临床相关科室护士长的反馈和建议,在此一并表示最衷心的感谢!虽几易其稿,仍可能存在疏漏和不足,敬请各位读者和同仁提出宝贵意见和建议,以便进一步修订完善。

华中科技大学同济医学院附属同济医院

护理部编写组

2022 年 10 月

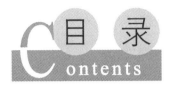

第一篇 总 论

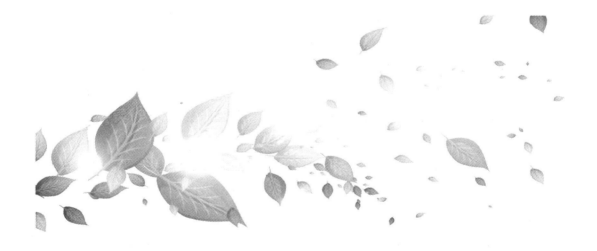

第一章　护理质量管理

护理质量是医院质量的重要组成部分,是衡量医疗服务质量的重要标志,是医院整体质量水平的缩影。护理质量高低不仅取决于护理人员的素质和技术质量,更依赖于护理管理水平,尤其是护理质量管理的方法。科学有效、严谨完善的管理方法是保证护理质量的基础,是提高护理质量的重要措施。

一、护理质量管理概述

(一)基本概念

1.**质量**(quality)　又称为"品质"。这个词常用于两个不同范畴:一种是指"度量物体惯性大小的物理质量"或"物体中所含物质的量";另一种是指产品或服务的优劣程度,在管理学中指第二种含义。国际标准化组织对质量的定义是反映实体满足明确和隐含需要的能力的特性总和。质量一般包含三层含义:规定质量、要求质量和魅力质量。规定质量是指产品或服务达到了预定的标准;要求质量是指产品或服务的特性满足了顾客的要求;魅力质量是指产品或服务的特性超出了顾客的期望。

2.**质量管理**(quality management)　是组织为使产品、过程或服务满足质量要求,达到顾客满意而开展的策划、组织、实施、控制、检查、审核及改进等有关活动的总和。质量管理的核心是制订、实施和实现质量方针与目标,质量管理的主要形式是质量策划、质量控制、质量保证和质量改进。它是全面质量管理的一个中心环节。

3.**质量体系**(quality system)　指为保证产品、过程或服务质量满足规定(或潜在)的要求,由组织机构、职责、程序、活动、能力和资源等构成的有机整体。按体系目的可分为质量管理体系和质量保证体系两类。

4.**质量控制**(quality control)　是对影响服务质量的各环节、各因素制订相应的监控计划和程序,对发现的问题和不合格情况进行及时处理,并采取有效纠正措施的过程。质量控制强调满足质量要求,着眼消除偶发性问题,使服务体系保持在既定的质量水平。

5.**质量改进**(quality improvement)　是为了向本组织及其顾客提供增值效益,在组织范围内采取措施提高质量效果和效率的活动过程。质量改进的目的是对某特定的质量水平进行变革,使其在更高水平下处于相对平衡的状态。

6. **护理质量**(health care quality)　是护理人员为护理对象提供护理技术、生活照护的效果和程度,是护理过程中形成的客观表现。它综合反映了医院护理技术水平、整体管理水平和服务水平,是衡量医院服务质量的重要标志之一,直接影响医院的临床医疗质量、社会形象和经济效益等。随着护理模式的转变及医疗事业的迅速发展,护理服务范围不断拓展,护理质量的内涵不断深化。

7. **护理质量管理**(nursing quality management)　是指按照护理质量形成过程和规律,对构成护理质量的各个要素进行计划、组织、协调和控制,以保证护理服务达到规定的标准和满足服务对象需要的活动过程。护理质量管理要求护理系统中各级护理人员运用现代科学管理方法,建立完善的护理质量管理体系,以护理质量为中心,以最佳的技术、最低的成本和时间,提供最优良的护理服务。

(二)护理质量管理的基本原则

1. **以患者为中心**　"以患者为中心"是质量管理的核心思想。以患者为中心的原则强调,无论是临床护理工作流程设计、优化,护理标准制定,还是日常服务活动的评价等管理活动中都必须打破以工作为中心的模式,要考虑患者对质量的感知和期望,达到尊重其人格,满足其需求,提高其获得感,保障其安全的最终目标。

2. **预防为主**　护理质量管理必须坚持以预防为主的原则,对形成护理质量的要素、过程和结果的各个环节都充分重视,进行风险识别,建立应急预案,采取预防措施,避免护理质量不良事件的发生。管理者要树立"三级预防"的观念:一级预防即争取不发生质量问题;二级预防即把质量问题消灭在萌芽状态;三级预防即减少质量问题的不良影响和损害。

3. **全员参与**　护理服务的每个环节和每个过程都是护士辛勤劳动的结果,护理质量的保证与提高,有赖于全体护士的共同参与和相互协作。一方面作为护理质量的管理者,可以通过建立护理质量管理体系,定期发布质量报告,开展质量问题反馈会、个案分享会等多种形式进行全员质量教育,增进护士对质量目标的理解并提高实现目标的积极性。另一方面管理者应运用各种领导艺术,尊重、信任每一个团队成员和服务对象、医护人员及其他有关人员,追求共赢,促进持续改进护理质量。

4. **质量标准化**　质量标准化是护理质量管理工作的基础,建立健全质量管理制度和规范,使护理人员在服务过程中有章可循、有据可依。护理质量标准化包括建立各项规章制度、各级人员岗位职责、各种操作常规、各类工作质量标准和质量评价标准等。在质量管理过程中遵循各项标准,才能使管理科学化、规范化。

5. **以数据为基础**　事实和数据是判断质量和认识质量形成规律的重要基础,是有效决策的可靠依据。护理管理者要运用统计技术和信息手段,对护理质量要素、过程及结果进行测量和监控,分析各种测量和监控的数据与信息之间的逻辑关系,寻找内在规律,比较不同质量控制方案优劣。近年来,护理管理者通过对护理敏感指标数据的收集和不良事件原因分析,获得了护理质量管理的基本数据和事实,为管理者进行有效决策奠定了基础。

6. 管理科学化　随着科学管理技术的快速发展,运用现代管理技术和工具,进行科学管理,保证患者安全,成为护理质量管理的重要发展趋势。当今的护理质量管理已在各个层面纳入各种质量管理理论和模型,如目标管理、PDCA 循环、六西格玛管理、临床路径、追踪法、全面质量管理等管理模型。同时根因分析法、因果图法、系统图、查检表、柏拉图、管制图等已经成为帮助护理管理者进行统计分析、管理决策的常用工具。

7. 持续改进　改善护理质量是护理管理的目标,护理质量持续改进是护理管理的核心内容之一。广大护理人员和护理管理者要有追求卓越的质量意识,对影响质量的因素具有敏感的洞察能力、分析能力、评判与反思能力,主动寻求改进机会,确定改进项目,不断提高护理质量。

（三）护理质量管理的任务

1. 建立"以患者为中心"的整体护理模式　高质量的护理对保障患者安全、促进患者康复发挥着重要作用。首先,应将"以患者为中心"的整体护理模式全面落实于实际工作中,使护理服务意识和理念与人民群众的需求和临床工作的需要相匹配,重视对患者的病情观察、身心方面的照顾与帮助、康复和健康指导等内容。其次,护理的专业技术水平需要同步于诊疗技术的发展,针对疑难、危重患者的护理水平需要进一步提高。再次,护理工作领域需要进一步向家庭、社区和社会延伸与拓展。最后,护理工作需要突出以人为本,营造关心、关怀和爱护患者的职业文化,弘扬救死扶伤的人道主义精神。

2. 提高护理管理的科学化水平　我国早期的护理管理模式以经验式管理为主,大部分护理管理人员是从临床护士中选拔到管理岗位,从技术型人才转变为管理型人才,管理水平仍有待提高。因此,要提升护理质量管理的科学化水平,首先需要提高护理管理者的管理水平和管理能力,使护理管理的方式、方法与护理质量的持续改进,现代管理经营策略、人力资源的科学管理以及护理信息的转化利用等内容相适应。其次,应着眼于护理事业的发展趋势,提出科学化、规范化、标准化的护理质量评价标准和评价方法,利用先进的工具和方法来提升护理管理的科学化水平。

3. 提高护理服务意识　重点是加强护理队伍建设,注重培养人才,实施科学管理,提高护理服务的能力和水平。要在稳定发展护理队伍,保证护理队伍基本素质的基础上,科学统筹护理人力资源,满足人民群众护理服务需要,加强专业化护理人才的培养,适应诊疗技术的不断发展。同时,要强化护理人员的服务意识,切实提高护理工作质量。护理工作水平的提高最终体现于保障人民群众生命安全,减轻痛苦,维护和促进人民群众健康的实践中。因此,护理工作必须"贴近患者、贴近临床、贴近社会",突出以人为本,围绕"质量、安全、关怀"的主线,加强护理服务,提高护理质量,以人民群众的健康需求为导向,不断创新护理服务方式,拓展工作内涵,大力发展立足于社区和家庭的老年护理、慢性病护理、临终关怀等护理服务,适应社会发展的需要。

4. 优化护理组织结构 科学组织护理工作使各护理程序和护理人员得到合理安排,协调配合,是护理工作顺利开展的关键。医疗机构应根据医院的规模、特点和现有技术条件,合理配备护理人员,使护理人员与各项工作、设备、医生的比例达到优化组合,从而保证护理质量。人员过少,工作超负荷,则会降低护理质量;人员过多,工作效率低,则会影响医疗的经济效益。因此,人员的合理配备应综合考虑"工作量""床位数""医生人数"等数量参数和"标准工作效率""医护比"等质量参数。

5. 提高护理人员的主动性和创造性 护理人员的工作质量与其积极性高度相关。现代管理非常注重人的行为管理,它强调从心理学、社会学、社会心理学的角度来研究分析管理中的问题。因此,重视护理人员的管理,激发护理人员的积极性和创造性,处理好护理人员之间的关系,是提高护理质量的途径。心理学家提出一种"激励模式",要使职工取得较好的成绩,应注意以下几个方面:①要有激励,激励就是在物质和精神上使人员获得满足,激发人员的行为动机;②通过成功的激励,使人员产生高度的积极性,从而努力工作;③由于人员的努力而产生良好的绩效,根据绩效高低,进行奖励或处罚;④奖励或处罚是否公平合理,会影响人员的满足程度,而人员的满足程度反过来又可以变成新的激励。

二、护理质量管理的发展历程

(一)护理质量观的演变过程

质量观(quality concept)是人们对质量的认识与看法。人们对质量的认知是一个发展变化的过程,它经历了 4 个不同的阶段。

1. "符合性质量"阶段 这一理念始于 20 世纪 40 年代,其基本观点是,质量是以符合现行标准的程度作为衡量依据的,"符合标准"就是合格的产品质量,符合的程度反映了产品质量的水平。只有被定义出来产品的规格标准可以被有效地检查,才能确定其产品的符合度。由此,使用"符合性质量"概念更适合于描述产品的标准化程度,正如商店里出售的每一种货物和产品,都可以用一个显性的规格定义和明确其应该达到的技术指标。这个阶段只局限以产品本身的指标而衡量之。这与近代护理管理中,以"疾病为中心"的理念较为相似,仅关注疾病的发生、发展、治疗及预后,而未重视患者,未将患者作为护理质量管理的重点来看待。

2. "适用性质量"阶段 这一理念始于 20 世纪 60 年代,其基本观点是,质量应该以适合顾客需要的程度作为衡量的依据,这是从使用产品的角度来定义产品的质量。从"符合性"到"适用性",反映了人们在对质量的认识过程中,已经开始把顾客需求放在首要位置。两者最根本的区别是:前者可以用明确的规格而显性地定义出来,并把它作为生产过程中检查的标准;而后者则存在一个问题,即客户的需求并不能被完整地转化成为规格定义,也就是说衡量产品最终的质量标准不能仅仅是产品的规格,还应该包括客户隐含的"期望"。这与现代护理质量管理中,以"患者为中心"的理念不谋而合,护理服务不再仅仅围绕于疾病,而是将与患者有关的服务都纳入考量范围,提供患者需要的服务。患者满意是护理服务的最终目标,也是衡量护理质量的根本标准。

3."满意性质量"阶段　20世纪80年代,质量管理进入到全面质量管理(Total Quality Management,TQM)阶段,这一时期所提出的"全面顾客满意"概念又将质量管理带入一个新的阶段。如果说"符合性质量"和"适用性质量"都是为了防止顾客不满意,"满意性质量"则是创造顾客满意。全面质量管理的理念是组织应该以"全面顾客满意"为核心,它涉及组织运行的全部过程,组织的全体员工都应具有质量管理的责任。首先,全面质量满意体现在产品整个生命周期中用户的满意,用户的满意取决于其需求度,不同用户有不同需求,用户共同的基本需要包括产品功能、价格、服务、产品责任、可靠性、价值观等。其次,全面质量满意应包括组织本身的满意,应与自然、社会环境相适应。组织的满意主要指一般员工、管理者以及老板或股东三种人的满意。在此阶段,护理领域提出了磁性护理管理,其目的即为患者提供卓越的护理服务,改善患者结局;同时提升护士的工作满意度,改善其工作环境及薪资待遇,使护士愿意留在医疗机构,进一步提升护理服务质量。

4."卓越性质量"阶段　"卓越性质量"这一理念产生于20世纪90年代。摩托罗拉、通用电气等世界顶级企业相继推行六西格玛(Six Sigma)管理,逐步确定了全新的卓越质量观念,即顾客对质量的感知远远超出其期望,使顾客感到惊喜,意味着质量没有缺陷。它的衡量依据包括:①体现顾客价值,追求顾客满意和顾客忠诚;②降低资源成本,减少差错和缺陷;③降低和抵御风险。与此阶段的思想相适应,在磁性护理管理理念的基础上,进一步追求卓越的护理实践,保证护理质量,提升患者满意度,降低医疗成本,同时抵御护理风险。

(二)护理质量管理的发展阶段

20世纪以前,质量管理主要依靠手工操作者的感觉进行,称之为"操作者的质量控制"。20世纪人类在科学领域的各方面取得了无数重大成就,伴随着人类前进的步伐,质量管理发展经历了多个阶段,护理质量管理也在此基础上历经了5个阶段,取得了长足的发展。

1.质量检验阶段　20世纪初,科学管理之父泰罗(Frederick W. Taylor)提出了"科学管理理论",主张计划与执行分开,强调工长在保证质量方面的作用,质量管理的责任由操作者转移到工长。后来,由于企业规模的扩大,质量检验又由工长转移给了专职的质量检验人员,称"检验员的质量管理"。专职检验(又被称为"事后检验")的产生,解决了长期以来由操作人员自己制造产品、自己检验和管理产品质量的问题。但这种事后检验把关,无法在生产过程中起到预防、控制的作用,并且对产品进行 100% 的检验,会增加检验费用,降低生产效率。护理质量管理实践源于佛罗伦萨·南丁格尔,她是近代护理管理的奠基人,在 1854—1856 年克里米亚战争期间,通过科学护理和科学管理,极大地提高了护理质量,使伤员病死率从 50% 降至 2.2%。进入 20 世纪后,随着先进管理学和管理方法的引入,现代护理管理逐渐由经验管理迈向科学管理。从中华人民共和国成立到 20 世纪 80 年代,医院护理质量管理不受重视,管理方式为"家长式"或"管家式"的经验式管理,对护理质量进行简单的事后检查和评比,缺乏科学标准和量化指标,护理质量难以保证。

2. 统计质量控制阶段　20 世纪 30—50 年代,生产力的发展使得依靠事后检验不能满足大批量产品的质量控制。第二次世界大战爆发后,为保证军需物品的质量及交货时间,美国数理统计专家休哈特对质量管理方法进行了改革,运用统计学分析方法对生产工序进行控制,使质量管理由"事后检验"转为对生产过程的检查和控制的"事先预防",将全数检查改为抽样调查,从而杜绝了大批量不合格产品的产生,减少了不合格产品带来的损失。

20 世纪 80 年代,由美国管理学家德鲁克于 1954 年提出的目标管理法应用于我国护理管理中,使质量管理事后控制转为事前、事中控制和事后评价的系统管理过程。其基本模式是:目标的制定与分解—目标的执行与控制—目标的考核与奖惩,具体在临床护理管理实践中是将护理部整体目标逐次转变为各层次、各部门及个人的目标,建立管理的目标体系,实施检查、控制与评价,并根据各自目标完成情况分别给予奖惩。在目标管理的应用过程中,标准的确立非常重要。因而,标准化管理也被吸纳入护理管理实践中。标准化管理源于 20 世纪 20 年代美国外科协会发起的标准化运动,60 年代在西方国家得以广泛应用,并得到不断完善和发展。我国在吸收和借鉴国外经验的基础上,形成了具有中国特色的医院标准化管理体系和管理模式,制定了全国统一的医院分级管理标准。1989 年卫生部颁发的《综合医院分级管理标准》中包括的护理管理评审标准,便是标准化管理法在护理管理工作中的具体应用,该标准的指标有基础护理合格率、分级护理合格率、护理技术操作合格率、护理表格书写合格率、护理差错及事故发生率等。尽管统计质量控制有许多的优点,但是其过分强调质量控制的统计方法和依靠统计专家的作用,忽视了系统的组织管理工作和发挥全体职工的积极性,限制了质量管理统计方法的普遍推广应用。

3. 全面质量管理阶段　20 世纪 50 年代末期,美国质量管理协会专家朱兰(Joseph

M. Juran)提出,质量管理不仅是技术专家和质量管理专家的事,也不能仅靠数理统计方法而忽视其他各种管理方法,必须重视人的因素。1961 年,美国通用电气公司质量管理部部长费根堡姆出版了《全面质量管理》一书,该书在事后质量检验、数理统计质量管理的基础上,提出全面质量管理思想,并被日本企业成功应用,成为日本经济腾飞的重要原因之一。随后,全面质量管理逐渐被世界各国接受,成为 20 世纪管理科学最杰出的成就之一,它的主要特征是"数理统计方法与行为科学相结合,注重人在管理中的作用,全面、全方位参与管理"。在全面质量管理的发展中,美国质量管理专家威廉·爱德华兹·戴明(William Edwards. Deming)做出了重要贡献,他提出的质量管理工作循环(PDCA 循环)简称"戴明"环,以实现高效工作和合乎逻辑的工作程序为理念,是全面质量管理的基本方法。而我国护理界则是在 90 年代引入全面质量管理,并取得了很好的管理效果。全面质量管理强调护理人员和护理管理者都是质量管理的直接参与者,全面质量管理既包括病房护理质量,又包括门诊、急诊、消毒供应中心等的护理质量,既重视组织管理,又重视技术管理、设备资金管理等多方面的内容。

4. 国际质量规范化管理阶段 20 世纪 70 年代,随着国际贸易的发展,产品的生产销售已打破国界。但各国对质量管理中所用的名词术语及质量保证的要求制定了各自的国家标准,在基本概念、管理方法以及对质量保证的要求上存在着较大差别。1979 年国际标准化组织(International Organization for Standardization,ISO)成立了质量管理和质量保证技术委员会(TC/176),负责制定质量管理和质量保证标准,以适应国际贸易的需要,统一各国对质量保证的概念和质量保证要求的内容。ISO 于 1987 年发布 ISO9000系列质量管理标准,它是世界质量管理与质量保证方面的经验总结,是全面质量的发展与系统化完善,是将众多特殊管理升华为科学的"一般管理规律",受到世界范围内的认可,并被各国标准化机构等同或等效采用。

20 世纪 90 年代,ISO9000 国际质量标准模式被引入我国医疗领域,其指导思想和特点与整体护理的服务理念是一致的,它不仅为护理系统的质量管理提供了指导,而且还提供了实施质量管理的具体方法和程序,它强调"以顾客为中心、以预防为主",使影响服务质量的技术、管理及人的因素始终处于受控制状态。ISO9000 质量标准被广泛运用于护理质量管理改进,护理质量管理方法,以及建立标准化护理质量管理新体系,以实施更科学、合理的质量管理方法,使护理质量达到全新的层次,促进医院总体工作建设和发展取得良好的社会效益和经济效益。

5. 护理质量管理新阶段 20 世纪 90 年代至今,以全面质量管理为基础,以整体护理为内容,以健全的质量保证体系为核心,以计算机参与管理为手段的护理质量保证管理模式逐步形成。护理质量管理的目标致力于提高患者的生命质量和生活质量。爱护患者的生命,关心患者的生活,尊重患者的人格,满足患者的愿望,维护患者的权利,成为护理质量的基本要求。质量保证不仅成为护理管理者努力追求的目标,同时也成为各医院、各部门质量竞争的焦点,是赢得患者、树立医院形象的信誉和基石。转变质量管理模式,逐步建立和完善系统化的质量保证与评价机制是实施以患者为中心的整体护理的重要保证。贯彻和实施 ISO9000 质量管理与质量保证标准是医院护理质量管理改革、实现全方位质量控制和护理安全管理的重要措施。

三、护理质量管理模型及常用工具

护理质量管理模型及常用工具是解决临床护理质量问题的科学方法。它是用科学的管理理念,有效地分析质量问题的构成因素及因素之间的作用机制,解析质量问题的根源,从而提出解决问题的具体措施,使护理管理工作更加科学、有效。随着工业领域质量管理模型的引入,护理质量的概念不断深化,质量管理的方法和手段不断发展和完善,其中比较具有代表性的模型包括 PDCA 循环、六西格玛和精益管理等。

（一）护理质量管理模型

1.PDCA 循环　PDCA 循环又叫戴明循环。是在 20 世纪 50 年代初由美国质量管理专家威廉·爱德华兹·戴明提出的,是 P(plan,计划)、D(do,执行)、C(check,检查)、A(action,处理)四个阶段循环反复的过程,是一种程序化、标准化、科学化的管理模型。

PDCA 循环周而复始地运行。每次 PDCA 循环的结束,都会提出新的问题,从而进入新一轮的 PDCA 循环。每一轮 PDCA 循环都会上升到更高的水平,进行进一步的持续改进和完善,其主要包括八个步骤。①发现问题:管理者在制订计划前一定要分析现状,找出现在工作中存在的问题。可以采用排列图、直方图、控制图等管理工具进行分析。②分析因素:分析现状,找出影响问题的因素。管理者要充分利用各种分析方法,从不同的角度进行分析。③剖析原因:问题的产生受到多种因素影响,但每个因素的影响程度是不均衡的,因此,需要找出主要因素,以彻底地解决问题。此步骤可采用排列图、关联图等进行分析。④制定措施:找出主要因素后,就要制定相应的措施以解决问题。⑤执行计划:根据制订的计划,落实具体的工作。⑥检查效果:执行完成后,将完成的结果与制定的目标进行对比。可以采用排列图、控制图等管理工具进行前后对比分析。⑦总结经验:检查完执行结果后,就要开始总结经验教训。⑧发现新问题:在解决旧问题的同时,也会发现一些新的问题,这时就会进入新一轮的 PDCA 循环。

PDCA 循环理论可应用于所有领域,它的实质就是通过不断发现问题、解决问题,实现持续质量改进。目前,被广泛应用于医疗护理质量管理实践中,特别是护理质量管理、患者安全管理、护理服务流程改进以及护理新技术的研发和应用等方面。

2.六西格玛 20世纪90年代,美国管理学家比尔·史密斯(Bill Smith)在全面质量管理的基础上提出了六西格玛的概念,并将其推广至美国乃至全球。20世纪90年代中期,六西格玛被引入医疗管理界,成为提高医疗机构业绩和竞争力的有效管理模式。

六西格玛管理是建立在管理方法和统计学原理之上,以事实数据为基础,着眼于寻找缺陷发生的根本原因,其追求的是"一开始就把事情做好"的理念,实际上就是要求"零缺陷""不出任何差错"。

六西格玛管理团队成员包括倡导者、黑带大师、黑带、绿带。①倡导者(champion):通常是行政人员或者关键的管理人员,进行战略性的领导工作。在护理质量管理中,一般由高层领导担任,如护理部主任。②黑带大师(master black belt):兼有项目管理和技术指导双重职责,一般由专职人员担任,提供管理咨询和技术支持。③黑带(black belt):管理推进的核心力量,具体执行和推进管理活动,培训绿带及员工,提供技术支持。④绿带(green belt):由一线业务骨干或负责人兼任,在黑带的指导下协助黑带完成工作。

六西格玛管理主要包含一个流程改进模式,即DMAIC(define-measure-analyze-improve-control)模式,该流程用于每一个环节的不断改善,使控制目标达到"零缺陷"水平,具体包括界定、测量、分析、改进和控制等方面。①界定:陈述问题,确定改进目标,规划项目资源,制订进度计划。②测量:识别并量化患者的关键要求,收集数据,了解现有质量水平。③分析:分析数据,找到影响质量的少数几个关键因素。④改进:针对关键因素确定最佳改进方案。⑤控制:采取有效措施维持改进的结果。

我国工业管理界于20世纪90年代末引入六西格玛管理,1999年后六西格玛管理引入医院管理,引起了护理管理者的高度关注并将其应用于护理质量管理实践。主要应用于:①护理不良事件的管理,降低护理差错事故的发生。有的放矢地规范护理过程,如降低非计划拔管率、患者跌倒坠床的发生率等。②改进护理服务流程,提高服务效率。六西格玛管理的DMAIC流程本身即是一种系统地对过程的改进和操作体系,通过不断改进流程,持续优化护理服务过程,提高效率。③提高护理管理信息化水平。六西格玛管理的原理就是让数据说话,运用数据统计和分析方法准确地界定护理质量问题,并找出原因,采取针对性的改善措施,提高了护理管理信息化和科学化水平的过程。

3.精益管理 精益管理(lean management)源于精益生产(Lean Production, LP)。1985年,美国麻省理工学院教授詹姆斯·沃麦克等出版了《精益生产方式——改变世界的机器》,推出了以日本丰田生产方式为原型的"精益生产方式"。精益管理是对丰田生产方式的总结与提升,代表了在众多行业和领域丰富的实践经验和深刻的管理思想。

精益管理是指以尽可能少的人员、设备、时间和场地投入创造尽可能多的价值。经过不断发展,现代精益思想的核心是在为顾客提供满意的产品与服务的同时,把浪费降到最低程度。

在医疗护理质量管理中，精益管理的主要方法为5S法、价值流程图、可视化管理、持续改善和防错技术。①5S法又被称为"五常法则"，是实现精益管理、追求持续改进的基础。它包括整理（seiri）、整顿（seiton）、清扫（seiso）、清洁（seikeetsu）、素养（shitsuke）。②价值流程图（Value Stream Mapping，VSM）把工作流程形象化，显示工作的全过程，以减少浪费。③可视化管理是一种让问题可视化，提供快速应对策略和问题解决方案的方法。例如，应用标志牌进行风险提示；用区域线进行无菌—清洁—污染区域的划分；用颜色和标志进行药品区分和护士着装区分；制作统一的表格化护理记录单等。④持续改善要求团队成员有问题意识，及时发现问题、解决问题，鼓励团队成员提出解决方案，促进和保障质量改善活动的持续进行。⑤防错技术也可称为系统自律控制，指任何一种能够降低错误发生次数的流程设计和改进方法。

精益管理体现了精益求精的理念，作为一种科学有效的管理模式，广泛运用于医疗护理安全管理、流程优化、成本控制等管理活动。首先，精益管理通过对环境、物品和工作流程等进行优化，能够有效地提高工作质量和效率，例如，国内部分医院的支助人员，负责为全院临床科室领取标本和治疗用药、陪送患者检查等工作，其实质就是优化工作流程，减少护士的非护理工作时间。其次，精益管理能够提升护理成本核算水平，其核心理念是减少浪费、节约成本、确保安全。因此，精细化的物资和人力管理，有助于降低护理成本，提高管理水平和质量。

（二）护理质量管理常用工具

质量改进工具包括因果分析图、失效模式与效应分析（Failure Mode and Effect Analysis，FMEA）、帕累托图、PDSA工作表、项目计划表、控制图、散点图等。其中，因果图也称为石川图或鱼骨图，分析导致结果的根本原因；失效模式和影响分析常用于精益管理和六西格玛中，旨在识别潜在风险及影响；控制图帮助分析和控制过程质量；帕累托图用于找出影响质量的最主要因素。

1. **帕累托图**（Pareto diagram）　又称排列图，是由19世纪意大利经济学家帕累托（Pareto）首先发明用来进行财富分析的方法。随后，美国质量管理专家朱兰博士将其延伸运用于质量管理中。在工作中，造成80%以上问题的主要影响因素只占所有影响因素的20%左右，只要能够找出20%的主要影响因素，并加以处置及控制，即可解决80%以上的问题。因此，帕累托图分析就是一种"80/20"原则，通过一种简单的图示技术，将质量改进项目从主要到次要进行排序，区分最关键的与最次要的项目，从而找出影响质量最主要的因素，以最少的努力获取最佳的改进效果。

绘制帕累托图是为了找出影响某项质量的主要因素，为使应用更为直观、简单，通常按累积百分比将质量因素分为三类:累积百分数在 80% 以下的为 A 类因素,是影响质量的关键因素;累积百分数在 80%~90% 的为 B 类因素;累积百分数在 90%~100% 的为 C 类因素。运用帕累托图法能够从众多因素中迅速准确地找出起关键作用的因素,再分别运用不同的管理方法加以解决,有利于组织用有限的资源解决更大的问题,取得更好的成本效益,是质量管理最常用的工具之一。

2. **因果分析图**(cause-effect diagram) 又称为鱼骨图(fishbone diagram)或特性要因图(characteristic diagram),是将造成某项结果的众多原因,以系统的方式图解,用图来表达结果(特性)与原因(要因)之间的关系。因果分析图可以帮助人们找到真正的问题并追踪到问题的根本原因。可以首先找出影响质量的大原因,进而找出大原因背后的中原因、小原因,最终找到最主要的直接原因。

因果分析图最基本的形式由特性、要因和枝干三部分组成,如图 1-1-1。图的主干即质量或问题的特性,由主干分出的枝干为影响因素,一般分析至三级分支,分别为大原因、中原因和小原因。"大原因"一般采用"5M1E"法进行分析,即从人员(man)、设备(machine)、材料(material)、方法(method)、测量(measure)和环境(environment)六个方面分析。"中原因"和"小原因"是针对各个主要原因进行详尽、深入地解析,以期找出引出问题的潜在根本原因。

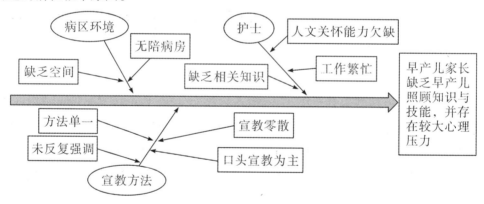

图 1-1-1　早产儿家长缺乏早产儿照顾知识与技能的原因

3. **医疗失效模式与效应分析**(Healthcare Failure Mode and Effect Analysis,HFMEA)

是由美国退伍军人事务部(United States Department of Veterans Affairs,VA)和美国国家患者安全管理中心(National Center for Patient Safety,NCPS)为了提高医疗安全,在2001 年共同合作开发出来的一种更加适宜在医疗保健领域使用的风险管理方法。

HFMEA 的概念来自失效模式与效应分析(failure mode and effect analysis,FMEA),FMEA 方法是一种基于团队的、系统的及前瞻性的分析工具,可以对一个程序或设计中为什么会出现故障以及故障可能会以何种方式出现进行识别与确认,并为改善这些现存

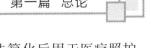

或者潜在的故障提供建议和制定措施。HFMEA 是将 FMEA 做法简化后用于医疗照护，更易于操作。其原理最核心的部分就是对医疗服务流程当中所有潜在的失效模式进行风险的预测和评估，逐项分析这些失效模式可能是由什么原因引起的以及将会导致什么样的结果，把风险进行量化，并进行有针对性的处理，从而改进医疗服务质量。

4. 管制图(Statistical Process Control，SPC)　又称控制图(control chart)，是由美国贝尔电话实验所的沃特·阿曼德·休哈特(Walter A. Shewhart)博士在 1924 年首先提出来的，所以也称作休哈特图。管制图不仅能将质量特性的数值以曲线表示出来，以观其变化之趋势，且能显示变异属于偶然性或非偶然性，以显示某种现象是否正常或处于受控状态，从而采取适当的措施。管制图是用于分析和控制过程质量最有效、最快速的质量管理工具之一。

任何生产过程生产出来的产品，其质量特性值总会存在一定程度的波动，但在生产过程正常时，产品质量特性服从或近似服从正态分布。由正态分布的性质可知，质量数据出现在区间 $[\mu-3\sigma,\mu+3\sigma]$ 之外的概率仅为 0.27%。这是一个很小的概率，根据"小概率事件实际上不可能"的原理，可以认为此时出现了异常状况。因此，管制图可用于对日常的过程质量进行控制，主要用于发现质量管理过程中是否出现了异常情况，以预防产生不良结果。

5. 查检表(data collection form)　又称调查表、统计分析表。它是一种用来收集数据的规范化表格，对原始数据进行记录、整理和初步分析，格式多种多样，方法简单，广泛应用于不良项目查检以及不良原因调查等质量管理活动中，是质量管理中最简单也是使用得最多的手法。

一个完整的查检表，其内容设计应具备以下几个要素：①查检事件的名称；②查检的项目名称；③查检日期；④收集数据的时间；⑤收集数据的地点；⑥数据记录者；⑦记录的方式。也可以用 5W1H 的方式来检验查检表的内容是否完整，即标题(What)：查检的任务是什么。理由(Why)：要查检的原因是什么。人员(Who)：由谁来进行查检。方法(How)：用何种方法进行查检。时间(When)：什么时间开始查检，需要多久。地点(Where)：在什么地方进行查检。

一般而言查检表可依其工作的目的或种类，分为点检用查检表和记录用查检表。①点检用查检表：此查检表的作用是确认操作时设备准备的情况，或为预防发生不良事故，确保安全时使用。如每日定期查检门诊的环境安全工作，见表 1-1-1。②记录用查检表：将数据分成为数个项目，以符号、数字记录，作为分析问题、掌握事实及改善用的根据。见表 1-1-2。

表 1-1-1　门诊环境安全查检表

查检项目	查检日期				
	3月1日	3月2日	3月3日	3月4日	3月5日
诊室门窗关紧锁好					
出口标志清晰可见					
灭火器放在合适位置					
走廊和门口无障碍物					
水供应系统运作正常					
电供应系统运作正常					

符号标记:用○表示正常或良好;用×表示未达要求。

表 1-1-2　门诊患者未领药原因查检表

查检项目	查检日期				合计
	3月1日	3月2日	3月3日	3月4日	
不知道领药的窗口位置					
药价太贵					
不认同医生处方					
取药等候时间太长					
药物种类多,遗漏领药					
合计					

四、护理质量管理的内容

护理质量管理是指按照护理质量形成过程和规律,对构成护理质量的各个要素进行计划、组织、协调和控制,以保证护理服务达到规定的标准和满足服务对象需要的活动过程。护理质量管理的内容主要包括构建护理质量管理体系、制定护理质量标准、开展护理质量教育、实施护理质量控制、评价及持续改进等内容。

1. **构建护理质量管理体系**　健全的质量管理体系是保证护理质量持续改进的前提和关键。护理质量管理体系是医院质量管理体系的一部分,应与医院质量管理体系同步建立。一般来说,根据医院规模和护理部的管理模式,应建立护理部—科护士长—护士长三级护理质量管理体系或护理部—护士长两级护理质量管理体系。

护理质量管理体系内部应该有明确的护理质量管理目标和护理质量方针,护理质量方针是由护理组织的最高管理者(如护理副院长或者护理部主任)正式发布质量管理的方针,这是组织在一定时期内有关质量的行动纲领,为组织制定质量目标提供框架和指南,应与组织的总方针、组织的愿景和使命相一致。质量目标指与护理质量有关的目标,是护理质量方针的具体体现。护理质量管理体系需根据组织发展需求,周期性地改进发展,以满足组织内部质量管理的要求,以及服务对象和市场的需求。只有这样,才能有效地实施护理管理活动,保证服务质量的不断提高。

2. **制定护理质量标准** 护理质量标准是规范护士行为和评价护理质量的依据。护理质量管理首先必须确立护理质量标准,才能协调各项护理工作,用现代科学管理方法,以最佳的技术、最低的成本和时间,提供最优良的护理服务。护理管理者需根据实际情况的变化不断更新护理质量标准。应以患者需求为导向,以科学发展观为指导,依据国家、部门或行业标准,结合各医院的实际情况制定一系列护理质量标准。

3. **开展护理质量教育** 护士的质量意识和观念将直接影响护理行为活动及结果,因此,要做好护理质量管理工作,关键在于提高护士的质量意识。护理管理人员要在各个层面加强质量教育:一方面,要不断增强全体护士的质量意识,使护士的质量观念与医学模式的发展相适应,认识到自己在提高质量中的责任,明确提高质量对整个社会和医院的重要作用;另一方面,要有步骤地开展护理质量标准和质量管理方法的教育,提升护士对质量标准的执行能力,促使护士掌握和运用质量管理的方法和技术,并帮助她们应用于临床实践,不断地提高护理工作质量。

4. **实施护理质量控制** 护理质量控制是设定标准、测量结果、判断是否达到预期要求,对质量问题采取补救措施或(和)防止再发生的过程。它通过对质量的影响因素5M1E进行有效控制,满足质量要求。首先,要保证质量标准的落实;其次,建立质量可追溯机制,利用标签、标志、记录等对服务进行唯一标志,以防物质误用和出现问题时能追查原因,如灭菌物品的追溯系统;再次,建立监督检查机制,各级护理管理者应按质量标准要求进行监控,随时纠正偏差,可采用定期与不定期检查相结合的方式;最后,对于质量管理的方法和技术难题、临床突发事件等,开展质量管理的指导工作。

5. **评价及持续改进** 组织提供的服务质量,决定了服务对象的满意程度。要提高服务对象的满意程度,就必须不断地进行质量改进。护理质量改进旨在增强护理组织满足质量要求的能力。进行质量评价是不断改进护理质量管理,增强管理效果的重要途径。评价一般指衡量所定标准或目标是否实现或实现的程度如何,即对一项工作成效大小、工作好坏、进度快慢、对策正确与否等方面做出判断的过程。评价贯穿工作的全过程,不应仅在工作结束之后。质量评价结果要通过向上反馈、平行反馈、向下反馈等形式告知相关的单位、部门和个人,有利于质量工作的改进,也为护理质量持续改进奠定基础。

质量持续改进是在全面质量管理基础上发展起来的,主要通过检查护理服务过程是否按照规章制度、职级职责和操作规范进行,护理服务的效果是否达到质量目标的要求,是否能满足患者的需求,从中找出差距和存在的问题,分析原因,制定改进的措施和方法。护理质量持续改进更注重过程管理、环节质量控制,包括过程改进、持续性改进及预防性改进。①过程改进:质量改进的根本是过程的质量改进,质量改进通过改进过程而实现。②持续性改进:以现有质量过程为基础。对患者不满意的问题进行分析,寻找原因,解决问题,提高质量。③预防性改进:质量改进的重点在于预防问题的发生,而不仅仅是事后的检查和补救,只有事前质量控制,才能达到永久性的、根本性的质量改进。

第二章　护理质量指标

护理质量评价是护理质量管理的中心环节。其中,护理质量指标和护理质量标准是护理质量评价中的重要内容。在护理质量管理中,必须确立护理质量评价指标,建立护理质量标准,有了指标与标准,管理才有依据,管理者才能协调各项护理工作顺利进行,使护理服务保持较高水平。

一、护理质量指标概述

1. **质量指标**(Quality Indicators,QIs)　是反映生产效果或工作质量的总量指标。常用于量化质量,是质量监管和评价的有效工具。美国医疗保健研究与质量局(the Agency for Healthcare Research and Quality,AHRQ)认为医疗质量指标是标准化、基于证据的卫生保健质量测量方法,可与医疗机构住院患者管理数据一起使用,以衡量和追踪临床表现和结果。

2. **护理质量指标**(nursing quality indicators)　是说明医院护理工作中某些现象数量特征的科学概念和具体数值表现的统一体,是用于反映和评价护理质量高低的具体指征。美国卫生保健评鉴联合委员会(the Joint Commission on Accreditation of Health Care Organization,JCAHO)认为护理质量指标是对护理质量的数量化测定,是评价临床护理质量及其护理活动的工具。美国护士协会(American Nurses Association,ANA)将具有高度护理特异性,在临床实践中可收集,且被广泛认为与护理质量密切相关作为筛选护理质量指标的基础,认为指标必须具有客观性、特异性、可操作性等。护理质量指标是对护理质量的量化测定,是护理质量管理的利器,科学合理的指标能够客观、真实地反映护理质量的优劣。通过建立护理质量指标,持续、动态地监测指标数据来评价护理质量,是实现护理质量的科学管理和持续改进的关键。

3. **护理质量标准**(nursing quality standard)　是指在护理质量管理中,以标准化的形式,根据护理工作内容及特点、流程、管理要求、护理人员及服务对象的特点,以患者满意为标准,制定护理人员严格遵循和掌握的护理工作准则、规定、程序和办法。护理质量标准是衡量护理质量的准则,是规范护理行为的依据,使护理工作科学化、制度化、规范化。医院护理工作各部分的质量要求及检查评定制度的制定要具有先进性、科学性、合理性、实用性并形成标准化体系。

4. **护理质量评价**(nursing quality evaluation)　是指衡量所定护理质量标准或目标是

否实现或实现的程度,即对一项护理工作成效大小、工作好坏、进展快慢、对策正确与否等方面做出判断、分析后的结论。护理质量评价由护理评价组织、评价标准和指标、评价内容、评价方法4个要素组成。护理质量指标的选择,护理质量评价标准的建立是护理质量评价的核心内容。护理质量评价能够实现对护理工作有效监测、科学指导及持续质量改进,有利于保障患者安全,深化优质护理服务,推动护理事业高质量发展。

5. 护理质量评价模型(evaluation model of nursing quality) 1966年,美国医疗质量管理之父多那比第安(Donabedian)首次提出质量可从结构(structure)、过程(process)和结果(outcome)三个方面进行测量,并以此为理论基础发展形成"结构-过程-结果"质量标准和评价模型。此后,该模型被广泛应用在护理质量管理中,作为护理质量改进项目和相关研究的理论框架。"结构-过程-结果"质量标准和评价模型的提出和发展,为护理质量评价提供了更为广泛的视野,也被认为是护理质量评价的理论基础。

在护理服务中,结构、过程和结果三者环环相扣,相互影响,呈线性关系。结构部分的完整和健全能够提升过程环节优质的可能性,而优质的过程也会呈现出更加完美的结果。基于上述关系,可以对护理系统的结构、过程和结果中每个环节的关键因素进行评价,寻找影响护理效果的问题,针对性地提出能够提升护理质量的干预措施,从而提高整体护理质量。结构-过程-结果模型每个阶段的评价内容及方式详见表1-2-1。

(1)结构评价:侧重于医院为护理工作提供的基础条件,包括护理工作中所需的组织架构、物力、人力资源和制度政策等,反映了卫生系统提供护理服务的能力。"结构"特征的变化对护理服务的质量、服务结果都会产生影响。只有系统化的结构才能支撑起运作良好的护理体系。结构评价的主要目的是评价该护理组织工作的适宜性和可行性。

(2)过程评价:侧重于评价护理服务工作的整体过程。过程描述的是护理服务工作中的具体实践过程,包括服务提供者如何提供服务和接受者如何获取服务两个方面。其中服务包括患者接受的直接或间接护理服务及其他补充性活动。"过程"质量将直接决定最终质量。因此,对过程质量的管理是护理组织进行质量管理整体评价中至关重要的一环。评价的具体内容包括:护理照护活动的进展状况;护理照护活动中照护者和患者的角色、关系变化及要求;发现照护活动实施过程中存在的问题并提供相应的解决方案。"过程"特征的变化直接影响着护理服务的质量和长远效果。

在过程质量评价中,涉及人文关怀、服务便利和辅助服务等,需贯彻"以患者为中心"的理念,注重患者体验。过程质量评价着眼于护理行为实施过程中的前馈控制,提高过程控制能力,使护理工作更具有主动性,针对薄弱环节,改进护理行为。

(3)结果评价:结果是结构和过程带来的结局表现,是从患者角度出发,对所接受护理服务的切身感受进行评级,也是患者在接受护理服务后生活质量以及不良情绪的改善状况等多方感受。结果评价的目的是评价护理服务实施的成功与否。结果质量评价以循证医学为基础,是临床实践结局的客观化、数据化反映,属于从患者角度考量的后馈控制。主要通过传统的评价来得到反馈,用于对护理措施的控制与改进,从而有效提升护理质量。

表 1-2-1　结构-过程-结果模型评价内容及方式

阶段	评价内容	方式
结构	组织架构和人员配置	现场检查、考核、问卷调查、查阅资料等
	护理理论知识和专业技术水平	
	医疗机构环境和物资	
	护理管理制度	
	其他:护理活动相关的社会支持人员、行政管理、组织文化、激励机制、信息交流和技术手段等	
过程	护理照护者的干预技术	现场检查、考核和资料分析
	照护者沟通水平和发现并解决问题的能力	
	患者所能接受的干预强度	
结果	主观内容:①护患双方的满意度;②健康相关的生活质量;③患者不良情绪的改善等	问卷调查、主动上报、与患者沟通、患者反馈等
	客观内容:①患者健康状况的改善,如有无并发症的出现;②患者的再入院率、临床终点,如病死率和期望寿命等;③社会效益,如患者自身及健康照护活动所产生的费用	

二、护理质量指标的发展历程

(一)国外护理质量指标的发展历程

护理质量指标的产生可追溯到 19 世纪 50 年代,南丁格尔率先将护理工作与患者结局相关联,并利用统计方法发现了患者结局和环境之间的关系。

1994 年,美国护士学会(American Nurses Association,ANA)提炼出 10 项敏感性质量指标以评价护理质量。1998 年,ANA 建立了国家护理质量指标数据库(National Database of Nursing Quality Indicators,NDNQI©),为医疗机构提供通用的护理质量评价指标,并发布了 14 个护理质量敏感指标,分为结构、过程和结果质量评价 3 个方面。

2003 年,ANA 组织成立了护理质量指标发展委员会,联合 7 个护士协会和护理学院开展护理质量标准研究,该研究以"结构-过程-结果"理论模型为理论框架,基于文献回顾、德尔菲专家函询等方法选出 21 项指标。

2005 年,为了更好地评价和监测护理质量,反映护理工作的价值和意义,美国国家质量论坛(National Quality Forum,NQF)签署并发布了护理质量评价指标,指标纳入了 4 项结构指标、3 项过程指标和 8 项结果指标,这些指标可作为横向和纵向评价医院护理质量和绩效的工具。同时,美国国家质量论坛在其质量数据包(Quality Data Se,QDS)中列出了这 15 项护理质量指标(NQF-15)的测量标准。

国外组织了大规模的研究,发展和甄选了适合自己国家的护理质量指标,建立了国家性的指标数据库来测量和评价医疗机构的护理质量,不仅有利于医院了解自己的质量水平,更有利于发现问题,找出差距,促进护理质量不断提高。

(二)我国护理质量指标的发展历程

我国对护理质量的系统评价始于 1989 年,《综合医院分级管理标准(试行草案)》中的护理部分的内容是最早的护理质量标准,对护理管理体系、规章制度、医德医风、质量管理等方面做出明确规定。

1990 年,原卫生部组织开展了《军队医院医疗护理质量主要评价指标》的研究,通过运用质量管理的理论和方法,建立了一套科学、统一、实用的医院医疗和护理指标评价体系。

1998 年,我国开始应用 ISO9000 标准进行护理质量管理的探讨,这些护理质量标准及评价体系对促进我国护理质量指标体系的科学化、标准化起到了积极作用。

2005 年,原卫生部制定了《医院管理评价指南》,其中包含了"护理质量管理与持续改进"的内容,更多地体现了质量、安全以及"以患者为中心"的理念,对科学、合理地评价现阶段医院的护理质量,促进医院护理质量的不断提高具有非常重要的意义。

2014 年,原国家卫生计生委医院管理研究所护理中心成立护理质量指标研究小组,经过多轮研究讨论后,发布《护理敏感质量指标实用手册(2016 年版)》,涉及 13 个护理敏感质量指标,分为结构、过程和结果指标。并建立护理质量指标数据采集网络上报平台,每年发布年度《国家护理质量报告》,对比分析不同省、市、地区指标的差异,以促进各地区护理质量改进。2018 年出版《护理敏感质量指标监测基本数据集实施指南(2018版)》则为《实用手册》的临床应用提供了详尽说明。

2020 年,国家卫生健康委办公厅颁布《护理专业医疗质量控制指标(2020 年版)》,这是从国家层面首次发布的护理质量指标,标志着将护理质量指标纳入医疗质控监测中。

以上这些质量标准或评价指标的研究与颁布,体现了我国对护理质量评价指标的探索,内容各有侧重,对保证和促进医院护理质量的持续提高发挥了重要作用。

三、护理质量指标的筛选方法

传统的护理质量指标筛选方法有文献法、头脑风暴法、层次分析法、聚类分析法、因子分析法等。近年来,焦点团体访谈法、德尔菲专家咨询法已经在护理领域的指标筛选中得到广泛应用。以下将简单介绍几种常用的护理质量指标筛选方法。

(一)文献法

文献法(literature method)也称历史文献法,是搜集和分析各种有关文献资料,从中选取信息,以达到某种研究目的的方法。在护理质量指标的筛选中,可通过制订详尽的检索策略,获取相关的国内外资料、历史现状、科研成果、实践经验等,采用相关的证据等级评定方法对检索的文献进行质量评定,获取有可靠研究基础的相关指标,并及时增减、完善指标中的内容。

(二)聚类分析法

聚类分析法(cluster analysis)又称群分析,是根据"物以类聚"的道理,对指标进行分类的一种多元统计分析方法。在护理质量指标的筛选中,通过聚类分析法对文献进行共词聚类,从而了解该领域的研究重点。如探究某专科护理质量指标时,使用聚类分析该专科护理质量研究的热点问题,了解其中护理质量改进的关键环节,确立可衡量的护理质量指标。

(三)焦点团体访谈法

焦点团体访谈法(focus group interviews)是研究者根据主题选择一群参与者,围绕焦点议题进行讨论,透过不同的参与者对同一主题进行交流,提出各种意见,并针对争论的问题,获得完全且更具启发性的理解。在护理质量指标的筛选中,可根据访谈内容进行分析提炼,形成质量评价框架。最终,基于这一框架编制护理质量指标池。

(四)德尔菲专家咨询法

德尔菲专家咨询法(Delphi method)是采用反馈匿名函询法,征询专家小组成员的预测意见,经过整理、归纳、统计后,匿名反馈给各专家,并再次征求意见,经过几轮征询后,使专家小组预测意见趋于集中,最后做出符合事物未来发展趋势的预测结论。德尔菲专家咨询法在护理领域应用广泛。在护理质量指标的筛选中,可采用德尔菲专家咨询法筛选和论证指标,确定指标的权重系数等。

四、护理质量指标的发展趋势

随着医疗技术的不断发展,卫生保障制度改革的不断深入,以及护理模式的创新,传统的护理质量指标已经不能完全适应当前形势的需求。因此,要构建适合我国国情和护理管理水平的护理质量指标,并不断修订和完善,保障各项指标具有可行性、可统计性和可操作性。

(一)建立以患者为中心的护理质量指标

建立以患者为中心的护理质量指标,要求从患者角度思考,关注患者生理、安全、自尊等各种需要,并兼顾患者的个人决策、偏好和目标,不断优化护理流程,提高护理质量。以患者为中心的护理服务主要提供者是护理人员,主要感受者是患者,服务质量是基于服务对象感知的主观质量,患者服务质量评价能够直观反映护理服务质量,可为服务提供者和管理者改进服务质量提供依据,能更有针对性地发现潜在问题。构建全面、科学、系统、具有可操作性的以患者为中心的护理质量指标,能为改善护理服务提供参考依据。

现行的护理质量标准和评价体系与目前所倡导的最大限度满足患者需求之间,仍存在一定差距,导致在护理标准执行中容易忽视患者感受,忽略患者作为一个多元化的社会人的心理生理需求。国家卫生健康委员会在《关于进一步加强医疗机构护理工作的通知》中提出,要全面深化"以患者为中心"的服务理念,持续推进优质护理,增强患者获得感。因此,为适应医学模式及护理工作模式的转变,护理质量指标的设置也应以患者需求为导向,与临床护理工作目标紧密结合。在护理质量指标的构建中,遵循"三贴近"的准则,以患者为中心,以"贴近患者"为根本,通过"贴近临床"不断发现和解决患者实际需要,真正做到一切有利于患者,一切为了患者,最终达到最大限度满足患者需求和"贴近社会"的目标。

(二)构建医院内护理质量管理的信息系统

当前护理质量指标的采集,仍然采用质控专家定期质量督查的手工记录、人工上报和医院感染等相关部门指标提取等形式,尚未建立以护理电子病历为基础的护理质量管理信息系统,指标数据仍依赖人工或半自动化统计,容易造成事件相关信息采集的缺失,影响初期原始数据采集的全面性、及时性、有效性,以及后期质量分析的客观性、准确性。而且,某些指标可能横跨多个部门,出现不同部门重复采集同一指标的情况。因此,随着电子病历的推进和医院服务流程全面数字化,如何对护理质量指标进行采集、传输、分类和加工等信息化处理,构建全程化、实时化、全方位和多部门共建共享的护理质量管理信息系统,对实现集风险预测、预警和预控为一体的医院护理质量监控目标有着重大意义。

(三)搭建区域性的护理质量指标共享平台

随着医院信息化建设的不断发展,护理质量管理信息化也将成为必然。国家卫生健康委在《国家健康医疗大数据标准、安全和服务管理办法(试行)》中提出,通过建立健全社会化健康医疗大数据信息互通共享机制,进一步加快推动健康医疗大数据跨部门、跨行业、跨层级的互联互通,不断提升我国健康医疗大数据应用发展水平。国务院在《2006—2020年国家信息化发展战略》中也提出,推进医疗服务信息化,促进医疗、医药和医保机构的信息共享和业务协同。说明资源与信息共享是医疗行业信息化建设的重要内容之一。

搭建区域性的护理质量指标共享平台是医疗资源信息共享的重要表现形式,其提高医疗服务效率、提升服务质量的作用已得到充分验证,是未来卫生信息化建设的发展方向。区域性护理质量指标共享平台的建设作为区域卫生信息化建设的一部分,能够实现护理质量管理信息资源共享,通过对区域内护理质量进行实时监测、动态评价,实现护理质量改进的科学决策,带动区域内各医院护理服务质量的提高,对推动区域内护理事业发展具有重要意义。

护理质量指标信息化管理平台也可扩展为全国性,容纳全国各级医疗机构护理质量指标数据,通过该平台不仅可以实现医院内部不同护理单元的纵向比较,更为关键的是能够与其他同级同类医院同种护理单元进行横向比较,更加有利于医疗单位自我审视护理质量问题,加强交流与学习,不仅对提升医院质量具有明显的促进作用,也为获取全国性护理质量指标数据提供良好渠道。2016 年 6 月,原国家卫生计生委医院管理研究所护理中心研发的"护理质量数据平台(China National Database of Nursing Quality, CND-NQ)"上线,秉持以服务护理质控规范化、科学化为出发点,对临床 13 项护理质量指标持续收集与分析,驱动临床护理质控以监测问题为导向持续改进。截至 2021 年底,平台已有 2880 所医院参与数据填报,其中三级甲等医院 1174 家,占全国三级甲等医院的 74.3%,二级医院 1024 家,占全国二级医院的 9.84%。

(四)创建以病种为基础的护理质控体系

国内外学者对护理质量评价的探索,大致经历了"项目评价→个案评价→质量指标评价→病种质量评价"的过程,其中"项目评价"以其护理质量标准为依据,仍是当前护理质控的主流,但其信息琐碎繁杂,波动性大。而"个案评价"过于细致,"质量指标评价"容易受到疾病构成、病种复杂程度与疾病严重程度的影响。病种是性质相同的病例的集合,病种质量评价是一个群体质量评价层次,属于非随机抽样调查,具有较好的代表性和可靠性,日益受到管理者的重视。因此,国内学者已经开始尝试建立病种的护理质量指标体系,一般会选择多发病、高病死率以及能够体现护理价值的病种来构建以病种为基础的护理质控体系。随着人口老龄化和疾病谱的改变,并发症多的患者越来越多,为了实现横向和纵向的可比性,需要进一步探索基于病种病例分型的护理质量评价体系。

参考文献

[1] 吴梅利洋,王成爽,彭超华,等. 养老机构照护质量评价指标体系的研究进展 [J]. 中华护理杂志,2018,53(09):1127-1131.

[2] 薛晓林,陈建平. 中国医院协会医院管理指南(2016 年版)[M]. 北京:人民卫生出版社,2016.

[3] 张琦,方幸,徐建鸣. 护理质量指标研究进展[J]. 中国卫生质量管理,2019,26(03):5-8,13.

[4] Montalvo I. The National Database of Nursing Quality Indicators TM(NDNQI ©)

［J］. The Online Journal of Issues in Nursing,2007,12(3):2.

［5］国家卫生健康委办公厅.国家卫生健康委办公厅关于印发药事管理和护理专业医疗质量控制指标(2020年版)的通知［EB/OL］.(2020-08-04)［2021-06-08］.http://www.gov.cn/zhengce/zhengceku/2020-08/05/content_5532636.htm.

［6］赵诗雨,喻姣花,汪欢,等.基于循证构建肠内营养护理质量敏感指标体系［J］.中华护理杂志,2019,54(03):344-349.

［7］张玉侠.护理质量指标建立与评价应用研究进展［J］.上海护理,2018,18(11):5-8.

［8］熊晓菊,黄丽红,尹世玉,等.多元整合型督查模式在临床护理质量管理的应用［J］.护理学杂志,2019,34(08):69-71.

第二篇　基础护理质量指标

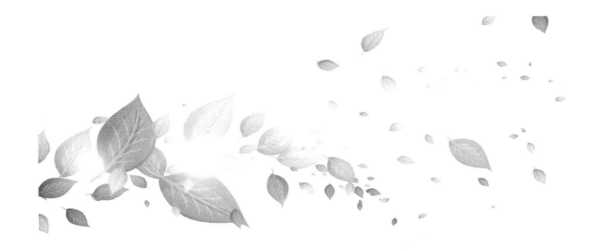

第三章 "以患者为中心"的护理质量指标

本章紧密围绕患者安全,以各项护理工作为主线,考评13项护理质量指标及护理质量各关键节点落实情况,涉及分级护理、给药安全、输血安全、跌倒预防、压力性损伤预防、管路安全、身体约束管理、静脉血栓栓塞预防、三管感染预防、健康教育、围手术期安全等方面。

第一节 分级护理质量指标

一、护理级别占比(NQI-TJ-01)

(一)指标定义及意义

1.定义

(1)分级护理:患者在住院期间,医护人员根据患者病情和(或)生活自理能力,确定并实施不同级别的护理。

(2)护理分级:患者在住院期间,医护人员根据患者病情和(或)自理能力进行评定而确定的护理级别,分为特级护理、一级护理、二级护理和三级护理,各护理级别可进行动态调整。

(3)护理级别占比:统计周期内,医疗机构内某级别护理患者占用床日数与住院患者实际占用床日数的百分比。

2.意义 反映患者病情的轻重缓急及护理需求和护理工作量,可以帮助管理者推算出护理工作负荷,是合理安排护理人力资源的重要依据,对临床护理管理和人力调配起着指导作用。

(二)计算公式

$$特级护理占比 = \frac{特级护理患者占用床日数}{住院患者实际占用床日数} \times 100\%$$

$$一级护理占比 = \frac{一级护理患者占用床日数}{住院患者实际占用床日数} \times 100\%$$

$$二级护理占比 = \frac{二级护理患者占用床日数}{住院患者实际占用床日数} \times 100\%$$

$$三级护理占比 = \frac{三级护理患者占用床日数}{住院患者实际占用床日数} \times 100\%$$

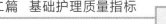

（三）计算细则

1. **分子**　某级别护理患者占用床日数。

（1）说明：①医护人员应当根据患者病情和（或）自理能力变化动态调整护理级别。②某级别护理患者占用床日数指统计周期内执行该级别护理的患者占用的床日数之和，即统计周期内每日零点统计各级别护理患者数，分别累计求和。③同一患者一天内护理级别有变化时，只能统计一次，以统计时点的护理级别为准。④入院后于当日 24 点以前出院或死亡的患者（如日间病区患者），统计当日最高护理级别。

（2）纳入：统计周期内所有办理入院手续并入住病区的患者，包括临时加床的住院患者。

（3）排除：非住院患者（门诊、急诊留观室等）。

2. **分母**　住院患者实际占用床日数。

（1）说明：每日零点统计医院住院患者实际占用病床数的总和。

（2）纳入：统计周期内所有办理入院手续并入住病区的患者占用床日数。

（3）排除：门急诊等非住院病区患者占用床日数。

3. **数据收集方法**　通过 HIS 系统获取住院患者护理级别及实际占用床日数。

二、过程指标

为了保障分级护理的落实，必须保证准确评估护理级别，开展责任制整体护理，夯实基础护理，落实重症护理等。基于此，可以对护理级别准确率、患者对责任护士知晓率、责任护士病情掌握率、基础护理落实率、健康教育落实率、分级护理措施落实率等过程指标进行追踪与监控，以衡量和保障分级护理质量。

三、分级护理实施策略

（一）责任制整体护理

（1）实施责任制整体护理，分管患者责任到人，分管床位与责任护士能级对应。

（2）责任护士跟随医生查房，掌握患者病情及相关信息，包括床号、姓名、年龄、职业、病情、治疗方法、护理方法、心理状况、饮食、家庭及经济状况。

（3）责任护士落实不同护理级别患者的治疗、护理、康复、健康教育等工作。按护理级别落实巡视，主动观察病情变化，配合医生处理，及时、准确记录病情变化及处理措施。

（4）责任护士主动介绍自己，帮助患者和家属熟悉管床医生、责任护士、病区护士长。

（5）患者对责任护士的治疗、护理、康复、健康教育等工作满意。

（二）分级护理

（1）正确、及时对患者进行日常生活自理能力评定及护理风险评估，包括跌倒、坠床、走失、压疮、自杀、烫伤等,对高风险人群悬挂警示标志,并做好宣教、指导工作,采取相关措施预防不良事件的发生。

(2)护理级别与患者病情、生活自理能力及医嘱相符,床头卡上的各种标志与护理信息系统中患者信息、患者手腕带、病情、医嘱相符。加强急危重症患者的病情观察与抢救护理工作的落实。

(3)根据医嘱落实分级护理。按护理级别认真落实患者的治疗及护理,随时询问、满足患者生活护理的服务需求。

(三)生活照护

1. 落实"三短" 头发短、胡须短、指(趾)甲短。

2. 落实"九洁"

(1)面部:保持面部、眼部清洁,无分泌物,必要时涂润肤乳;完全不能自理的患者由护士或助理护士/护理员落实,部分自理的患者由护士或助理护士/护理员协助完成。

(2)口腔:保持口腔湿润,口唇无干裂、无异味。病情允许刷牙的患者协助患者刷牙;根据病情落实高热、昏迷、危重、禁食、鼻饲、口腔疾患、术后、生活不能自理患者的特殊口腔护理,遵医嘱选择合适的漱口溶液。

(3)头发:保持头发整洁。病情允许时,长期卧床患者至少1次/周洗头(可酒精擦拭或温水洗头)。

(4)手、足:清洁、修剪、锉平指/趾甲,必要时涂润肤乳。

(5)会阴、肛门:根据患者病情和自理能力,由助理护士/护理员协助完成会阴及肛门部清洗,保持局部清洁。会阴(冲洗)护理时,水温适宜,注意保暖及保护患者隐私。

(6)皮肤:患者着清洁、大小合适患服;保持身体清洁,完全不能自理的患者由护士或助理护士/护理员落实温水擦洗,部分自理患者根据患者病情及自理能力,由护士或助理护士/护理员协助落实温水擦洗,不依赖陪护或家属;长期卧床患者,根据病情每日1次温水擦浴;制订预防压疮护理计划,并按计划认真落实护理措施,院外带入、院内发生压疮及时准确上报护理部。

(7)床铺:床铺清洁、平整、干燥;床上无杂色、无血迹、无尿渍;床单潮湿、尿湿应及时更换。脸盆放在床下头侧或物品篮内,鞋子1~2双放置在床下适当处,床下不摆放其他杂物,便器放在指定位置(厕所内或床旁挂钩上)。床头柜清洁,物品摆放整齐,酌情放置物品,如:水杯1~2个、水瓶等,防止烫伤。

3. 体位护理 保持患者卧位舒适,有安全防护措施(意识不清或烦躁患者应拉起床栏)。保持肢体功能位置,有预防垂足及促进功能训练的康复措施,定时巡视病房,及时协助患者更换体位。

4.饮食护理

（1）根据患者病情、饮食种类、出入量、自主进食能力,有无偏瘫、吞咽困难、餐前、餐中用药等进行餐前评估。关心手术、特检患者肠道准备,按医嘱要求落实患者的饮食护理。

（2）指导患者订餐,落实治疗饮食,将治疗饮食的要求告知配餐员,必要时与营养部联系。

（3）落实餐前洗手,送餐到床头。护士长及责任护士应主动对于自理能力差、无陪伴、输液等患者提供帮助,协助患者取餐、进食及清洗餐具。

5.排泄护理

（1）协助患者如厕,根据病情评估患者是否需要床上大小便,正确使用床上便器,注意保暖及保护隐私。

（2）指导大小便失禁患者选择合适的护理用品,如留置尿管或男性患者采用尿套等。

（四）健康教育

（1）疾病相关知识教育:患者知晓疾病病因、临床表现、治疗及护理要点等。

（2）药物相关知识教育:患者知晓药物的名称、作用、不良反应等,知晓口服药的服用方法及剂量。

（3）特殊检查相关知识教育:患者知晓检查的目的、检查前的准备、注意事项及检查结果等。

（4）术前教育:患者知晓手术准备的目的、术前准备及适应行为训练,了解术后配合、并发症预防、管路护理、疼痛反应等知识。

（5）术后教育:患者知晓带引流管的注意事项、翻身及有效咳嗽的意义及配合要点、胃肠功能恢复及活动的意义等。

（五）病房管理

（1）定期开展人员培训。

培训内容:分级护理行业标准解读、分级护理制度、不同护理级别的护理对象及护理要点、自理能力评估细则、分级护理质量标准及实施细则。

培训人员:医护人员。

培训频次:每年一次。

（2）持续监测分级护理相关指标,每季度进行分析、总结并改进。

四、护理工作思维导图

思维导图,见图 2-3-1。

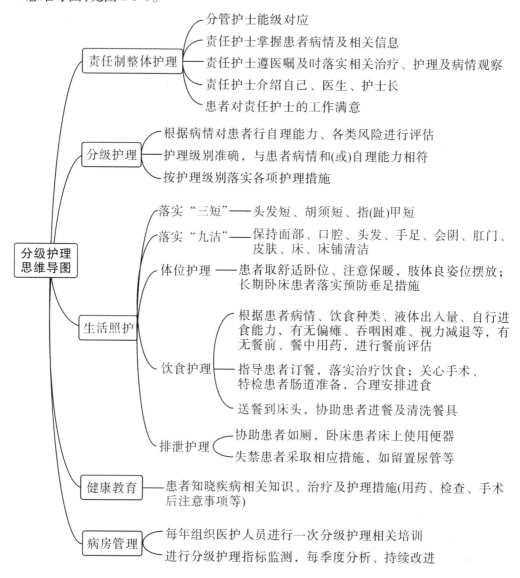

图 2-3-1 分级护理思维导图

参考文献

[1]中华人民共和国国家卫生和计划生育委员会. WS/T 431-2013 护理分级[S]. 2013.

[2]中华人民共和国卫生部. 关于印发《综合医院分级护理指导原则(试行)》的通知[EB/OL]. (2009-05-31)[2021-05-13]. http://www.nhc.gov.cn/yzygj/s3593/200905/bc4b8bab01d146b8a024fad4746854eb.shtml.

［3］中华人民共和国国家卫生健康委员会.卫生部关于印发《住院患者基础护理服务项目(试行)》等三个文件的通知［EB/OL］.(2010-01-26)［2021-07-09］.http://www.nhc.gov.cn/yzygj/s3593/201001/fc13194f4841441b8f7001f1a4de479e.shtml.

［4］中华人民共和国国家卫生健康委员会.国家卫生健康委关于印发三级医院评审标准(2020年版)的通知［EB/OL］.(2020-12-21)［2021-05-13］.http://www.nhc.gov.cn/yzygj/s7657/202012/c46f97f475da4d60be21641559417aaf.shtml.

［5］中华人民共和国卫生与计划生育委员会.医疗质量管理办法(2016年第10号委令)［EB/OL］.(2016-10-14)［2021-07-09］.http://www.nhc.gov.cn/wjw/c100022/202201/922894b1072d4a8a91249407fea2471e.shtml.

［6］中华人民共和国国家卫生健康委员会.关于印发医疗质量安全核心制度要点的通知(国卫医发［2018］8号)［EB/OL］.(2018-04-21)［2021-05-13］.http://www.nhc.gov.cn/yzygj/s3585/201804/aeafaa4fab304bdd88a651dab5a4553d.shtml.

［7］中华人民共和国中央人民政府.国务院办公厅关于加强三级公立医院绩效考核工作的意见［EB/OL］.(2019-01-30)［2021-07-08］.http://www.nhc.gov.cn/yzygj/s7653/201901/5da6e59268b04e659574e3006c3b6615.shtml.

［8］国家卫生健康委办公厅.国家卫生健康委办公厅关于印发药事管理和护理专业医疗质量控制指标(2020年版)的通知［EB/OL］.(2020-08-04)［2021-05-17］.http://www.nhc.gov.cn/yzygj/s7657/202008/c39639a79f7d4a6b935f33f87c57e2dc.shtml.

第二节 给药安全管理指标

一、给药错误发生例次数(NQI-TJ-02)

(一)指标定义及意义

1.定义

(1)给药错误:在处方正确的情况下,给药环节发生的偏离医嘱或处方内容而造成的用药错误。

(2)给药错误发生例次数:统计周期内,住院患者给药错误事件发生的例次数。

2. **意义** 给药错误属于用药错误①,约占用药错误的 49% 。护士是给药环节的主要执行者,在预防用药错误尤其是给药错误中扮演着至关重要的角色。通过对住院患者给药错误发生例次数的监测,督促护士规范给药操作,降低给药错误发生例次数及给药错误后果的严重程度。通过根本原因分析和有效的对策实施,降低患者给药错误发生的风险,保证患者安全。

(二)计算细则

1. **说明** 统计周期内同一住院患者多次发生给药错误每次都需要计 1 例次。

2. **纳入** 统计周期内发生给药错误的例次数。包括已发给住院患者但未使用的情况。

3. **排除** ①住院患者错误服用未报备的自备药。②非住院患者(门诊、急诊留观室等)给药错误。

4. **数据收集方法** 通过不良事件上报系统获取给药错误发生例次数。

二、过程指标

给药操作核心环节包括规范处理给药医嘱、正确摆药配药、规范实施给药、及时进行用药观察等内容。基于此,可对医嘱规范执行率、药物规范配制落实率、给药规范执行落实率、给药观察落实率等过程指标进行追踪与监控,以衡量和保障预防给药错误措施的质量。

三、安全管理策略

(一)医嘱处理

(1)护士熟练掌握医嘱和药物调用操作系统及流程,及时接收医嘱并认真审核,确认无误后保存、签名。

(2)长期医嘱每日打印分类执行总单,双人核对并签字,核对医嘱时应避免干扰,如穿警示背心或使用警示牌。

(3)责任护士及时处理临时医嘱,双人核对医嘱、输液卡或执行单无误后,方可执行。特殊药品、特殊剂量必须严格核对,在执行单上进行标记并交接班。

(4)输液卡必须使用双联复写纸打印,第一联挂患者输液架,第二联(复写联)供治疗室摆药核对使用,输液组数编号两联相同。

(5)自备药需开具医嘱。加强患者自备口服药管理,责任护士根据医嘱,将患者需要服用和暂不服用的药品分袋放置,前者粘贴"需要服用"标签以及各种药品的用法时

---

① 用药错误:是指药品在临床使用及管理全过程中出现的、任何可以防范的用药疏失,这些疏失可以导致患者发生潜在的或直接的损害。

间,后者粘贴"暂不使用"标签。

(6)非抢救情况下,护士不执行口头医嘱。

(二)摆药、配药

(1)规范摆药。

根据给药途径及给药时间分区存放:①静脉推注药、静脉输液用药、雾化吸入用药、肠内营养药、口服药、外用药等不同给药途径用药分区摆放;②不同时间点使用的药品分区摆放。

静脉用药应在药瓶/袋上粘贴信息标签,包括患者的姓名、床号、药名、剂量。标签应贴于药瓶/袋无字面正中,方便核对。

摆药前注意查对药品名称、剂量、浓度、质量及有效期,分篓分格规范摆药,即一人一篓或多篓(多篓时应标志清晰),一组一格,整齐摆放。治疗护士下午摆次日长期药,夜班/责任护士再次核对无误后方可配药。

口服药单剂量包装袋上打印患者床号、姓名、住院号、药物名称、剂量等信息,双人核对后在执行总单上签名。整盒/瓶装口服药须打印信息标签、执行单,治疗护士/责任护士按照执行单摆药,严格执行双人查对,单个患者药品分隔存放,将标签粘贴于药品包装盒的背面。

避光药品原包装或采用合适避光方法摆放。

需要冷藏的药品做好标志,规范存放。同种药品多支的情况,可统一放置冰箱专用盒内,在盒外标注药名、剂量,标志清楚;单个患者多种注射药品需冷藏放置时,应分格分篓,标签与药品一一对应;所有冷藏的药品应专用冰箱内存放,配药时取出,经双人核对后配制专用。

药物不得混放,按基数每周清点,标志清晰,无过期、变质、破损等。

(2)集体配药时操作人员可穿配药专用背心,提示避免干扰。

(3)严格执行无菌操作原则,规范配药。

制作专科药品配伍禁忌表。

配制输液时,注意药品的配伍禁忌,现配现用。

配药注射器一次性使用。

药品包装内配有专用溶媒、加药器或输液器等,必须使用该药品包装内专用产品。

安瓿瓶打开后,剩余药液用注射器抽好存放于无菌盘内备用,注明药名、剂量、浓度、准备时间及责任人,保留时间不超过2h。

(4)配药后在瓶签上记录配药时间并签名,字迹清晰可辨。

(5)配制输液放置时间不超过2h,皮试液及抗生素现配现用。

(6)特殊药品按规范配制使用。化疗药品应在生物安全柜中配制,在一般治疗室配制应做好环境准备及个人防护,保证空气流通,减少被化疗药物沾染的机会。

(7)备有化疗药品配置防护工具包及化疗药物外溅紧急处理流程。

（8）化疗药品配置产生的医疗废弃物的安全管理：①配药过程中产生的医疗废物，如密封瓶、一次性注射器及多余的药液等，及时弃于化疗专用医疗垃圾箱/袋。②锐器如安瓿等放入专用锐器盒中。③所有一次性个人防护用具脱卸后直接丢入化疗专用医疗垃圾箱/袋。④及时将废弃物密闭式运送至医院定点存放处。

（三）给药

（1）按照正确的给药途径、选择合适的部位及血管通路工具给药。

评估患者的年龄、病情、过敏史、用药方案等，选择合适的输注途径及给药工具。化疗药品输注宜选用中心静脉导管，如输液港、经外周静脉穿刺中心静脉置管等。

静脉给药前，评估穿刺部位皮肤情况和静脉条件，应避开有炎症、硬结、瘢痕或皮肤病的部位进针；避免下肢输液。评估静脉血管的弹性、粗细及位置，根据血管选择型号合适的一次性静脉输液钢针或留置针。

选择合适的给药工具，在满足治疗需要的情况下，尽量选择较细、较短的导管。①输液量少，短期或单次给药，输液时长＜4h的患者，可选用一次性静脉输液钢针（腐蚀性药物除外）。②外周静脉留置针宜用于短期（4h＜输液时长＜96h）静脉输液治疗，不宜用于腐蚀性药物的持续性静脉输注。③PICC宜用于中长期静脉治疗，可用于任何性质的药物输注，不应用于高压注射泵注射造影剂和血流动力学监测（耐高压导管除外）。④中心静脉导管（Central Venous Catheter，CVC）、输液港（implantable venous access port，PORT）可用于任何性质的药物输注、血流动力学的监测，不应用于高压注射泵注射造影剂（耐高压导管除外）。⑤易发生血源性病原体职业暴露的高危病区宜选用一次性安全型注射和输液装置。⑥避光药物使用避光输液器。

（2）给药时严格落实查对制度并采用2种以上方式（如住院号、姓名）确定患者身份。

开放式提问核对患者身份信息，要求患者或照护者口述患者的姓名。

床边使用PDA扫描患者腕带和药物治疗打印标签上的二维码，确认患者信息无误方可执行。

规范使用PDA，开启PDA报警。

PDA无法扫描时，需床边执行双人核对，无误后方可给药。

（3）严格执行给药技术操作规范。

首次给药前，责任护士对患者或照护者进行有关药物作用、用法及不良反应的健康教育。

责任护士熟悉常见药物处方、用法及给药流程。给药前充分考虑药物不良反应及相关因素，确认药物是否正确、是否是最优选择、剂量是否合适等。

给药前询问患者药物过敏史，皮试结果未观察未记录不交接；药物过敏患者需佩戴红色腕带标志（红色腕带和身份识别腕带在同侧手臂），在病历、床头卡、白板上进行标志,并告知患者牢记过敏药物名称。

给药前再次确认:患者姓名、药物、剂量、给药途径、时间。

严格遵守操作规范,不同给药途径的药品不应放在同一个无菌治疗盘中,以免发生混淆。

根据病情有计划地进行药物治疗,多种药品同时使用时,注意相邻两组液体间的配伍禁忌。若已知相邻两组液体间会发生药品反应,应避免连续输入,可用生理盐水冲管或更换输液器后再输入。

使用三通连接管时应注意药品配伍禁忌,并保证管路的密闭性,减少附加装置,及时撤掉三通连接管。

输液治疗时,根据患者年龄、病情和药品性质调节输液滴速,旁边输液架悬挂液体不超过 500mL 或 2 瓶小剂量液体。不同输注途径的药品不得同时悬挂于同一输液架上。

采用注射泵输注 2 种或 2 种以上药品时,需在泵管两端粘贴标有药品名称的标签。

特殊药品输注时使用醒目标志,包括严格限制输液速度、外渗会引起局部坏死、使用期间影响生命体征及引起病情变化的药品,提醒护士巡视病房时应注意观察,保证输液安全。

口服药单剂量包装发放时,做到看服到口。因故未能及时服用者,必须进行交接班,并与管床医生反馈,避免药品的漏服。

(4)规范使用麻醉药品,双人开锁取用麻醉药品,并严格登记;经 2 人仔细核对后方可使用;如有剩余药液,须经第二人核实后方可销毁,登记并双人签名;用后保留空安瓿,及时凭麻醉处方补充基数。

(5)护士熟练掌握给药设备的操作流程、注意事项、报警设置及维护方法,根据患者年龄、病情以及药物的性质正确设置输液时间、速度和报警范围。定时巡视给药设备的运行时间与输注量是否吻合,及时发现给药过程中的报警问题,分析原因并正确处理。使用中及使用后应保持给药设备处于安全状态,使用后按正确的维护方法及时处理备用。

(6)护士对医嘱存疑时,应及时向医生反馈,核实无误后方可执行;当医生拒绝核实有疑问的医嘱时,护士有责任向上级医生或科主任、护士长报告,核实无误后方可执行。

(7)鼓励患者及照护者参与用药安全。患者及照护者若对药物有疑问,医护患三方确认无误后方可执行。

(8)执行单签字规范清晰,易于辨认。责任护士执行医嘱后在相应的分类执行总单上记录执行时间并签名,特殊情况做好交接班。

(四)用药观察

(1)护士应掌握常用药物的治疗效果和不良反应。给药后观察药物疗效和不良反应,一旦发生过敏或其他注射反应和意外,应立即采取抢救措施,同时报告医生并做好记录。

(2)主动巡视,及时更换输液,出现输液外渗/渗出、滴注不畅等输液故障及时正确处理。

（3）静脉治疗相关并发症的处理。

静脉炎：①应停止输液，及时通知医生，给予对症处理。②将患肢抬高、制动，避免受压，必要时，应停止在患肢静脉输液。③根据静脉炎发生的具体程度采取相应的措施。④观察局部及全身情况的变化并记录。

药物渗出与外渗：①应立即停止在原部位输液，抬高患肢，及时通知护士长或医生，给予对症处理。②观察渗出或外渗区域的皮肤颜色、温度、感觉等变化，以及关节活动和患肢远端血运情况，并做好记录。③及时上报。④输液外渗严重的情况下，及时申请院内会诊。

导管相关性静脉血栓形成：①可疑导管相关性静脉血栓形成时，应抬高患肢并制动，不应热敷、按摩、压迫，立即通知医生对症处理并记录。②观察置管侧肢体、肩部、颈部及胸部肿胀、疼痛性质及程度、皮肤温度及颜色、出血倾向及功能活动情况。

导管堵塞：①静脉导管堵塞时，应分析堵塞原因，不应强行推注生理盐水。②确认导管堵塞时，外周静脉导管应立即拔除；PICC、CVC、PORT应遵医嘱及时处理并记录。

导管相关性血流感染：可疑导管相关性血流感染时，应立即停止输液，拔除外周静脉导管，暂时保留PICC、CVC、PORT，遵医嘱给予抽取血培养等处理并记录。

输液反应：①发生输液反应时，应停止输液，更换药液及输液器，通知医生，给予对症处理，并保留原有药液及输液器备查。②应密切观察病情变化并记录。③及时上报。

（4）护士知晓药物不良反应及给药错误的应急预案与流程。

（五）其他

（1）营造积极主动上报给药错误的文化氛围。一旦发生给药错误，不管是否对患者造成不良影响，护士均需在24h内上报。

（2）定期对给药错误事件进行审查、风险评估及分享学习。

（3）加强护士药物知识的相关培训。

四、护理工作思维导图

思维导图见图 2-3-2。

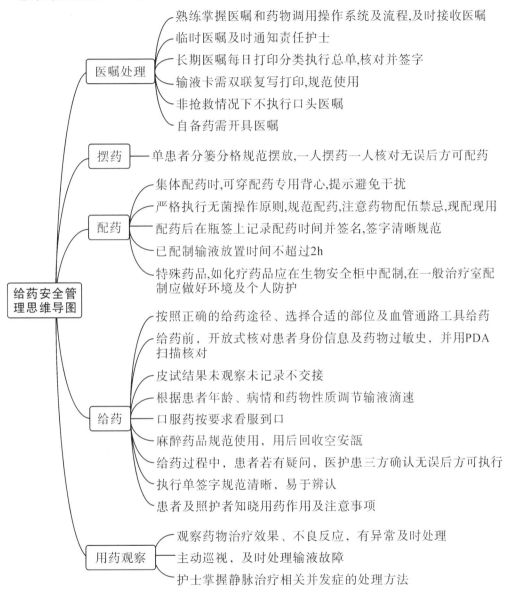

图 2-3-2 给药安全管理思维导图

参考文献

[1]张婷,马丽萍,马罡,等.高危药品分级管理模式探讨[J].中国药房,2013,24
　(13):1183-1185.

[2]李璇,濮润,于志伟,等.国外与中国台湾地区医疗机构高危药品风险因素与管

理研究进展[J].药物流行病学杂志,2014,23(03):159-162.

[3]国家食品药品监督总局.药品经营质量管理规范[J].中华人民共和国国务院公报,2015(28):21-37.

[4]孙露,赵环宇.处方环节用药错误防范指导原则[J].药物不良反应杂志,2017,19(02):84-88.

[5]谢贞,黄恒吉.《INS输液治疗实践标准》中文版在《中华护理杂志》特刊发布[J].中华护理杂志,2017,52(04):413.

[6]潘琼,龚志刚.静脉输液所致静脉炎的防护进展[J].职业与健康,2017,33(15):2149-2152.

[7]谭然,曾宪涛,曹英娟,等.用药错误预防及管理临床实践指南的质量评价与内容分析[J].中华护理杂志,2019,54(06):867-873.

[8]中华人民共和国国家卫生和计划生育委员会.WS/T 433-2013 静脉治疗护理技术操作规范[S].2013.

[9]中华人民共和国卫生部.卫生部办公厅关于印发《静脉用药集中调配质量管理规范》的通知[EB/OL].(2010-4-20)[2021-05-17].http://www.nhc.gov.cn/bgt/s10787/201004/09f4230d6bce4f53a857979112850482.shtml.

[10]国家卫生计生委办公厅.国家卫生计生委办公厅关于印发基层医疗机构医院感染管理基本要求的通知[EB/OL].(2013-12-31)[2021-05-10].http://www.nhc.gov.cn/yzygj/s3585/201312/0283f92d9c424a86b2ca6f625503b044.shtml.

[11]国家卫生健康委办公厅.国家卫生健康委办公厅关于印发药事管理和护理专业医疗质量控制指标(2020年版)的通知[EB/OL].(2020-08-04)[2021-05-17].http://www.nhc.gov.cn/yzygj/s7657/202008/c39639a79f7d4a6b935f33f87c57e2dc.shtml.

[12]中华人民共和国国家卫生健康委员会.国家卫生健康委关于印发三级医院评审标准(2020年版)的通知[EB/OL].(2020-12-21)[2021-05-17].http://www.nhc.gov.cn/yzygj/s7657/202012/c46f97f475da4d60be21641559417aaf.shtml.

第三节　输血安全管理指标

一、输血错误发生例次数（NQI-TJ-03）

（一）指标定义及意义

1.定义

静脉输血：将全血或血液成分通过静脉输入体内的方法，是临床抢救和治疗疾病的重要措施。

输血错误发生例次数：统计周期内，输血中出现的错误例次数，包括错误患者、错误血液、错误时间、错误剂量、错误方式。

2.意义　通过对住院患者输血错误指标的监测，了解医院或部门输血错误的发生情况。应用根本原因分析和实施有效的对策，规范血液制品输注，确保输血零错误，保障患者安全。

（二）计算细则

1.说明　①所有住院患者发生的输血错误；②统计周期内同一患者多次输血中分别发生输血错误，每次均需计 1 例次；②统计周期内同一患者一次输血中发生多个类型的错误，每次均需计 1 例次。

2.纳入　统计周期内输血错误的例数。

3.排除　院外输血后 4h 内住院患者。

4.数据收集方法　通过不良事件上报系统、HIS 获取输血错误发生例数和伤害程度。

二、过程指标

在输血治疗前，应当向患者或者其近亲属说明输血目的、方式和风险，并签署临床输血治疗知情同意书；护士应严格执行输血"三查十对"，确保无误；护士应正确使用输血通路及工具，严格落实输血规范操作，减少输血不良反应中人为操作失误因素。基于此，可对输血知情同意落实率、输血"三查十对"规范执行率、输血通路及工具使用正确率、血液规范输注落实率等过程指标进行追踪与监控，以衡量和保障住院患者输血错误和输血不良反应预防措施的质量。

三、安全管理策略

（一）知情同意

输血治疗前，管床医生取得患者或其书面委托授权人对输血治疗的知情同意，明确告知其输血治疗的目的、方式、注意事项等,征得其同意后,医患双方在《输血同意书》上签字并存入病历。未能取得患者或其书面委托授权人知情同意的紧急抢救输血,应当将具体情况记入病历。

（二）身份识别

（1）主班护士核对输血医嘱、临床输血申请单、取血单、血型结果,打印执行单;责任护士再次核对。

（2）责任护士根据医嘱,布置试管条码,将交叉配血试管条码粘贴在《临床输血申请单》上,使用 PDA 正确采集血标本,完成输血全套、血型等各项化验检查。对于抗体筛查实验阳性的患者,若申请输注洗涤红细胞或特配血小板,还需根据输血科的要求抽取相关血标本,送往中心血站进行检验和配血。

（3）同时有 2 名或 2 名以上患者需进行血型检查或交叉配血时,必须分次采集血标本,每次仅带一位患者的执行单、采血管进行操作。

（4）护士采集血标本核对后,及时将血标本、取血单、交叉配血单等送至输血科,进行交接核对签名。

（5）使用冷链转运箱转运血制品,与病房护士落实"三单一袋、三查十对"(上面摆放血制品,下面从左至右依次摆放医嘱执行单、发血单、血型单),三查:查血袋标签是否完整清晰、血袋有无破损渗漏、血液有无凝块等异常;十对:核对患者床号、姓名、性别、住院号、血袋号、血型、交叉配血试验结果、血液种类、血量及有效期;严格落实双人核对后,交接血制品,病房护士在发血单"病房收血者"处签字。

（6）治疗台上依次摆放血制品、医嘱执行单、发血单、血型单,两名医护人员同时核对,一人大声诵读"三查十对"内容,另一人逐项核对确认并回答"对"或"错",核对无误后在医嘱执行单右上角处执行双人核对签字。

（7）输血制品前,两名医护人员同时在患者床旁完成"三查十对"。开放式提问核实患者身份,评估患者输血史、过敏史、血型,使用 PDA 扫描核对患者手腕带、生理盐水、血袋标签二维码。核对完成后,行输血操作,并在医嘱执行单的"核对者/执行者"处签字。

（8）输血时应挂上对应醒目的血型标志牌,并告知患者血型。

（9）输注悬浮红细胞及血小板前平稳充分摇匀血制品,避免剧烈震荡。

（三）通路及工具使用

（1）血管通路选择:①选用较粗直血管,避开关节处,尽量避免下肢输血;②选用外周短导管,使用基于静脉直径的 20 ~ 24G 导管,当需要快速输血时,建议选择大规格管径的导管(14 ~ 18G);③推荐中心静脉置管。

（2）输血器连续使用 4h 以上应立即更换。输注血小板或输血后需要另外输液时也需更换输血器,以减少不相容液体或药物导致输血器内残留红细胞发生溶血的风险。

（四）准确输注,严密监测

（1）输注血制品时应按要求在规定时间内完成输注。1U冷沉淀应在10min内输完；1个治疗剂量的单采血小板30min左右输完,对于老人、婴幼儿、儿童或严格限制滴数无法在要求时间内输注完毕的患者,应在输注30min后,取下血小板,轻轻晃动再输注；200mL血浆在60min左右输完；1U红细胞应在4h内输完。

（2）输血顺序要求:血小板→冷沉淀→血浆→全血或红细胞。

（3）输血时应先慢后快:输血前15min要慢,一般为2mL/min,若无不良反应,再根据病情和年龄调整输注速度。

（4）输血开始15min内,密切观察；输血全程应观察患者是否出现输血不良反应或异常,及时处理并记录；规范书写输血护理记录（输血开始前≤60min；每袋血液成分开始输注后15min；每袋血液成分开始输注后60min；血液成分输注结束后≤60min）,记录内容包括体温、脉搏、呼吸、血压及输血时间、种类、量、血型及有无输血反应等。

（5）听取患者主诉,严密观察有无输血不良反应。

（6）输血前后用静脉注射生理盐水冲管。连续输注不同供血者血液时,前一袋输注完毕后,用静脉注射生理盐水冲管,再接下一袋血继续输注。

（五）病区输血安全管理

（1）输血完毕,血袋放入双层黄色垃圾袋,发血单及血型单放入病历归档；及时回收血袋,血袋送回输血科留存至少24h。

（2）若出现输血不良反应,应立即停止输血,更换输液器,输注生理盐水,24h内完成输血不良反应上报,严重输血反应立即上报。

（3）每半年组织学习静脉输血相关制度、流程及输血反应应急预案一次,要求考核合格。

四、护理工作思维导图

思维导图见图2-3-3。

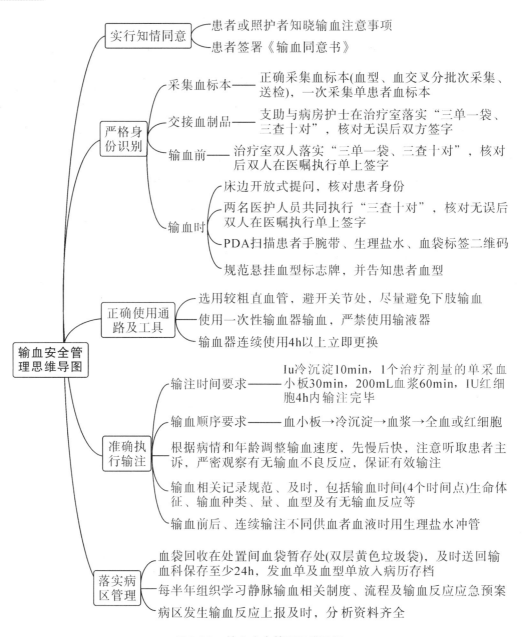

图2-3-3　输血安全管理思维导图

参考文献

[1]国家卫生计生委医院管理研究所护理中心.护理敏感质量指标实用手册(2016版)[M].北京:人民卫生出版社,2016.

[2]国家卫生计生委医院管理研究所护理中心.护理敏感质量指标监测基本数据集实施指南(2018版)[M].北京:人民卫生出版社,2018.

[3]李环廷,魏丽丽,黄霞,等.护理质量管理指标解读[M].北京:科学出版社,2019.

［4］国家卫生健康委办公厅.国家卫生健康委办公厅关于印发临床用血质量控制指标（2019 年版）的通知［EB/OL］.（2019-07-12）［2021-05-17］.http：//www.nhc.gov.cn/yzygj/s7658/201907/2c042e298403404cac62e4272406bed9.shtml.

［5］国家卫生健康委办公厅.国家卫生健康委办公厅关于印发药事管理和护理专业医疗质量控制指标（2020 年版）的通知［EB/OL］.（2020-08-04）［2021-05-17］.http：//www.nhc.gov.cn/yzygj/s7657/202008/c39639a79f7d4a6b935f33f87c57e2dc.shtml.

第四节　住院患者跌倒安全管理指标

一、住院患者跌倒发生率（NQI-TJ-04）

（一）指标定义及意义

1.定义

（1）跌倒：住院患者在医疗机构任何场所，未预见性地倒于地面或倒于比初始位置更低的地方，可伴或不伴有外伤，包括坠床。

（2）住院患者跌倒发生率：统计周期内，住院患者发生跌倒例次数（包括造成或未造成伤害）与住院患者实际占用床日数的千分比。

（3）住院患者跌倒伤害占比：跌倒伤害指住院患者跌倒后造成不同程度的伤害甚至死亡。住院患者跌倒伤害占比指统计周期内住院患者跌倒伤害例次数占住院患者发生的跌倒例次数的比例。

（4）住院患者跌倒伤害某等级占比：统计周期内住院患者某等级跌倒伤害例次数占同期住院患者跌倒伤害总例次数的比例。

2.意义　通过对住院患者跌倒发生指标的监测，了解所在医疗机构或部门的跌倒发生率和伤害占比。通过根本原因分析和有效的对策实施，降低患者跌倒的风险及跌倒发生率，保障患者安全。

（二）计算公式

$$住院患者跌倒发生率 = \frac{住院患者跌倒例次数}{同期住院患者实际占用床日数} \times 1000‰$$

$$住院患者跌倒伤害占比 = \frac{同期住院患者跌倒伤害总例次数}{统计周期内住院患者跌倒例次数} \times 100\%$$

$$住院患者跌倒伤害某等级占比 = \frac{同期住院患者某等级跌倒伤害例次数}{统计周期内住院患者跌倒伤害总例次数} \times 100\%$$

（三）计算细则

1. 住院患者跌倒发生率

（1）分子　住院患者跌倒例次数。

1）说明：①统计住院患者在医疗机构任何场所发生的跌倒例次数。②同一患者多次跌倒按实际发生频次计算。③如果院内患者从 A 科室转到 B 科室，转运途中发生跌倒计算在 A 科室，交接班结束后发生跌倒计算在 B 科室；如果在手术室发生跌倒，可以科室上报，备注与手术室相关；送检查患者，如果在检查途中发生跌倒记在住院科室，如果在 A 科室发生跌倒，可以住院科室上报，备注与 A 科室相关。

2）纳入：同一患者多次发生的跌倒、坠床。

3）排除：非医疗机构场所发生的跌倒；非住院患者（门诊、急诊留观室等）发生的跌倒；住院患儿生理性跌倒（小儿行走中无伤害跌倒）。

（2）分母　同期住院患者实际占用床日数。

1）说明：每日零点统计医院住院患者实际占用病床数的总和。

2）纳入：统计周期内所有办理入院手续并入住病区的患者占用床日数。

3）排除：门急诊等非住院病区患者占用床日数。

2. 住院患者跌倒伤害占比

（1）分子　住院患者跌倒伤害总例次数。

1）说明：跌倒伤害总例次数为轻度、中度、重度例次数和跌倒死亡例数四项之和，应小于或等于跌倒发生总例次数。①轻度（严重程度 1 级），指住院患者跌倒导致青肿、擦伤、疼痛，需要冰敷、包扎、伤口清洁、肢体抬高、局部用药等；②中度（严重程度 2 级），指住院患者跌倒导致肌肉或关节损伤，需要缝合、使用皮肤胶、夹板固定等；③重度（严重程度 3 级），指住院患者跌倒导致骨折、神经或内部损伤，需要手术、石膏、牵引等；④死亡，指住院患者因跌倒受伤而死亡，而不是由于引起跌倒的生理事件本身而致死。

2）纳入：因跌倒导致的伤害病例。

3）排除：非医疗机构场所发生的跌倒；非住院患者（门诊、急诊留观室）发生的跌倒；住院患儿生理性跌倒。

（2）分母

排除：非医疗机构场所发生的跌倒；非住院患者（门诊、急诊留观室等）发生的跌倒；住院患儿生理性跌倒（小儿行走中无伤害跌倒）。

3. 数据收集方法

（1）通过不良事件上报系统获取跌倒发生例数和跌倒造成不同程度伤害的例数。

（2）通过 HIS 系统获取住院患者实际占用床日数。

二、过程指标

住院患者跌倒风险评估及预防的基本要求包括：应对跌倒风险因素及风险级别进行动态评估；应对患者和/或照护者进行预防跌倒的健康教育，并鼓励主动参与预防措施的制订与实施；应在交接班环节衔接并落实跌倒评估及预防；应提供安全的住院环境。据此，可对跌倒评估准确率、健康教育落实率、交接班落实率、环境安全落实率、跌倒预防规范化措施落实率等过程指标进行追踪与监控，以衡量和保障住院患者跌倒安全管理的质量。

三、安全管理策略

（一）准确识别高风险人群

（1）根据跌倒风险临床判定法，快速判定患者跌倒风险程度。当患者不符合下表"成人跌倒风险临床判定法"中任何条目时，使用 Morse 跌倒风险评估量表进行评估。如无病情变化或特殊治疗，常规每周评一次。患者病情变化、转科、使用镇静/止痛/安眠/利尿/降血压/调节血糖等药物、首次下床活动时、跌倒后，应重新评估。必要时，周围环境变化（如更换病床、更换照护者等）也应重新评估，并再次对患者及照护者进行跌倒预防宣教并记录。护士长应将预防跌倒纳入每日查房工作重点，对发现的问题有记录及指导意见，及时改进（表 2-3-1）。

表 2-3-1 成人跌倒风险临床判定法

跌倒风险等级	患者情况
低风险	昏迷或者完全瘫痪
中风险	存在以下情况之一： 过去 24h 内曾有手术镇静史 使用 2 种及以上高跌倒风险药物
高风险	存在以下情况之一： 年龄≥80 岁 住院前 6 个月内有 2 次及以上跌倒经历或此次住院期间有跌倒经历 存在步态不稳、下肢关节和/或肌肉疼痛、视力障碍等 6h 内使用过镇静镇痛、安眠药物

（2）采用 Morse 跌倒评估量表、Humpty Dumpty 跌倒评估量表分别对住院成人、儿童进行评分，确定跌倒风险等级。根据风险等级，采取有效的分级护理措施，预防患者跌倒。

（3）各专科应结合收治患者的疾病特征，划定专科高风险人群范围。跌倒发生高风险人群，包括但不限于：年龄＞65 岁、有跌倒史、无照护者陪伴、步态不稳、视力模糊、听力障碍、营养不良、虚弱、头晕、颈椎病、大便/小便失禁、贫血或直立性低血压、低血糖；睡眠障碍、意识障碍(失去定向感、烦躁不安、意识模糊等)；肢体功能障碍；携带导管；认知功能受损；使用跌倒高风险药物，如利尿药物、止痛药物、缓泻剂、镇静安眠药、心血管用药等。

（二）提高防范意识

（1）跌倒高风险患者床头悬挂"预防跌倒"标志，警示工作人员、患者及照护者。

（2）结合患者的疾病特点及需求提供针对性和个性化的预防跌倒相关健康宣教，并在床边放置相关健康宣传资料及住院患者预防跌倒告知单。

（3）入院介绍时，应告知患者及照护者穿着大小合适的衣裤及防滑鞋子(鞋底材质为耐磨橡胶，鞋底纹路为粗大的横向齿纹，不能出现断底。严禁穿着一次性拖鞋或已磨损的塑料或泡沫拖鞋)。外出检查或行走时应更换鞋子，勿穿着拖鞋外出。洗澡沐浴时，应着防滑拖鞋进入浴室，并使用防滑垫，切忌赤脚沐浴。

（4）跌倒高风险患者应有照护者陪伴，保持患者在照护者的视线范围内，并向照护者详细讲解预防跌倒的相关注意事项。照护者更换时需做好交接，掌握预防跌倒相关知识。

（5）从卧位转为站位时，遵循"3 个 30 秒"。

平躺 30s：醒来后，勿立即起床，在床上躺 30s；

坐位 30s：起来后，在床沿两腿下垂坐 30s；

站立 30s：下地后，靠床站 30s 再行走。

（6）患者卧床时应使用床栏。下床前应呼叫护士或照护者协助，勿跨越床栏或从床尾下床。

（7）患者感到头晕、乏力、虚弱时，应暂缓下床。体位转移或行走时，需要使用呼叫铃通知护士帮助。

（8）患者知晓行动辅助工具的使用方法，在患者第一次使用辅具时，护士应予以指导，示教正确的使用方法，保证活动安全。

（9）患者知晓使用药物的作用、不良反应及注意事项。如服用镇静、安眠、精神类、降压、利尿、调节血糖等药物后，应卧床休息，勿轻易下床，以免头晕、步态不稳而跌倒。

（三）做好交接班

（1）白板、交接班本上标注全病区跌倒高风险患者，并将高危患者列入床边交接班内容。

（2）当班护士熟练掌握跌倒高风险患者及其跌倒高危因素(如患者年龄较大、体质虚弱、有肢体障碍或当日使用可致眩晕的相关药物等)，采取有针对性措施预防跌倒。

（3）护士在护理意识不清、躁动不安、癫痫发作、阿尔茨海默病、精神异常患者及无陪伴的3岁以下婴幼儿时必须拉起床栏,必要时遵医嘱予以身体约束,或安排专人监护/照护者陪伴,并做好交班。

（4）加强巡视,及时发现并满足患者需求,如对年老、行走不稳的患者,行动时应有人照顾或搀扶,帮助其选择合适的运动方式。夜间清理访客及巡视病房时,注意检查卫生间地面是否湿滑、便器是否方便可取、床栏是否拉上、照护者是否更换,询问照护者是否知晓夜间如厕应有人陪同。

（四）提供安全环境

（1）责任护士每日晨间护理时,应检查跌倒高风险患者的环境是否符合要求,跌倒高风险患者的病床刹车是否制动,并确认病床高度处于最低点,床柄及时归位。

（2）病房、浴室、卫生间地面保持清洁、干燥,有防滑垫,保证过道畅通无障碍。跌倒发生高风险地点如病床边、厕所、面盆边、走廊、楼梯及人员较多处,应放置"小心滑倒"标志。

（3）保持病区光线充足,地灯设施完好,浴室和洗手台设置扶手及急救呼叫铃。夜间将床头铃、水杯、便器等置于患者易取处。

（五）人员管理

（1）定期组织培训学习,内容包括:预防跌倒管理制度、成人及儿童跌倒风险评估量表的应用及跌倒分级护理措施。病区内跌倒高风险人群的识别。常用(输液类、口服类、注射类)药物的作用、副作用及注意事项,如利尿药物、止痛药物、缓泻剂、镇静安眠药、心血管药物。预防跌倒集束化管理策略、发生跌倒后紧急处理预案、跌倒事件上报流程等相关知识。培训人员包括护士、护工、保洁员、配餐员等。培训频次:每年培训一次。

（2）建立预防跌倒的管理制度,如病区发生跌倒不良事件或安全隐患,应及时上报,组织跌倒发生案例进行根因分析,并制订切实可行防范措施,开展持续改进。

（3）对跌倒过程、结果指标进行监测,每季度分析、总结并改进。

四、护理工作思维导图

思维导图见图2-3-4。

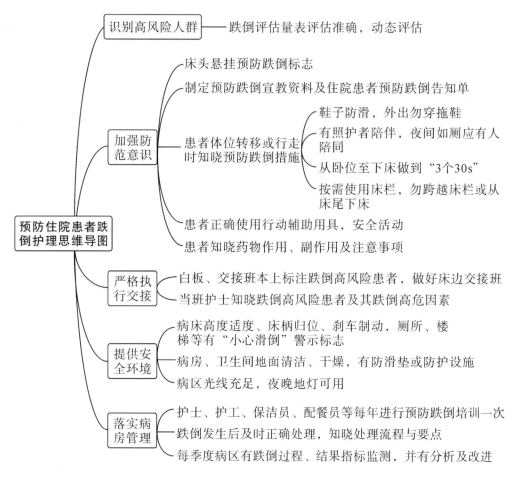

图 2-3-4　预防住院患者跌倒护理思维导图

参考文献

［1］国家卫生健康委办公厅.国家卫生健康委办公厅关于印发药事管理和护理专业
　　医疗质量控制指标(2020 年版)的通知［EB/OL］.(2020-08-04)［2021-05-17］.
　　http://www.nhc.gov.cn/yzygj/s7657/202008/c39639a79f7d4a6b935f33f87c57e
　　2dc.shtml.

［2］中华人民共和国卫生与计划生育委员会.医疗质量管理办法(2016 年第 10 号委
　　令)［EB/OL］.(2016-10-14)［2021-07-09］.http://www.nhc.gov.cn/cms-search/
　　xxgk/getManuscriptXxgk.htm?id=ae125f28eef24ca7aac57c8ec530c6d2.

［3］王颖,陆丽娟,尹世玉,等.护理专案改善在预防住院患者跌倒中的应用［J］.护
　　理研究,2017,31(3):332-335.

［4］中华护理学会.T/CNAS 09-2020 成人住院患者跌倒风险评估及预防［S］.2021.

［5］广东省药学会.老年人药物相关性跌倒预防管理专家共识［EB/OL］.(2018-10-

19)［2021-05-17］. http://www.sinopharmacy.com.cn/notification/1437.html.

［6］国家卫生计生委医院管理研究所护理中心. 护理敏感质量指标监测基本数据集实施指南(2018版)［M］. 北京:人民卫生出版社,2018.

［7］Horak FB,Wrisley DM,Frank J. The Balance Evaluation Systems Test(BESTest) to Differentiate Balance Deficits［J］. Physical Therapy,2009,89(5):484-498.

［8］Hempel S,Newberry S,Wang Z,et al. Review of the Evidence on Falls Prevention in Hospitals［J］. Jinruigaku Zasshi the Journal of the Anthropological Society of Nippon,2012,90(2):143-152.

［9］Hempel S,Newberry S,Wang Z,et al. Hospital Fall Prevention:A Systematic Review of Implementation,Components,Adherence,and Effectiveness［J］. Journal of the American Geriatrics Society,2013,61(4):483-494.

［10］中华人民共和国中央人民政府. 国务院办公厅关于加强三级公立医院绩效考核工作的意见［EB/OL］.(2019-01-30)［2021-07-08］. http://www.nhc.gov.cn/yzygj/s7653/201901/5da6e59268b04e659574e3006c3b6615.shtml.

［11］成磊,胡雁,吴金球,等.《住院患者跌倒预防临床实践指南》的设计和初步应用［J］. 中华护理杂志,2011,46(3):267-270.

［12］中华护理学会. T/CNAS 18-2020 成人住院患者跌倒风险评估及预防［S］.2020.

第五节　住院患者压力性损伤安全管理指标

一、住院患者压力性损伤发生率(NQI-TJ-05)

(一)指标定义及意义

1.定义

(1)压力性损伤:由压力或压力联合剪切力导致的皮肤和(或)软组织的局部损伤,表现为皮肤完整或开放性损伤,可伴有疼痛,通常发生在骨隆突处或皮肤与医疗器械接触处。院内压力性损伤是指患者入院24h后新发生的压力性损伤。院外带入压力性损伤是指患者在院外及入院24h内发生的压力性损伤。

(2)住院患者院内压力性损伤发生率:统计周期内,住院患者院内压力性损伤新发例数与统计周期内住院患者总数的百分比。

（3）住院患者2期及以上院内压力性损伤发生率：统计周期间内，住院患者2期及以上院内压力性损伤新发例数与统计周期内住院患者总数的百分比。

（4）住院患者2期及以上院内医疗器械相关压力性损伤发生率：统计周期内，住院患者2期及以上院内医疗器械相关压力性损伤新发例数与统计周期内住院患者总数的百分比。

（5）住院患者压力性损伤现患率：某一特定时间点，住院患者中已经发生压力性损伤且未痊愈的总人数与该时间点参与调查住院患者总数的百分比。即某一特定时间点所有参与调查的住院患者中压力性损伤发生患者比率。

住院患者2期及以上压力性损伤现患率：某一特定时间点，住院患者中已经发生2期及以上压力性损伤且未痊愈的总人数与该时间点参与调查住院患者总数的百分比。即某一特定时间点所有参与调查的住院患者中2期及以上压力性损伤发生患者比率。

2.意义 通过对住院患者压力性损伤现患率的监测，可以了解医疗机构压力性损伤现存情况，反映医疗机构压力性损伤管理质量。

（二）计算公式

$$住院患者院内压力性损伤发生率 = \frac{同期住院患者压力性损伤新发例数}{统计周期初住院患者总数 + 周期内新入院患者总数} \times 100\%$$

$$住院患者2期及以上院内压力性损伤发生率 = \frac{同期住院患者2期及以上院内压力性损伤新发例数}{统计周期初住院患者总数 + 周期内新入院患者总数} \times 100\%$$

$$住院患者2期及以上院内医疗器械相关压力性损伤发生率 = \frac{同期住院患者2期及以上院内医疗器械相关压力性损伤新发例数}{统计周期初住院患者总数 + 周期内新入院患者总数} \times 100\%$$

$$住院患者压力性损伤现患率 = \frac{某时点住院患者压力性损伤现患数}{该时点参与调查的住院患者总数} \times 100\%$$

$$住院患者2期及以上压力性损伤现患率 = \frac{某时点住院患者2期及以上压力性损伤现患数}{该时点参与调查的住院患者总数} \times 100\%$$

（三）计算细则

1.分子 住院患者院内压力性损伤新发例数。

（1）说明：①统计周期内，患者入院24h后新发生院内压力性损伤的患者数之和；②同一住院患者单位时间内发生1处或多处压力性损伤，计为1例；③转病区的压力性损伤患者（包括在不同科室发生的压力性损伤），计算院级压力性损伤发生率时作为1次计算，例次记在压力性损伤发生科室，如转科交接班时发现，则记在原病区，交接后发生的新部位压力性损伤则记在新转入病区；④如患者一次住院中，在两个及以上病区均新

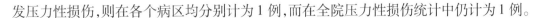

发压力性损伤,则在各个病区均分别计为1例,而在全院压力性损伤统计中仍计为1例。

（2）纳入：入院24h后发现或证实为压力性损伤的所有住院患者。

（3）排除：因疾病因素导致的皮肤损伤,如动脉阻塞、静脉功能不全、糖尿病相关神经病变或失禁性皮炎等;院外带入压力性损伤。

2. **分母**　住院患者总数。

（1）说明：①住院患者总数为统计周期初在院患者数与单位时间内新入院患者数之和;②同一患者多次住院,按实际住院次数计算;③同一住院患者在一次住院中住过多个病区,各病区住院患者各统计1例,全院住院患者人数统计中仍计为1例。

（2）纳入：统计周期内所有办理住院手续的患者。

（3）排除：已办理入院手续但实际未到达病区的患者;母婴同室新生儿。

3. **数据收集方法**

（1）通过医疗机构相关信息系统不良事件上报系统、翻阅护理记录单或人工采集等获取压力性损伤发生例数及其分期。

（2）通过医疗机构相关信息系统获取住院患者总数。

二、过程指标

住院患者压力性损伤风险评估及预防的基本要求包括:对患者和/或照护者进行预防压力性损伤的健康教育,鼓励主动参与预防措施的制订与实施;在交接班环节衔接并落实压力性损伤的评估及预防;对压力性损伤发生的风险因素和级别进行动态评估;提供安全的住院环境和适当的皮肤护理。据此,可对压力性损伤评估准确率、健康教育落实率、交接班落实率、皮肤护理落实率、减压器具规范使用率、压力性损伤规范化护理措施落实率等过程指标进行追踪与监控,以衡量和保障预防住院患者压力性损伤措施的护理质量。

三、安全管理策略

（一）全面评估

1. **高风险人群筛查**　对所有入院、转科患者进行压力性损伤风险人群筛查,尤应注意但不限于以下高危患者:①高危科室患者,如手术室、重症病房等;②重症患者;③脊髓损伤患者;④糖尿病患者;⑤肥胖患者;⑥消瘦、营养不良患者;⑦贫血患者;⑧高龄患者（年龄≥65岁）;⑨新生儿和儿童患者;⑩接受姑息治疗或护理患者;⑪全身水肿患者;⑫长期高热患者;⑬髋关节骨折患者;⑭使用镇静剂患者;⑮患有慢性神经系统疾病患者;⑯既往压力性损伤史患者;⑰受压部位皮肤受损或疼痛患者等。

2. 使用压力性损伤风险评估工具

（1）Braden 量表用于成人压力性损伤风险评估，评分≤9 分提示极高危，10～12 分提示高危，13～14 分提示中危，15～18 分提示低危。

（2）Braden Q 量表用于儿童压力性损伤风险评估，评分≤9 分提示极高危，10～12 分提示高危，13～15 分提示中危，16～23 分提示低危。

（3）Waterlow 量表用于围手术期患者、危重患者压力性损伤风险评估，10～14 分为低危，15～19 分为高危，≥20 分为极高危。

3. 评估时机及频次

（1）首次评估应在入院、转科后 8h 内尽快完成。

（2）动态评估风险因素。病情稳定者每周至少评估记录一次；病情变化时、术前、术中、术后、活动能力受限时、发生压力性损伤时、体位受限时及出院前应重新评估，并记录评估结果及危险因素。

4. 皮肤评估

（1）评估对象包括所有存在压力性损伤风险的患者。

（2）评估部位应针对不同卧位发生压力性损伤的好发部位进行重点评估（表 2-3-2）。

表 2-3-2　不同卧位压力性损伤的好发部位

卧位	好发部位
仰卧位	枕骨粗隆、肩胛部、肘关节、脊椎体隆突处、骶尾、足跟
侧卧位	耳郭、肩峰、肘部、髋部、膝关节内外侧、脚踝
坐位时	肩胛部、肘部、坐骨结节、足踝部
俯卧位	额面部、胸部及肋缘、髂骨、膝部

（3）评估方法包括问诊、视诊、触诊及嗅诊等，评估患者既往压力性损伤发生史、皮肤完整性、皮肤颜色、皮肤红斑、皮肤硬度、皮肤温度、皮肤湿度、表皮下水分/水肿、皮肤异常气味、局部疼痛等并进行记录。评估过程中注意保暖、保护患者隐私。

（4）压力性损伤的分期标准，依照《美国国家压疮咨询委员会：压力性损伤定义与分期（2016 版）》（表 2-3-3）进行界定，包括 1 期、2 期、3 期、4 期、不可分期和深部组织压力性损伤。

（5）记录内容应包括压力性损伤部位、分期、大小（长×宽×深）、创面组织颜色（黑色、黄色、红色、粉色）、创面边缘情况、周围皮肤颜色、渗液情况（颜色、性状、量及气味）、疼痛等。

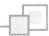

表 2-3-3 压力性损伤定义与分期

分期	表现
1 期压力性损伤	皮肤完整,指压不变白的红斑 局部区域出现压之不变白的红斑。深色皮肤表现可能不同,指压不变白红斑或者感觉、皮温、硬度的改变可能比观察到皮肤改变更早出现,此期的颜色改变不包括紫色或者栗色变化
2 期压力性损伤	部分皮层缺失,伴有真皮层暴露 伤口床有活性、呈粉红色或红色、湿润,或表现为完整的或破损的浆液性水泡,脂肪及深部组织未暴露,无肉芽组织、腐肉、焦痂
3 期压力性损伤	全层皮肤缺失 溃疡处可见脂肪,常见肉芽组织和伤口卷边,可能存在腐肉和/或焦痂,可能存在潜行或窦道。筋膜、肌肉、肌腱、韧带、软骨或骨骼均不可见
4 期压力性损伤	全层皮肤和组织缺失 溃疡处可见或可直接触及筋膜、肌肉、肌腱、韧带、软骨或骨骼,可见腐肉和/或焦痂,常常会出现卷边、窦道和/或潜行
不可分期压力性损伤	被覆盖的全层皮肤和组织缺失 全层皮肤和组织缺失,伤口床被腐肉和/或焦痂掩盖,不能识别组织缺失的程度,伤口基底被腐肉和/或焦痂完全覆盖
深部组织压力性损伤	持续不变白的深红色、栗色或紫色改变 皮肤完整或部分缺失,局部皮肤出现持续的指压不变白深红色、栗色或紫色,或表皮分离后暴露暗色的伤口床或充血性水疱。疼痛和温度变化通常先于颜色改变出现,深色皮肤的颜色表现可能不同

(二)健康教育

(1)一旦确定为压力性损伤风险患者,告知患者及照护者掌握压力性损伤预防措施,结合患者的疾病特点及需求,提供针对性、个体化的预防压力性损伤健康宣教,并在床边放置相关健康宣教资料。

(2)病情变化时、术前、术中、术后、活动能力受限时、发生压力性损伤时、体位受限时及出院前应对患者再次评估,并对患者及照护者进行压力性损伤健康教育,鼓励主动参与预防及治疗。

(三)预防性皮肤护理

(1)保持皮肤清洁,及时清除汗液、尿液、粪便等排泄物和分泌物,使用润肤剂适度保湿。

(2)保持床铺和衣物清洁、平整、干燥,贴身使用低摩擦系数的衣物及护理用品。

（3）禁止用力按摩受压点疼痛处、压红处等高危部位皮肤，禁用酒精擦拭。

（4）皮肤出现红斑或色素沉着者，高危部位皮肤禁止使用传统烤灯照射。

（5）失禁后立即清洁皮肤，擦洗皮肤时动作轻柔，避免使用碱性肥皂和清洁剂，待干后肛周使用皮肤保护剂等隔离产品保护皮肤免受潮湿。

（6）尿失禁伴有压力性损伤或风险者，使用高吸收性的失禁产品保护皮肤。

（7）床上使用便器者，应协助抬高臀部，臀部与便器之间垫软纸，使用坐便器时间应尽量缩短。

（8）感知功能障碍者，严禁将热水袋等直接接触皮肤，热水温度≤50℃。

（9）使用石膏、绷带、夹板、牵引器固定者，衬垫应平整、柔软，随时观察局部皮肤状况及血运情况。

（10）高危受压部位可使用多层软硅胶泡沫敷料保护皮肤。

（四）早期活动与体位变换

（1）可自主活动、病情许可的患者，鼓励早期下床活动；卧床时优先采取20°～30°侧卧位或平卧位。

（2）不能自主活动的卧床患者，在可耐受的范围内，增加活动性和移动性。

指导患者每日进行主动或被动全范围关节运动。

协助患者翻身，翻身频率视患者病情、皮肤耐受程度和支撑用具决定，每2～4h翻身，必要时每小时翻身；使用常规床垫时至少每2h翻身，使用高规格泡沫床垫时至少每4h翻身。

协助患者翻身时，动作应轻柔，避免拖、拉、拽，酌情使用中单、浴巾等协助。

翻身时，优先采用20°～30°倾斜侧卧位（右侧、仰卧、左侧交替进行），避免90°侧卧位、半坐卧位或坐位。

观察受压部位皮肤情况，记录翻身时间、体位及皮肤情况，必要时建立翻身记录卡。

（3）不宜翻身者，应用软垫、软枕每1～2h轮流垫于肩胛部、腰骶部、足跟部等关节和骨突处，使压力再分布。

（4）仰卧时，无进食、医学禁忌等要求者，床头抬高应≤30°；在抬高床头之前，应先将患者膝盖处抬高，减少剪切力。

（5）侧卧位时，采用20°～30°侧卧位，背后垫R形、楔形翻身枕或软枕。

（6）床上坐位时，避免抬高床头，降低骶骨、尾骨的压力和剪切力。

（7）倾斜坐姿（坐床旁椅或轮椅里）时，双足得到合适的支撑，直接放在地上、脚凳或踏板上，并限制坐位时间。

（五）正确使用减压装置和预防性敷料

（1）高危患者，尽早使用减压装置、预防性敷料。

（2）全身减压,可使用气垫床、水床等。

（3）局部减压,在骨隆突处、骶尾部、枕部和医疗器械接触部位使用预防性敷料、翻身枕、减压垫、凝胶垫等。

（4）足部减压,对于长期卧床患者使用足跟托起装置、泡沫垫或枕头将小腿及足跟抬起,膝关节轻度(5°~10°)屈曲,足跟腾空,避免跟腱和腘静脉受压。

（5）不能自主活动的卧床患者侧卧时,两腿之间应放软枕等体位摆放装置。

（6）长期卧床的患者宜穿丝质面料衣物以降低剪切力与摩擦力。

（7）禁止使用圆形、环形或圈形橡胶减压装置。

（六）营养支持

（1）高风险患者均应进行营养风险筛查和营养状况评定。

（2）评估结果为营养不良者,结合患者病情,无禁忌证时指导摄入富含热量、蛋白质、维生素、矿物质食物。

（3）联合营养师、医生共同制定个性化的营养治疗方案,如肥胖患者应减少脂肪、碳水化合物的摄入;糖尿病患者遵医嘱给予糖尿病饮食食谱。

（4）落实营养治疗方案,监测和评价营养支持效果。

（七）压力性损伤的治疗处理

（1）有压力性损伤患者,采用合适的评估工具和方法进行准确分期。

（2）根据压力性损伤分期,给予合适的处理措施;1 期、2 期压力性损伤,责任护士应在 4h 内给予处理措施,积极促进压力性损伤愈合。

（3）特殊、复杂、疑难压力性损伤病例,申请伤口护理专业组或多学科团队会诊,指导处理。

（4）使用压力性损伤愈合评估工具监测伤口愈合情况。

（八）做好交接班

（1）白板、交接班本上标注压力性损伤高风险患者,床边交接班,每班查看受压部位皮肤和皮肤皱褶处情况,准确记录。

（2）当班护士知晓高风险患者及其高危因素,采取针对性措施预防压力性损伤。

（九）护理人员培训

（1）科室定期组织培训,每年一次学习、考核,有记录。

（2）培训内容包括:①预防压力性损伤管理制度;②压力性损伤风险评估工具的应用与皮肤评估;③压力性损伤分级护理措施;④特殊人群压力性损伤预防措施;⑤发生压力性损伤上报流程;⑥压力性损伤的治疗处理等。

（十）质量持续改进管理

（1）指导护士制定并实施防治计划及护理措施,每月有分析、有改进。

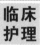

（2）疑难、复杂病例应及时申请多学科团队会诊，根据会诊意见落实相关护理措施。

（3）发生院内压力性损伤应及时上报，对发生案例组织讨论，进行根本原因分析，制订切实可行防范措施，持续改进。

（4）进行压力性损伤预防的过程、结果指标监测，每季度进行分析、总结并改进。

（十一）特殊人群压力性损伤预防措施

（1）重症患者压力性损伤预防措施。

翻身动作应缓慢，确保有充足的缓冲时间以稳定血流动力学指标和氧合状态。

无法耐受频繁大幅度翻身者，至少每小时对患者进行小幅度体位变换或被动活动患者关节。

俯卧过程中对颜面和身体受压点进行保护，采用体位垫等装置进行减压。翻身后应评估受压皮肤，查看颜面、锁骨、胸部、髂骨、耻骨联合、阴茎、膝部等部位有无压力性损伤。

（2）老年患者压力性损伤预防措施。

使用液体敷料等皮肤屏障产品保护老化皮肤，防止其暴露于过潮环境。

骨隆突及皮肤菲薄受压部位使用预防性敷料如含硅酮的泡沫敷料保护；撕除敷料时注意避免发生皮肤撕脱伤。

（3）肥胖患者压力性损伤预防措施。

选择合适的病床，确保床面足够宽以支撑患者体重，翻转患者时不会碰到床栏。

提供足够宽敞牢靠的轮椅和座椅，使用专为肥胖患者设计的坐垫。

避免各种管路、医疗器械和异物压迫皮肤。

使用肥胖患者专用的防压用具。使用软枕等支撑脂肪高度集中的部位和其他较大皮肤皱褶处，防止皮肤间压迫。

（4）手术患者压力性损伤预防措施。

术前应对患者进行结构化、全面的风险评估，并记录。

对于有压力性损伤风险的患者，在手术前对骨隆突处、受压部位使用预防性敷料。

手术前、后均应将患者置于高规格的记忆性或压力可交替变化的支撑面上。

术中压力性损伤的高危患者，均要使用减压接触面，如高规格泡沫床垫。

将手术患者置于合适的体位，根据不同手术部位、不同压力性损伤发生的高风险部位，合理、正确使用预防性敷料及减压器具，如凝胶垫、减压垫、流体垫等。

勿将患者直接置于医疗设备上，警惕器械相关压力性损伤发生。

在手术允许情况下，使患者的头部、足跟等受压部位压力再分布，如小范围移动、改变手术床的角度、调整仪器设备等。

（5）脊髓损伤患者压力性损伤预防措施。

每班查看患者皮肤，检查床单位、受压部位皮肤下有无异物，祛除危险因素。

使用轮椅患者,坐位时间小于2h,定期调整体位,如做"轮椅俯卧撑",使患者臀部抬离椅面。

(6)儿童患者压力性损伤预防措施。

评估重点包括对于年龄较小患儿重点关注枕后部位皮肤,对于年龄较大患儿重点关注骶尾部皮肤。

应用支撑面时,高危风险患儿可使用儿童专用的气垫床或水凝胶垫。

在病情允许的情况下,对氧气治疗的新生儿和大龄儿童可交替使用面罩吸氧和鼻导管吸氧。

使用医疗器械时,应用预防性敷料。对产生压力较小的医疗器械如面罩、胃管、电极片等预防性使用水胶体敷料。对产生压力较大的医疗器械如石膏、骨科牵引装置等可选择泡沫敷料。

(7)医疗器械相关压力性损伤预防措施。

评估高危因素包括:①使用局部减压器具(如凝胶垫、楔形垫等)时应考虑器械周围皮肤压力升高的危险。②ICU患者、新生儿是器械相关压力性损伤的高风险人群。③每班检查医疗器械和皮肤接触部位及其周围皮肤组织;对于腹水、胸腔积液和局部或全身水肿患者,应增加评估频次。④患者自主评估舒适度。

医疗器械的选择包括:①选择材质柔软和可塑性强的器械,尤其在器械与皮肤交界处。②确保医疗器械型号正确、佩戴合适,避免过度受压。③病情允许,应及时去除可能引起压力性损伤的医疗器械。

定期监控医疗器械装置的固定张力和松紧度。

定期调整医疗器械和/或患者位置。如持续氧气吸入患者,可每4h交替使用面罩和鼻导管吸氧,减少鼻腔和面部表皮的脱落和红斑;尽快用硬式颈托替换牵引式颈托等。

使用预防性敷料保护器械下受压皮肤,避免直接接触,尽可能交替使用或重置医疗器械。

四、护理工作思维导图

思维导图见图 2-3-5。

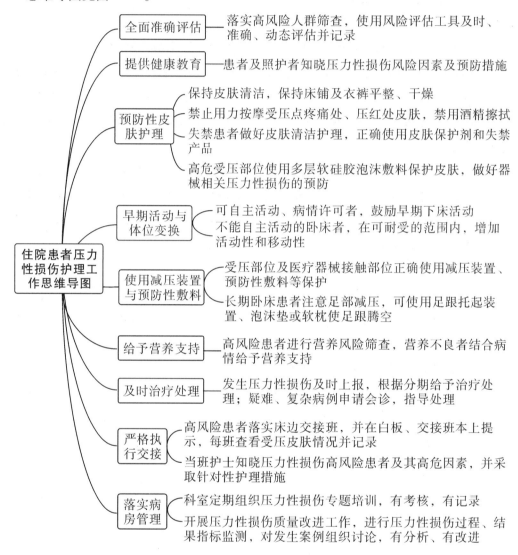

图 2-3-5　住院患者压力性损伤护理工作思维导图

参考文献

[1]国家卫生健康委办公厅.国家卫生健康委办公厅关于印发药事管理和护理专业医疗质量控制指标（2020 年版）的通知[EB/OL].（2020-08-04）[2021-05-17]. http://www.nhc.gov.cn/yzygj/s7657/202008/c39639a79f7d4a6b935f33f87c57e2dc.shtml.

[2]国家卫生计生委医院管理研究所护理中心.护理敏感质量指标实用手册（2016

版)[M].北京:人民卫生出版社,2016.

[3]国家卫生健康委医院管理研究所护理管理与康复研究部.护理敏感质量指标监测基本数据集实施指南(2022版)[M].北京:人民卫生出版社,2022.

[4]李环廷,魏丽丽,黄霞,等.护理质量管理指标解读[M].北京:科学出版社,2019.

[5]杨龙飞,宋冰,倪翠萍,等.2019版《压力性损伤的预防和治疗:临床实践指南》更新解读[J].中国护理管理,2020,20(12):1849-1854.

[6]陈丽娟,孙林利,刘их红,等.2019版《压疮/压力性损伤的预防和治疗:临床实践指南》解读[J].护理学杂志,2020,35(13):41－43＋51.

[7]European Pressure Ulcer Advisory Panel,National Pressure Injury Advisory Panel and Pan Pacific Pressure Injury Alliance. Prevention and Treatment of Pressure Ulcers/Injuries:Quick Reference Guide(third ed.)[M].EPUAP/NPIAP/PPPIA,2019.

[8]秦鸿利,赵震,王艳芳,等.ICU患者压力性损伤预防的最佳证据总结[J].护理学报,2021,28(10):45-51.

[9]高兴莲,余文静,肖瑶,等.手术患者围术期压力性损伤预防及管理最佳证据总结[J].护理学报,2021,28(6):22-26.

[10]Dunk A M. The international clinical practice guideline for prevention and treatment of pressure ulcers/injuries[J].Journal of advanced nursing,2016,72(2):243-244.

[11]Gillespie B M,Chaboyer W P,Mcinnes E. Repositioning for pressure ulcer prevention in adults [J].The Cochrane database of systematic reviews,2014(4):1-44.

[12]Mcinnes E,Jammali-Blasi A,Bell-Syer S E. Support surfaces for pressure ulcer prevention[J].The Cochrane database of systematic reviews,2015(9):D1735.

[13]Pasquale M A. Brunner & Suddarth′s textbook of medical-surgical nursing [M]. Philadelphia:J. L. Hinkle & K. H. Cheever,2018.

[14]Harper G M,Johnston C B,Landefeld C S. 2018 current medical diagnosis and treatment [M]. New York:McGraw-Hill Education,2018.

[15]Haesler E. Evidence summary,Pressure injuries:preventing medical device related pressure injuries[J].The joanna Briggs institute,2017,11(30):1-4.

[16]杨飒,蒋秋焕,卫晓静,等.深部组织压力性损伤评估与预防的研究进展[J].护理学杂志,2019,34(13):15-17.

[17]Pressure ulcer prevention and treatment following spinal cord injury:A clinical practice guideline for health-care professionals [J]. Journal of Spinal Cord Medicine,

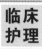

2001,24 Suppl 1:S40-S101.

[18]杨晓玲,江湖,蒲亨萍.儿童医疗器械相关性压力性损伤的护理研究进展[J].上海护理,2017,17(4):78-81.

[19]金平,赵红玲,王珊丹.新生儿压力性损伤风险量表的编制和信效度分析[J].中国实用护理杂志,2016,32(9):682-684.

[20]Baharestani M,Ratliff C. Pressure ulcers in neonates and children:an NPUAP white paper. [J]. Advances in Skin and Wound Care,2007,20(4):208-220.

[21]Guideline for the prevention and management of pressure ulcers[Z]. NJ:Wound Ostomy and Continence Nurses Society,2010.

[22]春晓,林艳,叶丽彦,等.儿童压力性损伤预防与管理研究进展[J].护理学报,2017,24(17):35-38.

[23]How -to guide:preventing pressure ulcers. pediatric supplement [Z]. MA:Institute for Healthcare Improvement,2014.

[24]赵琦,徐雯,蒋红,等.医疗器械相关压力性损伤预防和管理的最佳证据总结[J].护理学杂志,2019,34(13):8-11.

第六节　置管患者非计划拔管安全管理指标

一、置管患者非计划拔管率(NQI-TJ-06)

(一)指标定义及意义

1.定义

(1)非计划拔管:又称意外拔管,是指住院患者有意造成或任何意外所致的拔管,即医护人员非诊疗计划范畴内的拔管。

(2)气管导管(气管插管、气管切开)非计划拔管率:气管导管非计划拔管例次数与同期气管导管留置总日数的千分比。

(3)经口、经鼻胃肠导管非计划拔管率:经口、经鼻胃肠导管非计划拔管例次数与同期经口、经鼻胃肠导管留置总日数的千分比。

(4)导尿管非计划拔管率:导尿管非计划拔管例次数与同期导尿管留置总日数的千分比。

(5)中心静脉导管(CVC)非计划拔管率:CVC 非计划拔管例次数与同期 CVC 留置

总日数的千分比。

（6）经外周置入中心静脉导管（PICC）非计划拔管率：PICC 非计划拔管例次数与同期 PICC 留置总日数的千分比。

（7）置管患者非计划拔管率：某类导管非计划拔管率指统计周期内住院患者发生某类导管非计划拔管的例次数与该类导管留置总日数的千分比。

2. **意义** 通过对置管患者非计划拔管指标的监测，有助于及时发现导管非计划拔管的现状、趋势、特征及危险因素，为其预防、控制和制定质量改进目标提供科学依据，提升医护团队服务的规范性、专业性。

（二）计算公式

$$\text{气管导管（气管插管、气管切开）非计划拔管率} = \frac{\text{气管导管非计划拔管例次数}}{\text{同期气管导管留置总日数}} \times 1000‰$$

$$\text{经口、经鼻胃肠导管非计划拔管率} = \frac{\text{经口、经鼻胃肠导管非计划拔管例次数}}{\text{同期经口、经鼻胃肠导管留置总日数}} \times 1000‰$$

$$\text{导尿管非计划拔管率} = \frac{\text{导尿管非计划拔管例次数}}{\text{同期导尿管留置总日数}} \times 1000‰$$

$$\text{中心静脉导管（CVC）非计划拔管率} = \frac{\text{CVC 非计划拔管例次数}}{\text{同期 CVC 留置总日数}} \times 1000‰$$

$$\text{经外周置入中心静脉导管（PICC）非计划拔管率} = \frac{\text{PICC 非计划拔管例次数}}{\text{同期 PICC 留置总日数}} \times 1000‰$$

$$\text{置管患者非计划拔管率} = \frac{\text{同期该类导管非计划拔管例次数}}{\text{统计周期内某类导管留置总日数}} \times 1000‰$$

（三）计算细则

1. **分子** 某导管非计划拔管例次数。

（1）说明：指统计周期内留置某类导管的住院患者发生该类导管非计划拔管的例次数。同一住院患者在统计周期内发生的导管非计划拔管例次数按实际发生频次计算。

（2）纳入：①患者自行拔除的导管；②各种原因导致的导管滑脱；③因导管质量问题及导管堵塞等情况需要提前拔除的导管；④因导管相关感染需提前拔除的导管。

（3）排除：医生根据患者病情转归程度，达到拔除导管指征，医嘱拔除导管；导管留置时间达到上限，应拔除或更换导管；非住院患者拔管，如门诊患者和急诊抢救患者拔管。

2. **分母** 同期某导管留置总日数。

（1）说明：指统计周期内住院患者留置某类导管的日数之和。留置导管每跨越 0 点 1 次计作 1 天，当天置入并拔除的不统计。带管入院患者以入院当日开始，每跨越 0 点 1 次计作 1 日；带管出院患者以出院日期为止。

（2）纳入：住院患者留置某类导管处于长期医嘱执行状态的日数。

（3）排除：一次性插管患者插管日数、门急诊等非住院病区置管患者的留置日数。

3. 数据收集方法

（1）通过不良事件上报系统获取置管患者非计划拔管发生的例次数。

（2）通过 HIS 系统获取住院患者同期导管留置总日数。

二、过程指标

置管患者非计划拔管预防措施包括：插管前进行充分的评估，选择合适的导管，识别高风险人群，标志清晰做到预警可视化；有效固定，增进舒适；加强巡视及时识别、处置异常情况，有效镇静，适当约束；落实交接班，人人知晓风险人群及因素；落实患者及照护者的健康教育。据此，对非计划拔管危险因素评估准确率、标志规范率、管路固定有效率、身体约束规范率、交接班落实率、预防非计划拔管健康教育落实率等过程指标进行追踪与监控，以衡量和保障非计划拔管预防措施的实施质量。

三、安全管理策略

（一）及时准确评估

（1）根据管路留置的部位、置管重要性、非计划拔管危害程度，判断管路类型：①高危管路：气管插管、气管切开套管、鼻胆管、三腔管、过吻合口管路（胃管、导尿管、肛管等）、T 管、引流管（脑室、硬膜外、硬膜下、胸腔、心包、吻合口、经皮肝胆管、胰腺等）、动脉置管、透析管、全膀胱切除术后输尿管支架管等。②中危管路：CVC、PICC、空肠营养管、各种造瘘管（胃、肠、肾、膀胱等）、伤口引流管（球）、引流管（腹腔、盆腔、陶氏腔、关节腔等）。③低危管路：普通胃管、普通导尿管、普通肛管等。

（2）评估高危因素：年龄≥65 岁或≤6 岁；精神异常；意识障碍；认知障碍；固定处分泌物多；管路不易固定；频繁或剧烈呃逆/呕吐/咳嗽；疼痛评分≥4 分；对管路不耐受；有非计划拔管史等。

（3）评估时机：新置入、院外/转科带入管路需立即评估；患者病情发生变化或出现高危因素时应随时动态评估；病情稳定时每周评估 1 次。按分级护理要求，及时巡视观察，并做好护理记录。每日评估留置管路的必要性，尽早拔管。

（二）标志清晰规范

（1）管路标签：规范使用管路标签，清晰标注名称、置管日期、置管/维护人，对折粘贴于在管路适当处（不影响患者舒适度及管路安全，便于观察处）。

（2）床头标牌：①管路"名称"标牌，包括非持续引流、需定时开放且不易直观显见的管路、深静脉置管(如 CVC、PICC)要求挂牌。②"预防管路滑脱"警示标牌,评估为非计划拔管高风险的患者要求挂牌。

(三)妥善有效固定

对于科室新置入管路、院外/转科带入管路,应细致了解管路性能、置管日期、置管深度、固定要求、留置效期、日常维护等具体情况,妥善固定。

(1)材料:根据管路特性、作用及固定要求,结合患者实际情况选择正确固定材料。

(2)方法:遵循管路"粘贴三合一"(敷贴/胶带、管路、皮肤紧密贴合)、"基本三方法"(高举平台法、螺旋法、"人"字形法)、"牢固三要素"(去脂、待干、平整)、"关键三步骤"(塑形捏牢、无张力粘贴、抚平按压)的固定原则,正确采用固定方法,牢固固定管路。管路或引流装置妥善放置,留有一定活动空间方便患者翻身、活动。

(四)及时巡视观察

(1)责任护士掌握常见管路拔管指征(含效期等),及时与医生沟通。

(2)当班护士知晓非计划拔管高风险患者及其高危因素,并采取针对性预防措施。

(3)按护理文件书写要求,规范记录置管时间、管路名称、刻度及数量。特殊处置及宣教记录于护理记录单,院外带入管路记录于护理病历首页,PICC 导管相关信息同时记录于 PICC 手册。

(4)按分级护理制度巡视病房,尤其在夜间,确保所有留置管路引流通畅;按时记录出入液量;记录出入液量不得依赖照护者,各种引流液不能由照护者排放。加强对非计划拔管高风险患者的观察,发现管路打折、受压、牵拉、敷料卷边、松散以及置管处渗血、渗液等异常情况应及时处置。同时,了解患者心理及对管路耐受情况。

(5)发现疑难、复杂管路,及时申请护理会诊,指导固定方法及护理,防止非计划拔管。

(6)促进患者舒适,精神异常或烦躁患者根据医嘱给予镇静止痛药物,注意观察用药效果及不良反应。

(7)夜间患者迷走神经兴奋,易出现头痛、烦躁、幻觉等导致在睡眠状态下意外拔管,应加强观察及防护。

(8)观察患者耐受及疼痛情况,吸痰、穿刺等侵入性操作时动作轻柔。出现异常时,应及时处置并上报。

(五)严格落实交接班

(1)交接班内容全面、详细,包括:①管路名称、功能、使用、固定、维护,患者局部皮肤及约束等情况。②引流管通畅,引流液性状、颜色、量等。③患者非计划拔管高危因素,如:疼痛、意识、不耐受等情况。④特殊管路置管患者外出检查时,可在检查申请单上醒目标注管路类型,提醒检查科室关注。

(2)非计划拔管高风险患者实行可视化警示,并落实床边交接班。

(六)做好健康教育

(1)患者及照护者知晓留置管路的目的及重要性、非计划拔管高危因素及危害和注意事项,并鼓励患者及照护者主动参与管路安全管理。①床边放置预防非计划拔管健康教育宣传资料。②对沟通障碍者,可使用图谱、文字、手势等方法交流。③确保患者及照护者知晓注意事项,如保证管路通畅,勿受压、打折;避免局部剧烈活动;保持固定部位干燥、清洁等。

(2)患者及照护者知晓出现以下情况时应立即通知医护人员,勿自行处理。①固定装置或敷料污染、卷边、松散、潮湿时。②穿刺点渗血、渗液,有红、肿、热、痛或者严重瘙痒时。③患者出现烦躁、固定肢体异常、留置管路不适加剧或无法忍受时。

(3)床上或下床活动时,要确保管路固定牢固,引流装置妥善放置,低于穿刺点,必要时夹闭管路,防止引流液逆流。外出时及时倾倒引流液,做好相关记录。注意预留适宜长度,防止牵拉。附带引流装置可用别针或系带固定在床沿或衣物上,防止受压、扭曲、打折。

(七)强化培训考核

(1)组织护士专项培训并考核,每年至少1次。

(2)培训内容:①导管固定材料及方法、观察及交接班内容。②非计划拔管风险因素的评估及相关知识宣教。③非计划拔管紧急处置预案、上报流程、原因分析及改进等。

(八)落实病房管理

(1)根据患者留置管路情况,病区/床边按应急预案要求,备齐应急物品。

(2)根据管路固定需要提供各类固定材料,完善专科管路固定规范。

(3)如发生非计划拔管,应及时处置及上报,并组织非计划拔管案例讨论分析,制定切实可行的防范措施,进行追踪并持续改进。

四、护理工作思维导图

思维导图见图 2-3-6。

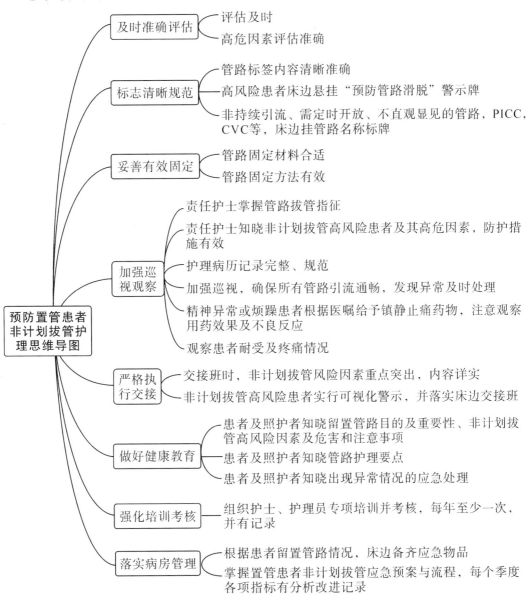

图 2-3-6　预防置管患者非计划拔管护理思维导图

参考文献

[1]国家卫生健康委办公厅.国家卫生健康委办公厅关于印发药事管理和护理专业医疗质量控制指标(2020 年版)的通知[EB/OL].(2020-08-04)[2021-07-22].http://www.nhc.gov.cn/yzygj/s7657/202008/c39639a79f7d4a6b935f33f87c57e

2dc. shtml.

[2]中华人民共和国中央人民政府.国务院办公厅关于加强三级公立医院绩效考核工作的意见[EB/OL].(2019-01-30)[2021-07-08].http://www.nhc.gov.cn/yzygj/s7653/201901/5da6e59268b04e659574e3006c3b6615.shtml.

[3]国家卫生计生委医院管理研究所护理中心.护理敏感质量指标监测基本数据集实施指南(2018版)[M].北京:人民卫生出版社,2018.

[4]王莹,夏欣华,王欣然,等.预防成人经口气管插管非计划性拔管护理专家共识[J].中华护理杂志,2019,54(06):822-828.

[5]黄丽红,徐玉林,何细飞.管路固定指导图谱和实操手册在非计划性拔管专项管理中的应用[J].护理学杂志,2017,32(21):28-30.

[6]熊晓菊,黄丽红,叶天惠,等.闭环管理结合关键指标监测预防管路滑脱[J].护理学杂志,2018,33(09):56-58.

[7]Cosentino C,Fama M,Foà C,et al. Unplanned Extubations in Intensive Care Unit:evidences for risk factors. A literature review [J]. Acta Biomed,2017,30,88(5S):55-65.

[8]Ai ZP,Gao XL,Zhao XL. Factors associated with unplanned extubation in the Intensive Care Unit for adult patients:A systematic review and meta-analysis [J]. Intensive Crit Care Nurs,2018,47:62-68.

第七节　住院患者身体约束安全管理指标

一、住院患者身体约束率(NQI-TJ-07)

(一)指标定义及意义

1.定义

(1)身体约束:使用相关用具或设备附加在或临近于患者的身体(该用具或设备不能被患者自行控制或轻易移除),限制其身体或身体某部位自由活动和(或)触及自己身体的某部位。

(2)住院患者身体约束率:统计周期内,住院患者身体约束日数与住院患者实际占用床日数的比例。

2.意义　通过对住院患者身体约束率的监测,努力降低身体约束率或使身体约束更合理化,减少因身体约束带来的负性质量问题,从而提高住院患者的安全,提高人文护理质量。

(二)计算公式

$$住院患者身体约束率 = \frac{住院患者身体约束日数}{同期住院患者实际占用床日数} \times 100\%$$

(三)计算细则

1.**分子** 住院患者身体约束日数。

(1)说明:①统计周期内同一住院患者每日使用 1 次或 1 次以上约束均计为 1 日(日数);②统计周期内同一住院患者约束 1 个部位或同时约束多个部位、不论约束时长,均计为 1 日(日数)。例如,院内患者转科,计算身体约束日数,为 1 日计算。

(2)纳入:实施身体任何部位约束的住院患者。

(3)排除:术中因体位需要的约束;麻醉苏醒室的约束;药物约束;床栏约束(为预防患者坠床等原因使用护栏固定于床边两侧);因疾病需要的空间约束;矫形器、模型固定器、牵引器等治疗设施的固定;儿童注射临时制动;新生儿日常包裹。

2.**分母** 同期住院患者实际占用床日数。

(1)纳入:统计周期内所有办理入院手续并入住病区的患者,包括病区临时加床的住院患者。

(2)排除:非住院患者(门诊、急诊留观室等)。

3.**数据收集方法** 通过电子病历系统、HIS 系统获取住院患者身体约束日数、住院患者实际占用床日数。

二、过程指标

为避免患者自我伤害或保障患者安全,部分护理单元会采取身体约束。然而,身体约束的使用仍存在较大的争议,其对患者造成的不良影响不容忽视。在临床工作中,使用身体约束前需详细告知患者及照护者身体约束的目的和作用,身体约束使用前、使用中及时评估患者是否符合身体约束指征,遵循最小范围或最短时间地使用身体约束的原则,降低其不良影响。因此,可对约束知情同意执行率、约束需求评估率等过程指标进行追踪,可保障住院患者身体约束的质量。

三、安全管理策略

(一)身体约束

(1)使用约束决策轮等工具,评估为需要约束的情况后,通知医生开具医嘱。

(2)获取患者/委托人知情同意,并签署《身体约束知情同意书》。紧急情况下,可先

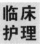

实施约束,再行告知。

（3）执行查对制度,进行身份识别,对正确的患者实施约束。

（4）选择合适的约束工具、约束部位、约束方式（表2-3-4）。

表2-3-4　约束方式与约束工具的选择

约束方式	约束用具
上肢约束	约束带、约束手套
四肢约束	约束带
四肢和躯体约束	约束带、约束衣、约束背心

（5）约束用具应固定在患者不可及处,不应固定在可移动物体上。

（6）采取正确手法在恰当部位实施约束,保持约束肢体的功能位及一定的活动度,约束用具松紧度以能容纳1~2横指为宜,约束部位应给予皮肤保护。

（7）使用前、使用中及时评估患者是否符合身体约束指征,在不违反约束使用原则前提下实施约束。

（8）将身体约束患者安置在离护士站较近的病床,确保被约束患者安全。应每30~60min检查1次身体约束使用情况,约束松紧度、意识状态、局部皮肤颜色/温度/感觉、局部血运情况、肢体功能位、皮肤面色、引流管路/敷料状况等;每侧肢体应至少每小时松解1次;应每3~4h对患者进行巡视,以及时发现身体约束意外事件;对于企图自伤、威胁要自伤、威胁要伤害他人、打/咬/踢人、扔东西者,应增加观察评估频次。

（9）最大限度促进患者舒适度,遵医嘱适当镇痛、镇静,并做好镇痛、镇静评分。

（10）约束期间注重对患者的人文关怀。满足患者对补水、排泄、舒适和社交互动的需要。不能讲话的患者使用图谱沟通。患者主动运动受限制的,病情许可,可进行被动关节活动范围训练。

（11）护理记录:首次身体约束准确记录约束执行时间、实施者、约束部位及手法等;后续观察局部皮肤情况、肢体活动度情况、呼吸及面色情况,及时记录;身体约束相关意外事件需记录事件类型,患者损伤情况及处理措施,后续每班动态记录恢复情况;约束解除需记录解除时间、实施者。

（12）落实交接班,在交班本、白板上注明约束患者的床号,床边交接班时交接患者约束带松紧度、数目及约束部位、皮肤、血液循环等。

（13）一旦发生身体约束意外事件,启动《住院患者身体约束意外事件应急预案与流程》:皮肤损伤按"压力性损伤"流程上报处置;窒息、肢体血液回流障碍、骨折、关节脱位等按"特殊事件"流程上报处置。

（14）定期开展约束相关知识和技能培训,提高约束规范化管理能力。

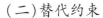

（二）替代约束

替代约束指可用于代替约束用具、减少身体约束的干预措施,如环境改变、巡视、倾听、陪伴等。

(1)患者替代约束时,利用多种方式及时了解患者诉求,满足患者正常生理需求和自尊需求,不能讲话的患者使用图谱沟通。

(2)控制患者疼痛、失眠、烦躁甚至谵妄等因疾病带来的症状,尽量让患者保持舒适与安静。使用可靠的评估工具对疼痛、镇静、谵妄进行定期评估,采取措施促进患者休息(见下表)。疼痛和焦虑:清醒的患者可以描述其症状,护士可提供安慰,必要时可给予药物对症治疗。如果经常要用药物来解决疼痛和焦虑问题,可以联合使用非药物干预手段来加强药物效果,减少用药量。镇静:每班医护团队应对镇静水平重新评估并记录。可靠的镇静评估工具包括 Richmond 躁动-镇静评分(Richmond Agitation-Sedation Scale,RASS)和 Riker 镇静、躁动评分(Sedation-Agitation Scale,SAS)。患者主观叙述是最好的疼痛评估方法。对无法交流的患者,可使用行为疼痛量表和重症监护疼痛观察工具(Critical care Pain Observation Tool,CPOT)(表 2-3-5)。

表 2-3-5 疼痛、焦虑、躁动、失眠的评估工具与非药物治疗

	疼痛	焦虑	躁动	失眠
评估工具	NRS BPS CPOT 其他	面部焦虑评分 其他	RASS SAS 其他	患者报告 体动记录仪 其他
非药物治疗	以患者及家属为中心,考虑人文差异 增强沟通、安慰,家人陪伴,延长探视时间 维持昼夜节律,放松压力,给予音乐疗法、心理关怀 动物陪伴、穴位按压、针灸等			提供耳塞、降噪耳机、眼罩,降低环境噪声,调整光线

疼痛、躁动、失眠的治疗需要经常对患者进行个体化评估

非药物治疗取决于患者及家属参与的程度、语言、环境及家庭价值观与信仰

药物治疗应谨慎使用,取最低有效剂量,并缩短用药周期

NRS:数字疼痛评分量表;BPS:行为疼痛量表;CPOT:重症监护疼痛观察工具;VAS:视觉模拟评分;RASS:Richmond 躁动-镇静评分;SAS:Riker 镇静、躁动评分。

(3)与患者建立良好的护患关系,鼓励患者家属、照护者、护工等参与照护。

(4)让患者了解所使用治疗设施的作用,熟悉各类管路,减少因不了解而产生的恐

惧感。各类管路/设备固定牢靠,固定位置应为患者手不能触及处或视线范围之外(如固定胃管于前额,输液泵置于患者身后),使患者不能轻易触碰甚至拔掉管路。

(5)尽量避免医疗因素导致的肢体约束,酌情尽早拔除管路(血管通路、胃肠道、尿路等);使用特殊床垫预防坠床,降低病床高度和床下垫软垫降低坠床伤害。

(6)保证病床周边环境安全,物品放于患者可触及处,教会患者使用呼叫铃。

(三)身体约束工具

身体约束工具正确使用指患者身体约束工具选择适宜,不存在过度约束。约束部位常为人体的大关节处,如腕部,踝部,肩关节等。主要将患者的关节固定住限制活动,防止因冲动行为发生意外。约束期间要保持患者关节功能位,每日2~3次被动关节活动范围训练。

(1)手足约束工具:约束患者的腕部和踝部,限制手足活动。易造成腕部、踝部的皮肤和关节损伤,注意用柔软的棉垫或海绵垫保护腕部或踝部皮肤;应把约束带的两条系带系于患者不能接触的地方,并打活结。

(2)肘关节约束工具:固定患者上肢,减少腕部约束并发症的发生,适用于未置管的躁动患者。使用肘部约束带时患者手臂仍有一定的活动度,所以对留置引流管的患者仍需采用腕部约束带。

(3)膝部约束工具:用于限制患者下肢活动。膝部过伸易造成膝部损伤,使用过程中应保持肢体关节处于功能位,协助患者经常更换体位。

(4)肩关节约束工具:固定患者肩部于床或轮椅上,约束患者的坐起、起身活动。肩部约束时避免压迫胸部。

(5)约束衣裤:适用于有冲动、伤人、毁物、行为紊乱等有危害行为的精神疾病患者。护理人员在为患者更换约束衣裤时,有遭受患者暴力攻击的风险,需要多人配合实施约束。

(四)身体约束的解除指征

(1)患者意识清楚,情绪稳定,精神或定向力恢复正常,可配合治疗及护理,无攻击、拔管行为或倾向。

(2)患者深度镇静状态、昏迷、肌无力。

(3)支持生命的治疗/设备已终止。

(4)可使用约束替代措施。

(五)被动关节活动训练

约束过程中,不能配合进行主动关节活动训练的患者,可进行被动关节活动训练。目的是运用康复训练的方法维持关节活动范围,保持肢体运动能力。

训练过程中,从单关节开始,逐渐过渡到多关节训练。每一动作重复10~30次,每日 2~3 次。

(1)肩关节的被动活动:操作者一手握住患侧手臂,一手拖住患臂,分别做肩关节前屈、后伸、外展、内收、上举、内旋、外旋动作。

(2)肘关节的被动活动:操作者一手托握患侧上臂,一手握住患侧手腕位,分别做屈曲、伸展、旋前、旋后动作。

(3)腕关节的被动活动:操作者一手握住患侧前臂,一手握住患手,分别做背身、掌屈、桡偏、尺片动作。

(4)掌指关节的被动活动:操作者一手握住患侧手指,一手握住手腕,分别做伸展、屈曲、内收、外展的动作。

(5)髋关节的被动活动:操作者一手托住患侧大腿,一手握住患侧小腿,分别做屈曲、伸直、内收、外展、内旋、外旋的动作。

(6)踝关节的被动活动:操作者一手托住患侧小腿,一手握住患侧的脚掌,分别做背屈、趾屈、外翻、内翻、旋转的动作。

四、护理工作思维导图

思维导图见图 2-3-7。

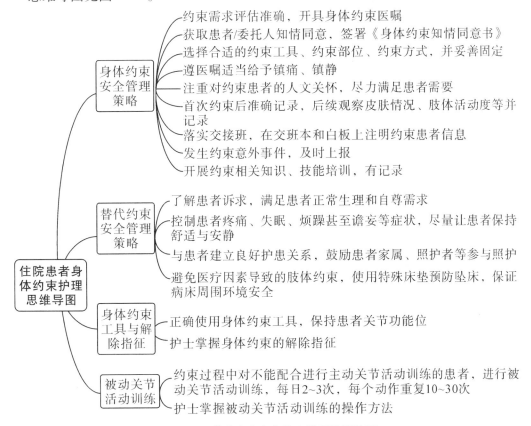

图 2-3-7　住院患者身体约束护理思维导图

参考文献

[1]李环廷,魏丽丽,黄霞,等.护理质量管理指标解读[M].北京:科学出版社,2019.

[2]成守珍,高明榕,王若婧.澳大利亚循证卫生保健中心身体约束标准介绍[J].中国护理管理,2014,14(10):1019-1021.

[3]谌永毅,卿利敏,刘翔宇,等.JCI 评审标准下住院患者保护性约束管理的实施[J].护理学杂志,2015,30(13):8-12.

[4]陈雪,张琦,韩瑜,等.ICU 患者身体约束研究现状[J].中国护理管理,2019,19(11):1668-1672.

[5]马莉,葛宝兰,崔曼,等.约束患者快速核查单的编制及应用效果评价[J].中华护理教育,2021,18(3):202-207.

[6]中华护理学会.T/CNAS 04—2019 住院患者身体约束护理[S].2019.

[7]国家卫生健康委办公厅.国家卫生健康委办公厅关于印发药事管理和护理专业医疗质量控制指标(2020 年版)的通知[EB/OL].(2020-08-04)[2021-05-17].http://www.nhc.gov.cn/yzygj/s7657/202008/c39639a79f7d4a6b935f33f87c57e2dc.shtml.

[8]Lach HW,Leach KM,Butcher HK. Evidence-based practice guideline:changing the practice of physical restraint use in acute care[J]. Journal of Gerontological Nursing,2016,42(2):17-26.

[9]雷若冰,蒋小平,林楠,等.ICU 患者身体约束替代措施的证据总结[J].护理学杂志,2019,34(14):101-104,108.

第八节 深静脉血栓安全管理指标

一、预防深静脉血栓护理措施落实率(NQI-TJ-08)

(一)指标定义及意义

1.定义

(1)静脉血栓栓塞症(Venous Thromboembolism,VTE):血液在静脉血管内异常凝结,使血管完全或不完全阻塞,属静脉回流障碍性疾病,包括深静脉血栓形成(Deep Vein Thrombosis,DVT)和肺血栓栓塞症(Pulmonary Thromboembolism,PTE)。

（2）深静脉血栓（deep venous thrombosis，DVT）：指血液在深静脉管腔内不正常的凝结，部分或完全阻塞静脉回流。以腿部和骨盆部静脉多见。

2. 意义　通过监测预防 DVT 护理质量，促进护理人员准确识别 DVT 高危人群，严格落实 DVT 护理预防措施，正确执行临床护理实践和护理技术规范，从而降低 DVT 发生率，提高护理质量和患者满意度，保证患者安全。

（二）计算公式

$$\text{预防深静脉血栓护理措施落实率} = \frac{\text{同期预防深静脉血栓护理措施落实项目数}}{\text{统计周期内预防深静脉血栓护理措施总项目数}} \times 100\%$$

（三）计算细则

1. 分子

同期预防深静脉血栓护理措施落实项目数。

说明：统计周期内使用《预防 DVT 护理思维导图》（图 2-3-9）进行统计，每完成 1 项条目计为落实 1 次。

2. 分母

统计周期内预防深静脉血栓护理措施总项目数。

说明：统计周期内使用《预防 DVT 护理思维导图》（图 2-3-9）随机对住院患者预防深静脉血栓护理措施落实情况进行统计，每统计 1 项条目计为 1 项。统计周期内住院患者预防深静脉血栓护理措施条目总数为查检的所有患者预防深静脉血栓护理措施条目数之和，即查检的患者总人数×住院患者预防深静脉血栓护理措施思维导图的条目数，以上条目中不包括未涉及的条目。

二、过程指标

根据患者 DVT 风险等级采取相应的护理措施，是预防 DVT 的关键。针对患者及照护者进行健康教育，帮助其了解 DVT 的高危因素、预防措施、预后及转归，对提高患者及照护者的依从性具有重要意义。因此，可对 DVT 预防措施落实率等过程指标进行追踪，可降低 DVT 发生率，保障患者安全。

三、安全管理策略

（一）深静脉血栓的诊断流程（图 2-3-8）

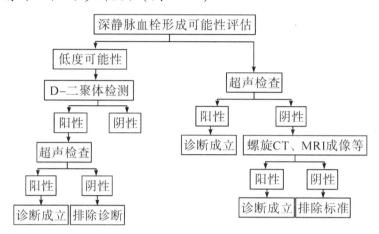

图 2-3-8　深静脉血栓的诊断流程

（二）风险评估

（1）对每一位住院患者进行深静脉血栓风险评估。手术患者采用 Caprini 评分量表，非手术患者可采用 Padua 评分量表。

（2）明确评估时机。患者入院时进行首次风险评估，入院 4h 内完成。住院期间，极低危和低危风险人群每周评估 1 次，中危风险人群每周评估 2 次，高危风险人群每日评估 1 次。当治疗及病情发生变化时，随时动态评估。

（3）对于深静脉血栓低风险患者，采取基本预防。对于中风险患者，采取基本预防和物理预防，并根据病情需要遵医嘱采取药物预防。对于高风险和极高风险的患者，在病情允许的情况下，三种预防方法联合使用，并动态观察有无深静脉血栓的症状和体征，遵医嘱定期监测 D-二聚体及双下肢静脉彩超，以便尽早发现和治疗深静脉血栓。

（4）做好患者及家属的风险告知，高危患者签署深静脉血栓风险告知单，做好健康教育，落实防范措施。

（5）做好交接班，高危患者的床头挂"预防深静脉血栓"标志牌，列入交班内容，分别记录在白板和交班本上。

（6）每班观察双下肢肿胀、疼痛、皮肤色泽、温度等情况。评估双下肢远端动脉搏动情况。在评估时应注意患侧与健侧对称部位的对比，若出现动脉搏动减弱或消失，应及时通知医生处理。

（7）测量双下肢腿围，并与之前的测量值进行对比。若腿围明显增大，应及时进行进一步评估。

（三）基础预防

（1）对下肢手术的患者,术后病情允许的情况下抬高患肢20°~30°,促进静脉回流。

（2）正确指导和鼓励患者床上主动运动,如踝泵运动、股四头肌功能锻炼,勤翻身。对于因疾病原因不能自主活动的患者,协助其进行被动运动。

（3）鼓励早期功能锻炼,病情允许情况下早期下床活动,多做深呼吸和咳嗽动作。遵循循序渐进的原则,不可过度劳累。

（4）多饮水,病情允许情况下,每日2000mL以上,避免血液浓缩。

（5）建议患者改善生活方式,如戒烟、戒酒、不熬夜、保暖、温水泡脚、控制血糖及血脂等。

（6）鼓励患者进食低脂、粗纤维、维生素含量较高的食物,保持大便通畅。

（7）避免在膝下垫硬枕和过度屈髋,并告知患者不要用过紧的腰带或穿着紧身衣物而影响静脉回流。

（8）实施血管保护:避免在同一部位反复静脉穿刺,尽量避免在下肢进行静脉穿刺。避免在血栓患肢行静脉穿刺。尽量避免输注对血管有刺激性的药物。动脉采血时,最好在桡动脉处采集,尽量避免在股动脉或足背动脉处采集血标本。手术操作应轻巧,避免静脉内膜损伤。规范止血带的应用,提高穿刺技巧,避免长时间扎止血带。

（四）物理预防

物理预防包括使用间歇充气加压治疗(intermittent pneumatic compression, IPC)、足底静脉泵(venous foot pump, VFP)以及梯度压力弹力袜(graduated compression stockings, GCS)。对于高危出血风险的患者,经医生判断出血风险降低后,仍建议与药物预防联合应用。对一侧肢体已发生DVT且不宜实施物理预防措施的患者,可在健侧肢体实施物理预防,实施前宜常规筛查禁忌证。外周循环不足者应慎用。

1. 间歇充气加压装置

（1）操作前检查用物,检查装置压力是否正常,电源、管路和腿套粘扣、机器报警系统有无异常,确保仪器可以正常使用。

（2）根据患者的腿围选择合适型号的腿套,腿套的松紧度以伸进两指为宜,然后按照流程为患者进行此项操作。

（3）操作过程中,腿套应避免与皮肤直接接触,以免引起皮肤不适。有引流管者应妥善固定,以防脱出。对于长型腿套,膝关节部位应暴露在腿套之外。

（4）使用过程中经常检查连接管有无打折、扭曲,装置有无漏气,加压时间与间歇时间是否正常。

（5）使用时询问患者是否有疼痛等不适,逐渐加大压力,且以患者能耐受为宜。

（6）对于反复使用的腿套,应使用75%酒精进行表面消毒,定点放置,妥善保管。

（7）使用过程中加强巡视，密切观察患者下肢皮肤情况，询问患者自我感受，若患者有任何不适，及时通知医生。

2. 足底静脉泵

（1）保证脚套松紧适宜，患者感觉舒适。

（2）对于肢体循环不良、皮肤易破损、肢体感觉迟钝、患有糖尿病以及组织存活能力不良的患者，应添加垫料，降低脉冲压力，并将脉冲持续时间设置为1s。

（3）为达到最佳效果，腿部可稍下倾15°，以保证良好的静脉灌注。

（4）注意保暖，避免肢体受凉。

（5）定期检查患者足弓能否直接感受到脉冲。

（6）使用期间密切观察下肢周径、皮肤的皮温、颜色、感觉，发现异常暂停操作，及时报告医生行彩色多普勒血流超声显像仪检查。

3. 梯度压力弹力袜

（1）选用合适大小和压力的 GCS 型号，必须仔细测量腿部不同平面的周径，穿上后感觉踝部压力最大，小腿次之，膝以上最小，并且不影响膝关节活动。过膝弹力袜优于膝下弹力袜。

（2）勤剪指甲，预防脚后跟皮肤皲裂，避免刮伤弹力袜。

（3）术后弹力袜可 24h 穿着，直至患者活动量增加，DVT 发生风险降低。

（4）建议每日至少检查患者皮肤情况 2~3 次，特别是足跟、踝部及袜口处，观察双下肢的皮肤颜色、温度以及足背动脉搏动情况。检查患者的弹力袜是否穿着平整、有无下滑或穿戴方式不正确等现象。

（5）每 2~3 日用温水清洁弹力袜，水温≤40℃，不要拧干，用手或干毛巾吸除多余水分并在阴凉处晾干，勿置于阳光下暴晒或烘烤。

4. 物理预防的注意事项

（1）使用 IPC 及 VFP 之前需做双下肢静脉多普勒超声检查，排除血栓形成后进行使用。

（2）对患有充血性心力衰竭、肺水肿或下肢严重水肿、肺栓塞禁用物理预防措施。

（3）一侧肢体有下肢深静脉血栓症或血栓（性）静脉炎或骨筋膜室综合征的患者，可在对侧肢体实施物理预防措施，实施前常规筛查禁忌证。

（4）对于高危出血风险的患者，经医生判断出血风险降低后，仍建议与药物预防联合应用。

（5）对于下肢局部情况异常（如皮炎、坏疽、近期接受皮肤移植手术）、下肢血管严重动脉硬化或其他缺血性血管病及下肢严重畸形的患者，禁止使用 GCS，可采用 VFP 预防。

（五）药物预防

常用的药物包括普通肝素、低分子肝素、间接 Xa 因子抑制剂（磺达肝癸钠）、直接 Xa 因子抑制剂（利伐沙班）、维生素 K 拮抗剂（华法林）等，使用方法主要分为皮下注射和口服两类,实施过程中应遵医嘱进行药物预防。

（六）病区管理

（1）重视深静脉血栓的预防,有静脉足底泵、间歇充气加压装置等物理预防工具。

（2）制作预防深静脉血栓的宣传资料,并及时补充相关内容。

（3）护士长将预防深静脉血栓纳入日常查房的工作重点,对发现的问题进行记录并提出指导意见,及时改进。

（4）定期组织培训和学习,责任护士掌握深静脉血栓评估表的使用方法,确定患者风险等级,并知晓分级预防措施。

（5）病区发生深静脉血栓后,及时组织案例讨论分析,执行切实可行的防范措施,持续改进。

四、护理工作思维导图

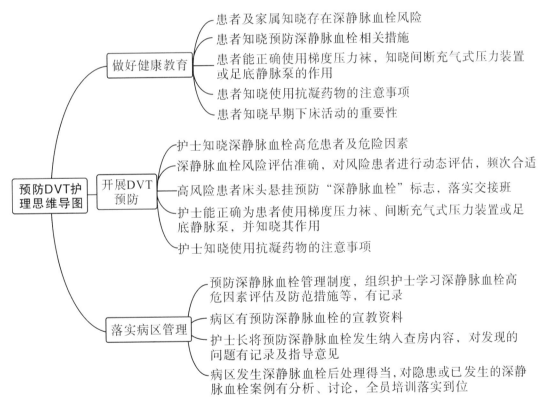

图 2-3-9　预防 DVT 护理思维导图

参考文献

[1]郭旭光.中老年如何远离膝关节疼痛[J].新农村,2013,2:42.

[2]梁晓燕,范丽娟,雒玉.早期康复训练对人工膝关节置换术后功能恢复的影响[J].护理实践与研究,2009,9(2):26-27.

［3］中华医学会外科学分会.中国普通外科围手术期血栓预防与管理指南［J］.中国实用外科杂志,2016,36(5):469-474.

［4］胡雪蓉,汪萍.间歇充气加压装置联合药物在预防髋关节置换术后下肢深静脉血栓形成的护理［J］.中国医药科学,2013,3(20):115-117.

［5］辛海霞,国美娥,段元君.足底静脉泵预防高龄患者髋周围手术后深静脉血栓的护理［J］.实用医药杂志,2010,27(1):40-41.

［6］司秀霞,王延.足底静脉泵预防深静脉血栓的观察与护理［J］.国际护理学杂志,2012,31(2):367-368.

［7］欧阳正兰,魏玲,陈嫣红.足底静脉泵预防股骨骨折术后深静脉血栓形成后的效果［J］.中国护理管理,2012.12(8):586-587.

［8］中华医学会重症医学分会.ICU患者深静脉血栓形成预防指南［J］.中国实用外科杂志,2009,29(10):793-797.

［9］中华护理学会行政管理专业委员会.卧床患者常见并发症护理专家共识［J］.中国护理管理,2018,18(6):741-747.

［10］吴欣娟,蔡梦歆,曹晶.规范化护理方案在提升卧床患者护理质量中的应用研究［J］.中华护理杂志.2018,53(6):645-649.

第九节　呼吸机相关性肺炎安全管理指标

一、呼吸机相关性肺炎发生率(NQI-TJ-09)

(一)指标定义及意义

1.定义

(1)呼吸机相关性肺炎(ventilator associated pneumonia，VAP)：气管插管或气管切开的患者在接受机械通气48h后发生的肺实质感染,包括撤机、拔管48h内出现的肺炎。

(2)呼吸机相关性肺炎发生率：统计周期内,呼吸机相关性肺炎例次数与住院患者有创机械通气总日数的千分比。

2.意义　呼吸机相关性肺炎与医护人员的消毒隔离、无菌技术和手卫生执行等情况密切相关,能反映医疗机构感染防控情况,为同级医疗机构之间感染控制、护理质量管理的横向比较提供依据。

(二)计算公式

$$呼吸机相关性肺炎发生率 = \frac{呼吸机相关性肺炎例次数}{同期住院患者有创机械通气总日数} \times 1000‰$$

(三)计算细则

1.分子　统计周期内住院病区患者中新发生VAP的例次数。

(1)说明：VAP例次数是指统计周期内所有经人工气道机械通气患者新发生VAP的例次数总和,若该患者在监测期间发生了2次及以上VAP,应计算相应的次数。

(2)纳入：统计周期内所有经人工气道机械通气患者新发生VAP。

(3)排除：门急诊等非住院病区患者。

2.分母　统计周期内每日零点时住院病区患者中有创机械通气使用人数之和。

(1)说明：①住院患者呼吸机使用的监测对象为处于长期医嘱执行状态的患者；②住院患者呼吸机使用天数是住院患者呼吸机使用长期医嘱执行跨越零点的次数；③统计住院患者呼吸机使用所属病区应根据呼吸机使用长期医嘱和住院患者入、出病区记录确定。如：根据入、出病区记录,住院患者甲在某日跨越零点时住在A病区,那么住院患者甲该日使用有创机械通气日数应归属A病区。

(2)纳入：住院患者处于有创机械通气使用长期医嘱执行状态。

(3)排除：接受机械通气小于48小时的住院患者。

3.数据收集方法　通过医院感染实时监控系统获得发生呼吸机相关性肺炎例次数

及患者使用有创机械通气的总日数。

二、过程指标

VAP 过程指标是指在预防 VAP 发生所经历的程序中形成的可监控的指标。通过实施每日唤醒实验和脱机计划,可以明显缩短机械通气时间,降低 VAP 的发生率。VAP 重点环节的防控主要在以下七点:呼吸机留置必要性评估、落实手卫生、床头抬高、口腔护理、有效清除气道内分泌物、呼吸机回路管理、规范肠内营养等集束化管理。据此,可将相应的重点环节落实率作为过程指标进行追踪与监控,以保障预防 VAP 措施的质量。

三、安全管理策略

(一)呼吸机留置必要性评估

(1)实施每日唤醒(图 2-3-10)。

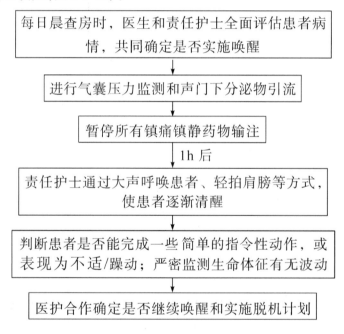

图 2-3-10　每日唤醒流程

(2)脱机指征(表 2-3-5)。

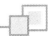

表 2-3-5　呼吸机脱机指征

客观测定	①适当的氧合(如 $PaO_2 \geqslant 60mmHg$，$FiO_2 \leqslant 0.4$，$PEEP \leqslant 5 \sim 10cmH_2O$，$PaO_2/FiO_2 \geqslant 150 \sim 300mmHg$)
	②心血管功能稳定(如 $HR \leqslant 140$ 次/分,血压稳定,没有或小剂量血管活性药/Dopamine $< 5ug/kg/min$)
	③轻度发热或不发热(如 $T < 38℃$)
	④没有明显代谢性酸中毒
	⑤适当的血色素(如 $Hb \geqslant 8 \sim 10g/dl$)
	⑥良好的精神状态(如能觉醒 $GCS \geqslant 13$,没有镇静剂输注)
	⑦稳定的代谢状态(如电解质正常)
主观临床评价	①疼痛急性期缓解
	②ICU 医生认为中断通气机是可行的
	③足够咳嗽能力

(二)严格执行手卫生

(1)接触患者前、后。

(2)在清洁/无菌程序之前,包括对患者进行口鼻腔护理、气管插管、气切套管护理前;经人工气道吸痰或经支气管肺泡灌洗留取标本前。

(3)接触患者体液后,包括口鼻腔护理、气管插管、气切套管护理后;进行气道内吸引、呼吸道取样或其他接触呼吸道黏膜、呼吸道分泌物、被呼吸道分泌物污染的物品后;进行气管插管或气管插管拔除操作后。

(4)接触患者周围环境后。

(三)床头抬高

(1)若无禁忌证,床头抬高 $30° \sim 45°$。

(2)因临床工作需要,在降低患者床头前,应先进行吸痰及囊上分泌物吸引,并尽快恢复床头抬高位。

(四)声门下分泌物引流

(1)对于预期气管插管时间可能超过 48h 或 72h 的患者采用能够进行声门下分泌物引流的气管导管。

(2)为预防黏膜损伤,建议应用间断声门下吸引,可每 2h 使用 $100 \sim 150mmHg$ 的中心负压进行间断吸引。

（五）气囊压力监测

（1）气囊充气后压力应维持在 $25 \sim 30cmH_2O$，有条件可采用自动充气泵。

（2）采用气囊测压表进行间断气囊压力监测时，应每隔 $6 \sim 8h$ 重新测量并记录，每次测量时充气宜高于理想值 $2cmH_2O$。

（3）翻身、拍背、咳嗽、咳痰等操作后，及时监测并调整气囊压力，避免因体位改变造成的气囊压力变化。

（六）口腔护理

（1）使用有消毒作用的口腔含漱液，每 $6 \sim 8h$ 进行口腔护理一次。

（2）推荐采用冲洗加擦洗法或冲洗加刷洗法进行口腔护理。

（3）规范执行插管患者口腔护理操作流程。口腔护理前抬高床头 $30° \sim 45°$，患者头偏向一侧；口腔护理前后均应维持气囊压力在 $25 \sim 30cmH_2O$；口腔护理前后评估气管插管的深度；口腔护理前后进行声门下吸引；口腔护理后应及时进行口腔内吸引；经口气管插管患者进行口腔护理应双人操作，一人固定气管导管，另一人进行口腔护理。

（七）有效清除气道内分泌物

（1）吸痰时先吸口腔，再吸气囊上方，最后吸气道，以减少吸痰过程中气囊压力变化导致的误吸。

（2）建议机械通气患者使用密闭式吸痰，每次使用后应及时冲洗，当出现可见污染时应及时更换。

（3）不推荐用雾化吸入为患者进行湿化，如必须通过雾化吸入进行气道内给药，应严格遵从无菌原则。

（4）按需给予口腔吸引，此外翻身前以及口腔护理时及时进行口腔吸引。

（5）每次吸痰完毕，记录痰液颜色、性状和量。

（八）呼吸机管路管理

（1）呼吸机管路不必常规更换，有肉眼可见的污染或功能异常时应及时更换。

（2）每周更换加热湿化器，湿化罐、雾化器液体应使用无菌水。

（3）呼吸机管路位置应低于人工气道，保持正确位置和适当的弧度。

（4）呼吸机冷凝水集水杯应处于管路系统最低点，大于1/2集水杯容积时及时倾倒。

（5）在改变患者体位前，应清除呼吸机管路内的冷凝水。

（九）肠内营养管理

（1）危重症患者肠内营养采用持续喂养的方式，减少胃内容物反流及误吸风险。

（2）肠内营养管首次置入后，应采用 X 线判断管路的位置。

（3）危重患者应每日监测胃肠道耐受性，关注患者腹痛、腹胀、排气、排便情况。

（4）鼻饲时若病情允许，应抬高床头30°~45°，并在鼻饲结束后保持半卧位30~60min。

（十）人员培训

（1）培训内容。

预防呼吸机相关性肺炎管理制度。

呼吸机相关性肺炎预防流程及集束化护理策略。

每日唤醒、气管插管患者口腔护理、经气管插管吸痰技术、口腔吸引技术、声门下吸引、气囊压力监测、肠内营养等技术操作方法。

呼吸机相关性肺炎上报流程。

（2）培训频次：每年一次，有考核记录。

（十一）质量持续改进管理

（1）每日通过医院感染监测系统，了解VAP风险病例。对呼吸机辅助通气患者进行质量督查，每季度进行总结、分析与反馈。

（2）护士长对VAP病例进行个案追踪、原因分析，制定改进策略。

四、呼吸机及附件的清洗与消毒实施策略

（一）呼吸机及附件清洗与消毒基本原则

（1）呼吸机外置管路及附件应达到一人一用一消毒或灭菌。

（2）彻底清除管路内的痰痂等污染物。

（3）消毒前应尽可能将连接部分彻底拆卸，拆卸后应立即清洗、消毒。

（4）推荐在呼吸机吸气端安装过滤器；对于有呼吸道传染可能的情况（如结核、流感等），应在呼气端安装过滤器；吸气端及呼气端均安装过滤器的呼吸机内置管路一般不需要常规清洗消毒。

（5）手工清洗消毒时，在保证操作人员安全和环境安全的前提下，应遵循先彻底清洁，再消毒或灭菌的程序。

（6）特殊感染患者（包括结核分枝杆菌、艾滋病病毒、乙肝病毒、耐甲氧西林金黄色葡萄球菌、耐甲氧西林表皮葡萄球菌等）宜使用一次性呼吸管路，对于可重复使用的管路应单独进行清洗、消毒。

（7）如临床怀疑使用呼吸机患者的感染与呼吸机管路相关时，应及时更换清洗、消毒处置管路及附件，必要时对呼吸机进行消毒。

（8）呼吸机各部件消毒后，应干燥后才可保存备用，保存时间根据消毒方法而定。

（9）医院使用的消毒剂、消毒器械或者其他消毒设备，应符合《消毒管理办法》的规定。

（10）消毒处理过程中应避免物品再次污染,用化学消毒剂消毒后的呼吸机管路在使用前应用无菌蒸馏水彻底冲洗干净,彻底干燥后才可保存备用。

（二）呼吸机外表面清洁与消毒

（1）普通病房用清水湿润纱布擦拭,每日1次,切勿使液体进入呼吸机内部,ICU病房用消毒剂湿润纱布擦拭,每日2次。

（2）下列情况用75%医用酒精湿润纱布擦拭:外表面有明显污物时,及时擦拭;病房内有耐药菌爆发流行时,每日擦拭3次。

（3）触摸屏式操作面板用清水湿润纱布擦拭即可。

（三）呼吸机外置气路清洗与消毒（包括呼吸机呼吸管路、螺纹管、湿化器、集水杯、雾化器等）

（1）医务人员在清洗消毒前应穿戴必要的防护用品,如口罩、帽子、防护镜、手套等。

（2）将呼吸机外置回路的部件完全拆卸,若呼吸机外置回路上有血渍、痰痂等污物,在病房初步冲洗后,立即密闭运送至消毒供应中心集中清洗消毒。

（3）呼吸机管路清洗、消毒、烘干自动完成后,装入清洁袋内干燥保存备用。保存时间为一周。若进行过氧化氢等离子低温灭菌处理,有效期为6个月。

（4）呼吸机湿化罐内应加入无菌蒸馏水或注射用水,使用过程中应适时添加保持一定水位,湿化罐中的湿化液24h彻底更换一次,湿化罐每周更换。

（5）连续使用呼吸机机械通气的患者,不要常规更换呼吸机管路,除非有明显污染或出现故障。一次性呼吸机外置回路不得重复使用,严格按照医疗废物要求处理。

（四）呼吸机内部气路清洗消毒

应由工程师定期保养维修,时间按各厂商的要求而定,定期更换呼吸机的皮囊、皮垫、细菌过滤器等。呼吸机每工作1000h,应全面进行检修及消耗品的更换,并将每一次更换的消耗品名称和更换时间进行登记,建立档案,以备核查。

（五）其他特殊部件清洗与消毒（包括空气过滤网、流量传感器、湿化器的电器加热部分）

（1）每日常规清洁,每一个患者呼吸机用完后清洗、消毒一次。

（2）呼吸机主机和空气压缩机的空气过滤网清洁方法为:定期将过滤网从机器中取出,洗净后晾干或甩干,并放回原处。

（3）可拆卸的流量传感器:各种呼吸机的流量传感器应根据厂家的要求进行更换、清洗消毒（如可用75%酒精棉球轻轻擦拭干净,不能用水冲洗也不能用消毒剂浸泡,以免损坏其性能）。

（4）湿化器的电器加热部分用清水湿润纱布擦净即可，不可用消毒液浸泡，以免影响其加热功能。

（5）呼吸机吸入端或呼出端的细菌过滤器、供气模块滤网、冷却风扇过滤器、防尘网等部件可根据使用要求或按需进行清洗更换。

五、护理工作思维导图

思维导图见图2-3-11。

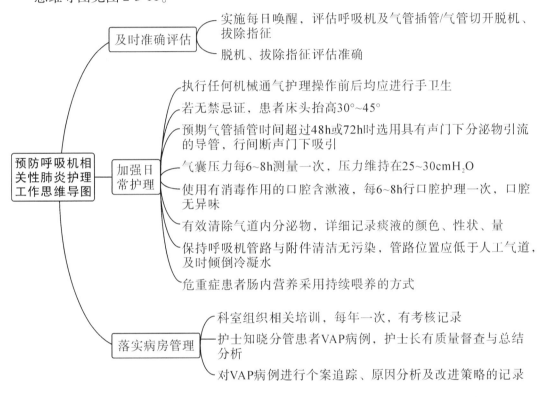

图2-3-11　预防呼吸机相关性肺炎护理工作思维导图

表 2-3-6 气管切开、气管插管拔管指征评估表

床号: 姓名: 住院号: 插管日期: 类型:□气管插管 □气管切开

项目	评估内容	日期																			
拔管指征	患者清醒,呼之能应																				
	咽喉反射,吞咽反射,咳嗽反射已完全恢复																				
	自主潮气量(>5mL/kg)和正常的呼吸频率(成人<20 次/min)																				
	必要时,让患者呼吸空气 20min后,测定血气指标达到正常值																				
	估计拔管后无引起呼吸道梗阻的因素																				
	已撤离呼吸机																				
	可以拔管																				
评估结论	更换导管																				
	继续留置																				
评估人																					
评估日期																					

备注:符合"√" 不符合"×"。

表 2-3-7　呼吸机撤机指征评估表

床号：　　　姓名：　　　住院号：　　　开始使用日期：　　　类型：□气管插管　□气管切开

项目	评估内容	日期									
撤机筛查	导致机械通气的病因好转或祛除										
	氧合指标：氧合指数（PaO_2/FiO_2）> 150～200，PEEP≤5-8cmH$_2$O,FiO$_2$≤0.4 ～0.5,pH≥7.25										
	血流动力学稳定（无低血压，无使用血管活性药物）										
	有自主呼吸的能力										
3min 自主呼吸试验（SBT）	3minSBT:f/V<105,8<R<35 次/min,V_1>4ml/Kg 心率<140 次/min,SpO$_2$>90%										
30～120min 自主呼吸试验（SBT）	3minSBT 通过后，继续 30～120min 自主呼吸试验（SBT）:f/V<105,8<f<35 次/min,V_1>4ml/Kg 心率<140 次/min,SpO$_2$>90%										
评价结论	可以撤机										
	延缓撤机										
评估人											
评估日期											

备注：符合"√" 不符合"×"。

参考文献

[1]国家卫生健康委办公厅.国家卫生健康委办公厅关于印发药事管理和护理专业医疗质量控制指标(2020年版)的通知[EB/OL].(2020-08-04)[2021-05-17]. http://www.nhc.gov.cn/yzygj/s7657/202008/c39639a79f7d4a6b935f33f87c57e 2dc.shtml.

[2]国家卫生健康委员会.国家卫生健康委办公厅关于进一步加强医疗机构感染预防与控制工作的通知[EB/OL].(2019-05-23)[2020-09-24].http://www.nhc. gov.cn/yzygj/s7659/201905/d831719a5ebf450f991ce47baf944829.shtml.

[3]蔡虻,高凤莉.导管相关感染防控最佳护理实践专家共识[M].北京:人民卫生出版社,2018.

[4]中华人民共和国卫生部.WS/T367-2012.医疗机构消毒技术规范[S].2012.

[5]中华人民共和国国家卫生和计划生育委员会.WS/T 510-2016 病区医院感染管理规范[S].2016.

[6]中华人民共和国国家卫生健康委员会.WS/T 592-2018 医院感染预防与控制评价规范[S].2018.

[7]中华人民共和国国家卫生健康委员会.T/CNAS 03-2019.气管切开非机械通气患者气道护理[S].2019.

[8]中华人民共和国国家卫生健康委员会.T/CNAS 01-2020.成人有创机械通气气道内吸引技术操作[S].2020.

[9]中华人民共和国国家卫生健康委员会.T/CNAS 03-2020.成人经口气管插管机械通气患者口腔护理[S].2020.

[10]中国医院协会.T/CHAS 10-4-8-2019.中国医院质量安全管理第4-8部分:医疗管理 医院感染管理[S].2019.

[11]尚文涵,张海燕,吴志军,等.以护理质量控制指标为指引促进医院感染管理持续改进[J].中国护理管理,2021,21(4):484-487.

第十节　中心静脉导管相关血流感染安全管理指标

一、中心静脉导管相关血流感染发生率(NQI-TJ-10)

(一)指标定义及意义

1.定义

(1)中心静脉导管:中心静脉导管包含中心静脉导管(Central Venous Catheter, CVC)及经外周置入中心静脉导管(Peripherally Inserted Central Venous Catheter, PICC)。

(2)中心静脉导管相关血流感染(Central Line Associated Blood Stream Infection, CLABSI):患者在留置中心静脉导管期间或拔出中心静脉导管48h内发生的原发性,且与其他部位存在的感染无关的血流感染。患者置管部位出现红、肿、热、痛、渗出等炎症表现,并有发热(>38℃)、寒战或低血压等全身感染表现。实验室微生物学检查结果:外周静脉血培养细菌或真菌阳性,或者从导管尖端和外周血培养出相同种类、相同药敏结果的致病菌。

(3)中心静脉导管相关血流感染发生率:统计周期内,中心静脉导管(CVC和PICC)相关血流感染发生例次数与患者中心静脉血管导管留置总日数的千分比。

(4)中心静脉导管(CVC)相关血流感染发生率:统计周期内,中心静脉导管(CVC)相关血流感染发生例次数与患者CVC留置总日数的千分比。

(5)经外周置入中心静脉导管(PICC)相关血流感染发生率:统计周期内,经外周置入中心静脉导管(PICC)相关血流感染发生例次数与患者PICC留置总日数的千分比。

2.意义　中心静脉导管相关血流感染与医护人员的消毒隔离、无菌技术和手卫生执行等情况密切相关,能反映医疗机构感染防控情况,为同级医疗机构之间感染控制、护理质量管理的横向比较提供依据。

(二)计算公式

中心静脉导管(CVC和PICC)相关血流感染发生率

$$= \frac{\text{中心静脉导管相关血流感染例次数}}{\text{同期患者中心静脉导管留置总日数}} \times 1000‰$$

$$\text{CVC 相关血流感染发生率} = \frac{\text{CVC 相关血流感染例次数}}{\text{同期患者 CVC 留置总日数}} \times 1000‰$$

$$\text{PICC 相关血流感染发生率} = \frac{\text{PICC 相关血流感染例次数}}{\text{同期患者 PICC 留置总日数}} \times 1000‰$$

（三）计算细则

1. 分子　中心静脉导管（CVC/PICC）相关血流感染例次数。

（1）说明：①中心静脉导管（CVC/PICC）长期医嘱执行状态的感染例次数；②同一患者在统计周期内新发生的中心静脉导管相关血流感染例次数，以实际发生频次计算，如果某患者在监测期间发生 2 次及以上血流感染，则计算相应次数。

（2）纳入：①住院患者处于中心静脉导管（CVC/PICC）长期医嘱执行状态；②住院患者住院期间发生中心静脉导管（CVC/PICC）相关血流感染。

（3）排除：①拔除中心静脉导管（CVC/PICC）48h 后发生的感染；②不符合相关诊断者。

2. 分母　同期患者中心静脉导管（CVC/PICC）留置总日数。

（1）说明：统计周期内中心静脉导管（CVC/PICC）留置的总日数。

（2）纳入：住院患者处于中心静脉导管（CVC/PICC）长期医嘱执行状态。

（3）排除：无。

3. 数据收集方法　通过医院感染实时监控系统获得 CVC、PICC 相关血流感染例次数及 CVC、PICC 留置总日数。

二、过程指标

血管内导管留置时间愈久，产生血流感染的风险愈大；正确手部卫生或消毒能减少导管相关血流感染；提供最大的无菌屏障，最大限度避免穿刺时的污染能减少导管相关血流感染；组织相关知识培训，能使医护人员进一步认识导管相关血流感染的危险因素及执行预防措施的重要性。据此，可对中心静脉导管留置必要性评估落实率、中心静脉导管规范维护落实率、输液及附加装置规范使用落实率、预防 CLABSI 集束化措施落实率等过程指标进行追踪与监控，以衡量和保障预防血管内导管相关血流感染措施的质量。

三、安全管理策略

（一）严格掌握置管指征

仅当患者治疗必需时才置入中心静脉导管，留置指征包括：①外周静脉穿刺困难；②需要长期（≥7d）大量输液；③需要大量、快速扩容通道；④胃肠外营养治疗；⑤需要输入化疗药物、高渗药物、刺激性药物；⑥需要进行血液透析、血浆置换；⑦抢救或者大手术需要行中心静脉压监测。

（二）置管时严格执行无菌技术

中心静脉导管置管时严格执行无菌技术操作规程，使用最大无菌屏障，操作人员及助手都需要严格执行手卫生后戴无菌手套、穿无菌手术衣、戴口罩和帽子,给予患者全身覆盖无菌巾(同手术患者);导丝引导下更换导管时,也应使用最大无菌屏障。

(三)日常观察与维护

(1)严格执行手卫生。执行任何中心静脉导管相关操作前后均应进行手卫生,具体时机包括给药、冲封管前后、日常维护、更换敷料前后、采血前后。

(2)每日评估留置中心静脉导管的必要性,并建立查检表。以下情况应考虑尽早拔除:①医疗评估不再需要置管;②置管局部出现红肿、化脓等局部炎症表现;③怀疑导管相关感染;④临床难以解释的感染;⑤72h 内无法融通的堵管、无法修复的导管破损等。

(3)做好交接班,每班对中心静脉导管进行观察与记录,内容包括:穿刺点部位皮肤状况(有无红、肿、热、痛、渗血、渗液、硬结、脓性分泌物、血痂等),中心静脉装置的通畅性(冲洗导管和抽吸回血无阻力),导管外露长度、臂围是否有变化。发现导管脱、移位、折断等异常,及时上报管床医生,联系 PICC 科会诊。

(4)正确选择、使用及更换敷料。

首选无菌透明/半透明敷料。出汗较多、穿刺点渗血、渗液、对粘胶过敏、皮肤病变或皮肤完整性受损的患者,可选用无菌纱布敷料,必要时可选用水胶体等治疗性敷料。

应当定期更换置管穿刺点覆盖的敷料。更换频率为:无菌透明/半透明敷料为 5 ～ 7d 更换一次,无菌纱布敷料至少 2d 更换一次,水胶体 7d 更换一次。敷料出现潮湿、松动、可见污染时应立即更换。

更换敷料后在敷料和手册上注明置管日期、维护日期、外露长度及责任人。

(5)正确冲管与封管。

冲封管液选择:CVC/PICC 使用一次性预充式冲洗装置封管。特殊情况下需使用袋装生理盐水时,严格一人一用一弃,防止交叉感染,应保证有效消毒,并使用一次性注射器抽取溶液,避免共用液体。

冲、封管方法:使用脉冲冲管(推—停—推)、正压封管技术进行冲、封管;按照接头类型选择冲封管、夹闭和断开的顺序,以减少血管通路腔的血液回流。正压接头顺序为冲封管、断开、夹闭;负压接头顺序为:冲封管、夹闭、断开;恒压接头对顺序无要求。

冲管时机:①开管,封管,输注血液及血制品、黏稠、高渗、中药制剂等对血管刺激较大的液体后,应进行冲管;②连续输注的药液不相容时,应在两种药物输注之间进行冲管;③治疗间歇期的 PICC 至少 1 周冲封管 1 次。

(四)输液及附加装置使用

(1)输液及附加装置包括:输液器、输血器、无针输液接头(正压接头)、输液三通阀、延长管、过滤器等。

（2）每次连接输液装置前，应使用葡萄糖酸氯己定乙醇溶液（首选）、乙醇或碘伏，对无针输液接头的横截面和外侧面用力擦拭消毒至少15s。

（3）定期更换输液及附加装置：①输液器、延长管、过滤器每24h更换一次；②输血器每4h更换一次；③无针输液接头更换频率应遵循产品说明书，通常为5～7d，怀疑污染、完整性受损、残留血液、采血前、任何原因下的接头被移除等情况应立即更换；④在高危环境或使用多组输液三通阀时，可用一次性无菌治疗巾包裹，治疗巾每日更换，输液三通阀应与输液装置一起更换，非必要使用时应及时移除。

（五）怀疑CLABSI时正确留取血培养标本

（1）保留导管情况：采集至少2套血培养，其中至少一套来自外周静脉，并做好标记，另外的一套则从导管内或采集，两个来源的采血时间必须接近（不超过5min），各自做好标记。

（2）不保留导管情况：从独立的外周静脉采集2套血培养，并使用葡萄糖酸氯己定乙醇溶液消毒皮肤两遍，于无菌状态下取出导管，剪下5cm导管尖端进行培养。

（六）人员培训

1.培训内容

（1）预防中心静脉导管相关血流感染管理制度。

（2）中心静脉导管相关血流感染预防流程及集束化护理策略。

（3）PICC及CVC维护、冲封管、更换敷料与导管固定、附加装置的更换与消毒、血培养的采集方法、管路移位后的处理方法、导管相关并发症的识别等技术操作方法。

（4）中心静脉导管相关血流感染上报流程。

2.培训频次　每年一次，有考核记录。

（七）质量持续改进管理

（1）每日通过医院感染监测系统，了解CLABSI风险病例。对留置中心静脉导管患者进行质量督查，每季度进行总结、分析与反馈。

（2）护士长对CLABSI病例进行个案追踪、原因分析，制定改进策略。

（八）中心静脉导管留置必要性评估表

中心静脉导管留置必要性见表2-3-8。

表 2-3-8 中心静脉导管拔管指征评估表

床号： 姓名： 住院号： 置管日期： 置管类型：□锁骨下静脉置管 □股静脉置管 □颈内静脉置管 □PICC

项目	评估内容	日期											
拔管指征	医疗评估不需要												
	局部出现红肿或化脓												
	怀疑导管相关感染												
	临床难以解释的感染												
	出现并发症												
	导管不通或血迹污染												
评估结论	可以拔管												
	更换导管												
	继续留置												
评估人													
评估日期													

备注：符合"√"　不符合"×"。

四、中心静脉导管维护流程

1. CVC 维护流程(图 2-3-12)

维护前评估：穿刺点及周围皮肤、导管外露刻度、贴膜、患者合作程度等

↓

去除固定胶布、零角度去除贴膜，去除导管固定装置，再次观察穿刺点
皮肤及导管固定器处皮肤

↓

手消毒，打开中心静脉导管维护包，铺治疗巾建立无菌区，按无菌原则投
递维护所需无菌物品入维护包内，戴无菌手套

↓

用2%洗必泰消毒剂棉球在距穿刺点0.5cm处由中心向外螺旋式消毒皮肤(范
围应大于敷料尺寸)，擦拭导管体外部分及接头，各消毒至少3遍，待干

↓

取下原有输液接头，用2%洗必泰消毒剂消毒连接器的螺旋头，连接新输液
接头，用一次性预充式冲洗装置脉冲冲管并正压封管

↓

酌情使用导管固定装置，消毒液待干后贴新的无菌透明贴膜

↓

脱手套，固定导管体外部分

↓

记录置管时间、维护时间、导管外露长度、责任人

图 2-3-12　CVC 维护流程

2. PICC 维护流程(图 2-3-13)

维护前评估：穿刺点及周围皮肤、导管外露刻度、贴膜、患者合作程度等

↓

测量臂围并记录

↓

充分暴露穿刺点部位，逆导管方向自下而上去除贴膜，去除导管固定装置，
再次查看导管刻度、穿刺点及周围皮肤

↓

手消毒，打开中心静脉导管维护包，铺治疗巾建立无菌区，按无菌原则投
递维护所需无菌物品入维护包内，戴无菌手套

↓

2%洗必泰消毒皮肤及导管各3遍，皮肤消毒范围应大于敷料尺寸，无菌纱
布包裹原有输液接头弃去后，2%洗必泰螺旋消毒接头处3遍，每次不少于
5s，待干后连接新输液接头

↓

涂擦皮肤保护剂并妥善固定导管固定装置，消毒液待干后贴新的无菌透明
贴膜

↓

一次性预充式冲洗装置连接输液接头，抽回血，脉冲冲管、正压封管

↓

脱手套，固定导管体外部分

↓

记录更换日期、时间、维护人，填写《长期护理手册》及维护记录单

图 2-3-13　PICC 维护流程

五、护理工作思维导图

思维导图见图 2-3-14。

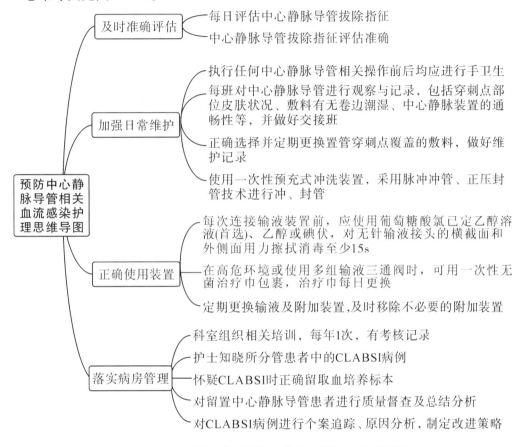

图 2-3-14　预防中心静脉导管相关血流感染护理思维导图

参考文献

[1]国家卫生健康委办公厅.国家卫生健康委办公厅关于印发药事管理和护理专业医疗质量控制指标(2020 年版)的通知[EB/OL].(2020-08-04)[2021-05-17].http://www.nhc.gov.cn/yzygj/s7657/202008/c39639a79f7d4a6b935f33f87c57e2dc.shtml.

[2]国家卫生健康委员会.国家卫生健康委办公厅关于进一步加强医疗机构感染预防与控制工作的通知[EB/OL].(2019-05-23)[2020-09-24].http://www.nhc.gov.cn/yzygj/s7659/201905/d831719a5ebf450f991ce47baf944829.shtml.

[3]蔡虹,高凤莉.导管相关感染防控最佳护理实践专家共识[M].北京:人民卫生出版社,2018.

[4]胡必杰,刘荣辉,陈玉平.中央导管相关血流感染预防与控制最佳实践[M].上

海：上海科学技术出版社，2012.

［5］中华人民共和国卫生部. WS/T367-2012.医疗机构消毒技术规范［S］.2012.

［6］中华人民共和国国家卫生和计划生育委员会. WS/T 510-2016 病区医院感染管理规范［S］. 2016.

［7］中华人民共和国国家卫生健康委员会. WS/T 592-2018 医院感染预防与控制评价规范［S］. 2018.

［8］中国医院协会. T/CHAS 10-4-8-2019. 中国医院质量安全管理第 4-8 部分：医疗管理医院感染管理［S］.2019.

［9］尚文涵,张海燕,吴志军,等.以护理质量控制指标为指引促进医院感染管理持续改进［J］.中国护理管理,2021,21(4):484-487.

第十一节　导尿管相关尿路感染安全管理指标

一、导尿管相关尿路感染发生率(NQI-TJ-11)

(一)指标定义及意义

1.定义

(1)导尿管相关尿路感染(Catheter Associated Urinary Tract Infection, CAUTI)：患者留置导尿管后,或者拔除导尿管48h内发生的泌尿系统感染。

(2)导尿管相关尿路感染发生率：统计周期内,留置导尿管患者中尿路感染例次数与患者导尿管留置总日数的千分比。

2.意义　导尿管相关尿路感染发生率与护理人员消毒隔离、无菌技术和手卫生执行等情况密切相关,能够反映医疗机构感染控制的现状,为同级医疗机构之间感染控制与护理质量管理的横向比较提供依据。

(二)计算公式

$$导尿管相关尿路感染发生率 = \frac{留置导尿管患者中尿路感染例次数}{同期患者导尿管留置总日数} \times 1000‰$$

(三)计算细则

1.分子　同期留置导尿管患者中尿路感染发生例次数。

(1)说明：留置导尿管患者中尿路感染发生例次数是指在统计周期内所监测患者新

发生尿路感染的例次数总和,若该患者在监测期间内发生了 2 次及 2 次以上的尿路感染,应计算相应的次数。

(2)纳入:住院患者处于使用导尿管长期医嘱执行状态;住院患者住院期间发生的导尿管相关尿路感染。

(3)排除:①拔除导尿管 48h 后发生的感染;②不符合相关诊断者。

2.**分母**　统计周期内患者导尿管留置总日数。

(1)说明:统计周期内患者导尿管留置总日数。

(2)纳入:住院患者处于使用导尿管长期医嘱执行状态。

(3)排除:住院患者处于一次性导尿等临时医嘱执行状态。

3.**数据收集方法**　通过医院感染实时监控系统获得留置导尿患者尿路感染例次数及导尿管留置总日数。

二、过程性指标

导尿管相关尿路感染发生率的高低与导尿管留置必要性评估、集尿袋护理和会阴部及尿道口清洁等规范化护理措施密切相关。基于此,可对导尿管留置必要性评估落实率、集尿袋护理落实率、会阴部及尿道口清洁落实率、预防 CAUTI 规范化措施落实率等过程指标进行追踪与监控,以保障预防留置导尿管相关感染安全管理策略的落实。

三、安全管理策略

(一)严格掌握留置导尿指征

导尿管的留置指征包括:①围手术期治疗需要;②需评估每小时尿量;③急性尿潴留和尿道梗阻;④辅助部分尿失禁患者压力性溃疡或皮肤移植的愈合;⑤改善终末期患者的舒适度。若不符合留置指征,可采用留置导尿管的替代方法,包括外部导尿(假性尿套)、间歇式导尿等。

(二)导尿管置管时严格执行无菌技术

(1)置入导尿管时应严格无菌操作,佩戴无菌手套,正确铺无菌巾,保持最大的无菌屏障。

(2)尽可能选用小型号的导尿管,并与引流袋相匹配。留置手法应轻柔,避免反复试插导尿管,减少导尿管在尿道内的摩擦。

(三)正确固定导尿管

(1)内固定。导尿管插入后,向水囊注入 10~15mL 无菌水,轻拉尿管以确认尿管不会脱出。

(2)外固定。采用"高举平台法"进行外固定,建议男性固定于下腹部(将体外的导尿管绕过耻骨联合,固定于腹部,可避免导尿管被粪便污染),女性固定于大腿内侧(将导尿管的体外段固定于大腿内侧上1/3处)。

（四）保持引流系统完整性和密闭性

（1）确保导尿管与集尿袋连接紧密,集尿袋无破损。

（2）避免常规行膀胱冲洗或灌注,预防感染。

（五）保持引流通畅

（1）妥善固定引流装置,避免打折、弯曲。

（2）集尿袋应低于膀胱水平、高于地面10cm以上,防止逆行感染。

（六）日常操作与护理

（1）严格执行手卫生。执行任何导尿管及引流系统相关操作前后均应进行手卫生,具体时机包括:①进行收集尿液标本或者排空引流袋等操作前;②收集尿标本、排空引流袋、拔除导尿管后。

（2）导尿管留置必要性与感染危险因素评估。

每日评估导尿管拔除指征,患者符合以下任何一项拔除指征,则建议拔除或更换导尿管:①可自主排尿;②导尿管阻塞;③导尿管或尿袋破裂;④尿路感染征兆;⑤不需要监测每小时尿量。

动态评估发生导尿管相关尿路感染的危险因素,包括但不限于:①女性;②高龄(≥65岁);③长期卧床;④未使用抗生素;⑤合并低蛋白血症;⑥合并糖尿病;⑦合并意识障碍;⑧行膀胱冲洗等。

（3）做好交接班,每班对导尿管进行观察与记录,内容包括:导尿管的固定,导尿管及引流装置的完整性、密闭性、通畅性,尿液的颜色、性状、气味、量,尿道口及其周围皮肤。

（4）集尿袋护理:①尿液不超过集尿袋容量的3/4;②每位患者配备洁净的个人专用集尿器,有床号标志,统一存放在卫生间;③清空集尿袋时避免集尿袋的出口触碰到收集容器;④转运时,先排空集尿袋,暂时夹闭引流管,防止尿液逆流,过床后需调整集尿袋位置,重新固定导尿管及引流装置,再打开夹子。

（5）会阴部及尿道口清洁。每日使用生理盐水、清水或肥皂水清洗尿道口及周围区域1~2次;大便失禁患者,每次便后及时清洁,并用0.5%碘附消毒会阴部、尿道口、肛周及外露导尿管表面。

（6）导尿管与集尿袋更换。更换频次应参考说明书,通常情况下乳胶材质导尿管留置时间不超过7d,硅胶材质的导尿管留置时间不超过28d;普通尿袋宜每3d更换1次,单向活瓣尿袋每7d更换1次。留置期间如发生感染、阻塞、接头处断开或尿液漏出,应使用无菌方法更换导尿管和引流装置。

（七）尿标本的采集

（1）尿培养标本（10mL以内）：①夹闭导尿管10～20min后，用75％酒精消毒导尿管采样口；②将无菌注射器针头穿刺进入导管腔，采集尿液标本5～10mL；③收集的尿液置于无菌试管或尿杯中。

（2）尿常规标本：将集尿袋内尿液排空后，从集尿袋引流口留取新鲜尿液标本。

（3）送检：尿培养标本收集完成后应在2h内送检，如不能立即送达实验室，应放置于2～8℃标本冰箱中。

（八）人员培训

（1）培训内容：

预防导尿管相关尿路感染管理制度。

导尿管相关尿路感染预防流程及集束化护理策略。

留置导尿技术、常见尿管固定方法、更换引流装置、排空集尿袋、尿道口清洁及会阴擦洗、尿标本采集等技术操作方法。

导尿管相关尿路感染上报流程。

（2）培训频次：每年1次，并有考核记录。

（九）质量持续改进管理

（1）每日通过医院感染监测系统，了解CAUTI风险病例。对留置导尿管患者进行质量督查，每季度进行总结、分析与反馈。

（2）护士长对CAUTI病例进行个案追踪、原因分析及持续改进。

（十）导尿管留置必要性评估表

导尿管留置必要性评估表见表2-3-9。

表2-3-9 导尿管留置必要性评估表

床号：　　姓名：　　住院号：　　置管日期：

CAUTI 危险因素：□女性　□年龄≥65岁　□长期卧床　导尿管类型：□双腔气囊导尿管　□普通导尿管

□合并意识障碍　□行膀胱冲洗　□未使用抗生素　□合并低蛋白血症　□合并糖尿病

项目	日期						
评估内容							
拔管指征	可自主排尿						
	导尿管阻塞						
	导尿管或尿袋破裂						
	尿路感染征兆						
	不需要监测每小时尿量						
	可以拔管						
评估结论	更换导尿管						
	继续留置						
评估人							
评估日期							

备注：符合"√" 不符合"×"。

四、护理工作思维导图

思维导图见图 2-3-15。

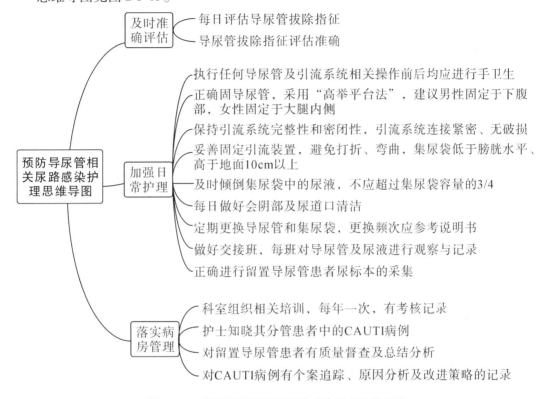

图 2-3-15 预防导尿管相关尿路感染护理思维导图

参考文献

[1]国家卫生健康委办公厅.国家卫生健康委办公厅关于印发药事管理和护理专业医疗质量控制指标(2020年版)的通知[EB/OL].(2020-08-04)[2021-05-17]. http://www.nhc.gov.cn/yzygj/s7657/202008/c39639a79f7d4a6b935f33f87c57e2dc. shtml.

[2]国家卫生健康委员会.国家卫生健康委办公厅关于进一步加强医疗机构感染预防与控制工作的通知[EB/OL].(2019-05-23)[2020-09-24]. http://www.nhc. gov.cn/yzygj/s7659/201905/d831719a5ebf450f991ce47baf944829.shtml.

[3]蔡虹,高凤莉.导管相关感染防控最佳护理实践专家共识[M].北京:人民卫生出版社,2018.

[4]中华人民共和国卫生部. WS/T367-2012.医疗机构消毒技术规范[S].2012.

[5]中华人民共和国国家卫生和计划生育委员会. WS/T 510-2016 病区医院感染管理规范[S]. 2016.

［6］中华人民共和国国家卫生健康委员会. WS/T 592-2018 医院感染预防与控制评价规范［S］. 2018.

［7］中国医院协会. T/CHAS 10-4-8-2019. 中国医院质量安全管理第 4-8 部分：医疗管理医院感染管理［S］. 2019.

［8］尚文涵,张海燕,吴志军,等. 以护理质量控制指标为指引促进医院感染管理持续改进［J］. 中国护理管理,2021,21（4）:484-487.

第十二节　住院患者健康教育管理指标

一、住院患者健康教育落实率（NQI-TJ-12）

（一）指标定义及意义

1. 定义

（1）健康教育:是针对服务对象的生理、心理、社会适应能力等方面,通过有计划、有组织、系统的社会教育活动,促使人们自愿改变不良行为习惯,自觉关注影响健康行为的相关因素,采纳有益于健康的行为和方式的活动过程。

（2）住院患者健康教育落实率:统计周期内,住院患者健康教育检查条目落实总数占同期住院患者健康教育检查条目总数的百分率。

2. 意义　住院患者健康教育落实率充分体现了护士的专业水平及对患者的责任和关怀。通过健康教育的落实,能有效提高住院患者的健康知识,帮助患者获得自我健康管理能力,有效减少疾病风险,加速患者康复。对住院患者健康教育落实率及过程指标的监测,了解住院患者入院、出院和专科健康教育规范执行情况。通过分析根本原因和采取相应策略,强化责任制护理中实施健康教育的理念,深化优质护理服务意识,提高和改善住院患者在院期间健康教育落实率,从而提升住院患者满意度,达到提高患者自我健康管理能力、减少疾病风险、加速康复的目的。

（二）计算公式

$$住院患者健康教育落实率 = \frac{同期住院患者健康教育落实条目总数}{统计周期内住院患者健康教育条目总数} \times 100\%$$

（三）计算细则

1. 分子　同期住院患者健康教育落实条目总数。

说明:统计周期内使用《住院患者健康教育思维导图》(图2-3-16)进行统计,每完成1项条目计为落实1次。

2. **分母**　统计周期内住院患者健康教育条目总数。

说明:统计周期内使用《住院患者健康教育思维导图》(图2-3-16)随机对住院患者健康教育情况进行统计,每统计1项条目计为1项。统计周期内住院患者健康教育条目总数为统计周期内所有患者健康教育条目数之和,即统计患者总人数×住院患者健康教育思维导图的条目数,以上条目中不包括未涉及的条目。

3. **检查对象纳入及排除标准**

(1)纳入标准:统计周期内所有成人住院患者。

(2)排除标准:昏迷、认知障碍、阿尔茨海默病等无法沟通的患者。

4. **数据收集方法**　对查检内容进行标记,通过护理管理系统完成数据汇总。

二、过程指标

健康教育贯穿于患者住院的整个过程,也体现在责任制整体护理的各个阶段。入院健康教育可以帮助患者迅速了解医院环境,适应患者角色;专科健康教育可以帮助患者系统了解疾病相关知识、提高治疗护理依从性;出院健康教育则能帮助患者从医院过渡到家庭,是指导居家护理的重要环节。可对入院护理健康教育落实率、专科护理健康教育落实率、出院护理健康教育落实率进行分类追踪,以了解在健康教育实施过程中存在的问题和难点,以衡量和保障住院患者健康教育管理的质量。

三、护理质量管理策略

(一)入院护理健康教育

(1)介绍病房环境及设施。

环境:介绍病区环境分区,包括护士站、医生办公室、开水房、配餐间、电梯间、安全通道。

订餐:指导患者订餐。

呼叫铃:介绍床头呼叫铃及厕所紧急呼叫铃的位置及用法。

床单元:讲解床单元的使用方法及安全注意事项。

(2)介绍管床医生、病区护士长、当日责任护士。

(3)告知安全事项。《入院须知》签名存档,介绍其内容,如外出制度、贵重物品管理制度等。落实入院首次评估,各项风险评估符合患者病情,指导患者相关风险防范知识。正确佩戴手腕带,介绍手腕带用途及意义。保管贵重财物的安全措施。病区及走廊禁烟,有禁烟标志。

（4）介绍住院病区作息时间,包括探视时间、开水配送时间、送餐时间、熄灯时间、医生查房时间等。

（5）介绍住院费用缴纳及医疗保险报销事宜。

（二）专科护理健康教育

（1）疾病相关知识教育,包括疾病的原因、临床表现、治疗和护理要点。

（2）饮食教育,包括饮食要求,治疗饮食、试验饮食的目的、意义、原则等。医院基本饮食包括普通饮食、流质饮食、半流质饮食、软质饮食,床头饮食类别与医嘱相符。病区有饮食宣教单。

（3）药物教育,包括用药目的、作用、不良反应,口服药的服药方法、剂量及注意事项。

（4）特殊检查及相关知识教育,包括特殊检查目的、准备要求及注意事项,病区有常见特殊检查注意事项及宣传单。

（5）术前教育,包括术前准备的目的、内容及适应行为训练,术中、术后配合,并发症预防、管路护理、疼痛的反应等知识。

（6）术后教育,包括引流管的注意事项、翻身及有效咳嗽的意义及配合要点、胃肠功能恢复及早期活动的意义等。

（7）康复护理教育,包括康复锻炼的意义、方法、注意事项及配合要点。

（8）心理健康教育,关注患者心理状态,及时缓解患者紧张、焦虑情绪。

（三）出院护理健康教育

（1）介绍出院手续流程,协助完成结算、带药,病历复印等。

（2）指导出院后复诊/随诊事宜。

（3）落实出院计划单的宣教(药物、功能锻炼、引流管护理等)。

药物指导:告知口服药的服药方法、剂量及用药的注意事项。

运动指导:指导患者运动锻炼的方法,宣教其注意事项及配合要点。

饮食指导:向患者宣教饮食要求,指导患者合理饮食。

生活方式:向患者宣教保持健康生活方式的好处,如戒烟、戒酒等。

其他指导:如管路、伤口、高风险事件等。

四、护理工作思维导图

思维导图见图2-3-16。

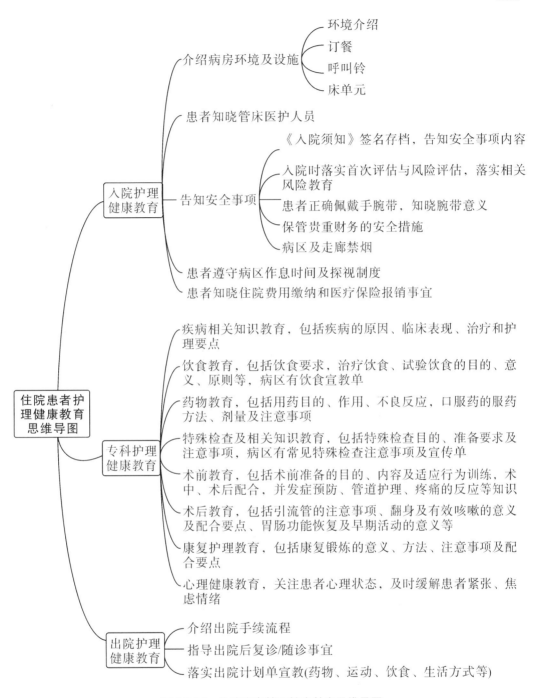

图 2-3-16 住院患者护理健康教育思维导图

参考文献

[1] 李环廷,魏丽丽,黄霞,等. 护理质量管理指标解读[M]. 北京:科学出版社,
2019.

第十三节　围手术期护理质量指标

一、围手术期护理措施落实率(NQI-TJ-13)

(一)概念及意义

1.概念

(1)围手术期护理:指在围手术期为患者提供全程、整体的护理。旨在加强术前至术后整个治疗期间患者的身心护理,通过全面评估,充分做好术前准备,并采取有效措施维护机体功能,提高手术安全性,减少术后并发症,促进患者康复。

(2)围手术期护理措施落实率:指统计周期内实际落实的住院患者围手术期护理措施项目数占住院患者围手术期护理措施总项目数的百分率。

2.意义　通过对围手术期护理质量指标的监测,能有效督促围手术期各项护理措施的落实,提高围手术期护理质量,促进手术患者康复。

(二)计算公式

$$围手术期护理措施落实率 = \frac{住院患者围手术期护理措施落实项目数}{住院患者围手术期护理措施总项目数} \times 100\%$$

(三)计算细则

1.分子　住院患者围手术期护理措施落实项目数。

(1)说明:统计周期内使用《围手术期护理思维导图》(图2-3-17)随机对围手术期患者护理措施落实情况进行统计,每完成1项条目计为落实1项。

(2)纳入:所有围手术期的住院患者,包括接受介入治疗的患者。

(3)排除:无

2.分母　住院患者围手术期护理措施总项目数。

(1)说明:统计周期内使用《围手术期护理思维导图》(图2-3-17)随机对围手术期患者护理措施落实情况进行统计,每统计1项条目计为1项。不包括未涉及的条目。

(2)纳入:所有围手术期的住院患者,包括接受介入治疗的患者。

(3)排除:统计周期内围手术期护理思维导图中不涉及的项目。

3.数据收集方法　对查检内容进行标记,通过护理管理系统完成数据汇总。

二、过程指标

手术作为一种治疗手段,在治疗疾病的同时,也会加重患者的生理和心理负担,导致并发症、后遗症等不良后果。围手术期精心的护理可使患者手术耐受性增加、获得最佳的手术效果。在术前阶段,系统的评估,积极的心理支持,完善的术前准备及术晨护理是重点,可以帮助患者以最佳的状态迎接手术。在术后阶段,病情的观察,用药、管路、活动、营养、疼痛、静脉血栓检塞症(VTE)的管理十分关键,有助于预防和减少术后并发症,促进患者早日康复。据此,在术前护理中,可对术前营养风险评估落实率、术前 VTE 风险评估落实率、术前疼痛评估落实率、术前准备落实率、术晨护理措施落实率等过程指标进行重点追踪与监控;在术后护理中,可对术后管路管理落实率、术后给药安全管理落实率、术后营养管理落实率、术后疼痛管理落实率、术后功能锻炼落实率、术后 VTE 预防措施落实率等过程指标进行重点追踪与监控,以衡量和保障围手术期护理的质量。

三、安全管理策略

(一)术前护理

1. 术前评估　完善术前护理评估:包括患者一般情况、健康史、用药史、主要器官及系统的功能状况、营养风险、VTE 风险、疼痛、有无延迟手术的因素。

(1)一般情况:性别、年龄、职业、生活习惯、烟酒嗜好等。

(2)健康史:包括现病史和既往史。

(3)用药史:如抗凝药、抗生素、镇静药、降压药、利尿剂、皮质激素等的使用情况及不良反应。

(4)主要器官及系统功能状况:循环系统、呼吸系统、泌尿系统、神经系统、血液系统、消化系统、内分泌系统的功能状况。

(5)营养风险评估:术前采用营养风险筛查 2002(nutrition risk screening 2002, NRS 2002)评估营养风险。对合并营养风险的患者(NRS 2002 评分≥3 分)制订营养诊疗计划。

(6)VTE 风险评估:患者入院时使用 Caprini 风险评估量表对患者进行首次风险筛查,建议在入院当天 4h 内完成。对低危及极低危血栓风险患者每周评估 1 次;中危血栓风险患者,每周评估 2 次;高危血栓风险患者,每日评估 1 次;极高危患者,每班评估 1 次;患者发生治疗变化或病情变化时实施动态评估。

(7)疼痛评估:患者入院即开始进行疼痛评估,一般情况下采用数字评分量表(numeric rating scale, NRS)评估患者疼痛强度,对于 7 岁以下儿童、老人、文化程度低或者认知障碍的成年人可采用面部表情评分法评估患者疼痛强度,同时评估患者疼痛的性质、部位、持续时间、诱发因素、有无伴随症状。疼痛评分≥4 分时,及时给予相应处理,并做好反馈记录。

2. 术前准备

（1）心理护理：鼓励患者表达其感受，帮助患者宣泄恐惧、紧张、焦虑等情绪，对患者给予充分的关怀和鼓励。针对病情、施行手术的可能性、可能取得的效果、术后恢复过程和预后等，以恰当的言语和口吻对患者作适度的解释，使患者能以积极的心态配合手术和手术治疗。

（2）适应性训练：①指导患者床上使用便盆，以适应术后床上排尿和排泄。②教会患者自行调整卧位和床上翻身，以适应术后的体位变化。③指导患者进行手术体位训练。④指导患者深呼吸、正确咳嗽、咳痰；有吸烟史的患者，入院时即告知患者及时戒烟，防止或减轻术后呼吸道并发症的发生。

（3）手术部位皮肤准备：①按需落实手术部位标志：术前一天查看管床医生是否按要求做好手术部位的标志，手术部位标志要正确、清晰。告知患者手术标志的目的意义。②洗浴：术前一天清洁皮肤。细菌栖居密度较高的部位或不能接受强刺激消毒剂的部位，术前可用氯己定反复清洗。腹部手术者需清洁脐部。③备皮：手术区域若毛发细小，可不必剃毛；若毛发影响手术操作，需根据手术部位做好手术区皮肤准备。

（4）药物过敏试验、备血：①药物过敏试验：根据医嘱及时落实药物过敏试验，将结果告知患者或照护者。阳性结果在电脑、病历、白板、患者床头均有明显标志，为患者佩戴红色腕带并注明过敏药物名称，同时通知医生。②备血：做好血型鉴定和交叉配血试验，血型报告单、交叉备血结果及领血证规范放置于医疗病历内。

（5）备好术中用药、用物：备好术中用药、用物，整体封装，打印执行标签粘贴封口，并按药物储存要求进行定点存放。

（6）胃肠道准备：①饮食指导：按医嘱落实饮食宣教，除合并胃排空延迟、胃肠蠕动异常、糖尿病、急诊手术等患者外，目前提倡患者术前一晚进食清淡、少渣饮食，术前禁食6h，禁饮2h。②肠道准备：不主张术前常规进行机械性肠道准备。可结合病情、手术需求和医嘱落实术前晚和术晨肠道清洁工作。

3. 术晨护理

（1）生活护理：指导患者洗漱，穿戴清洁病员服，取下义齿、发卡、眼镜、首饰及其他贵重物品；女患者整理好头发、指甲。

（2）核查患者病历及资料：根据手术需要，备好病历、X线、CT等影像学资料及术中所需药品等。

（3）根据手术方式及手术需要留置胃管、尿管（未留置尿管者术前排空膀胱），并做好标记，保证引流的通畅。

（4）规范执行与手术室的交接班制度：接手术患者时详细交接班，认真核对患者腕带、病区、床号、住院号、姓名、性别、年龄、手术名称、手术部位与标志、手术时间及术前医

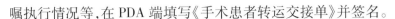

嘱执行情况等,在 PDA 端填写《手术患者转运交接单》并签名。

(5)根据手术类型及麻醉方式准备麻醉床,备好床旁用物,如负压吸引装置、心电监护仪、吸氧装置等。根据病情准备急救用物。

(二)术后护理

1. 妥善安置患者　①患者返回病房后,责任护士与麻醉师做好交接班,包括病历、影像学资料、手术情况、患者病情(呼吸、循环、意识、当前用药、制动情况、特殊体位、受压皮肤)等。②根据麻醉类型及手术方式,选择合适体位。全麻未清醒者,取平卧位,头偏向一侧,避免误吸;蛛网膜下隙阻滞麻醉者,应去枕平卧或头低卧位 6~8h,防止脑脊液外渗。根据患者病情遵医嘱给予心电监护、氧气吸入。

2. 病情观察

(1)生命体征的观察:遵医嘱观察生命体征(体温、脉搏、呼吸、血压)及瞳孔、意识等变化。

(2)保持手术切口敷料清洁干燥:每班定时巡视,观察手术切口有无渗血、渗液、伤口及周围皮肤有无发红及伤口愈合情况,及时发现伤口感染、伤口裂开等异常。保持伤口敷料清洁干燥,观察术后伤口包扎是否限制胸、腹部呼吸运动或指/趾端血液循环。如有异常,及时通知医生处理,做好记录。

(3)并发症的预防及观察:识别术后并发症,如出血、感染、切口裂开、吻合口瘘等,做好早期观察和护理。出现病情变化及时汇报医生,并遵医嘱迅速采取有效措施,同时做好护理记录。

出血:①密切观察生命体征、手术切口,若切口敷料被血液渗湿,可怀疑手术切口出血,需打开敷料检查切口以明确出血状况和原因。②有引流管的患者注意引流物的颜色性状及量,发现异常及时通知医生。③未放置引流管者,可通过密切的临床观察,评估有无低血容量性休克的早期表现,如烦躁、心率增快、尿量少、中心静脉压低于 $5cmH_2O$ 等,提示有术后出血,需及时通知医生。④少量出血者可通过更换切口敷料、加压包扎止血;出血量大时遵医嘱给予止血药物或输血治疗并观察疗效。

切口感染:①密切观察手术切口情况,保持伤口清洁、敷料干燥;②加强营养支持,增强患者抗感染能力;③遵医嘱预防性使用抗生素。发生感染时遵医嘱给予抗生素治疗并观察疗效。高热的患者按照护理常规给予相应处理,密切观察体温的变化,做好记录。

肺部感染:①保持病房适宜的温湿度,患者每日液体摄入量维持在 2000~3000mL;②指导患者进行呼吸功能锻炼,包括深呼吸、有效咳嗽咳痰、主动循环呼吸技术(ACBT 技术)、使用呼吸训练器;③协助患者早期下床活动;④痰液黏稠者给予雾化吸入;⑤遵医嘱应用抗生素及祛痰药物。

3. 营养管理

（1）术后尽早恢复经口进食、饮水。术后早期恢复经口进食、饮水可促进肠道功能恢复，有助于维护肠黏膜屏障，降低术后感染发生率。对于非消化系统手术，术后麻醉清醒、生命体征稳定者即可开始进食水；对于直肠或盆腔的手术患者，术后4h可以经口进食；对于胃和结肠的手术，术后1d即可开始进食，饮水时间可更短。胰腺手术宜术后3~4d开始进食。

（2）责任护士对患者进行有针对性、详细的饮食指导。具体的饮食方案应在综合评估患者的综合情况和耐受性的基础上设置目标量，循序渐进，酌情实施。当经口摄入少于正常量的60%时，添加口服营养补充（Oral Nutritional Supplements，ONS）。

（3）对于联合应用口服营养补充仍不能达到目标量的60%的患者，可考虑肠内营养支持。如果患者经肠内营养摄入不能满足机体60%需要量，则应联合应用肠外营养。护士需严格按照肠内、外营养护理规范执行。

肠内营养支持：①输注前用物准备强调"三标志、四专用"，"三标志"指管路标志、肠内营养标志牌、肠内营养执行单卡袋，"四专用"包括专用输液架、专用肠内营养输注泵、专用输注泵管、专用灌注器。输注前需确认管路位置。②肠内营养输注中需遵循"六度"原则，即角度、速度、温度、清洁度、浓度、适应度。卧床患者肠内营养输注时抬高床头30°~45°；以20~40mL/h的速度开始，每6~8h根据患者的耐受性进行调整，逐渐可达100~125mL/h；营养液的输注温度保持在室温下；营养液现配现用，避免污染、变质，24h内用完；营养液浓度从低浓度开始，逐渐增加浓度；密切观察患者的耐受性，有无呛咳、误吸、恶心、呕吐、腹胀等并发症。同时注意"三环节、三冲洗"管理，在给药前、鼻饲前后、连续输注4~6h后使用38~40℃温开水20~30mL进行冲洗管路，防止堵管。③输注后护士详细记录营养液的名称、浓度、剂量及患者的反应，做好交接班。

肠外营养支持：①合理控制输注速度，开始速度宜慢，50~100mL/h，2~3h后可调至100~150mL/h，输注速度应保持恒速、稳定。②合理安排输注顺序，配置全营养混合液时需注意药物的配伍禁忌。③注意观察患者的耐受性，如出现恶心、呕吐、发热等症状，及时通知医生，给予处理。

4. 给药安全管理

（1）注意配伍禁忌，准确执行医嘱，根据患者病情调节输液速度。

（2）保证输液管路的通畅，及时巡视更换输液，处理输液故障。观察给药效果，如有药物不良反应及时对症处理并按流程上报。

（3）向患者及照护者宣教所用药物相关知识，包括作用、使用目的、不良反应等。

5. 管路管理

（1）管路标志清晰、妥善固定、引流通畅。管路标志清晰：标志正确清晰，字迹模糊或脱落要及时更换。管路妥善固定：妥善固定引流管，正确填写评估表，落实防范引流管脱落的各项措施。有效引流:保持引流通畅,观察并记录引流液的颜色、性质和量。

(2)向患者及照护者宣教留置管路的目的、管路滑脱的高危因素及预防脱管的方法,鼓励患者及照护者主动参与管路安全管理。

评估患者脱管风险,高风险患者床边悬挂"预防管路滑脱"警示标牌并加强交接班。

及时巡视病房,发现管路打折、受压、牵拉、敷料卷边、松散以及置管处渗血、渗液等异常情况应及时处置。

指导患者在进行翻身、下床、进食、大小便等活动时,妥善固定导管,防止管路扭曲、受压、折叠和牵拉。

观察患者耐受及疼痛情况,促进患者舒适,精神异常或烦躁患者根据医嘱给予镇静止痛药物。

必要时给予肢体保护性约束,做到松紧度适宜,每2h查看约束部位皮肤温度、颜色及肢体情况。

发现脱管,及时通知医生处理,同时密切观察患者病情变化。按照不良事件上报流程上报相关人员及部门。

(3)掌握拔管指征,及时与医生沟通,遵医嘱及时拔除管路。拔管后,注意观察患者有无不适。长期留置管路的患者每日要进行拔管指征评估,尽早拔管。

6.疼痛管理

(1)责任护士正确掌握疼痛评分方法及系统操作。麻醉清醒后即进行疼痛评估,轻度疼痛时,评估应至少1次/d;中、重度疼痛应即刻进行全面疼痛评估,持续关注直至疼痛缓解或降为轻度疼痛或无痛;使用患者自控镇痛(Patient Controlled Analgesia, PCA)泵患者宜每班观察疼痛情况。

(2)依据疼痛评估结果,落实多模式镇痛及个体化镇痛。对评估为轻度疼痛的患者,宜采用非药物镇痛措施,如冷/热疗法、体位改变、固定带调节、音乐疗法及放松训练等。对评估为中、重度疼痛的患者,应及时报告医生,遵医嘱使用镇痛药物,在控制切口疼痛方面,对于开放手术,推荐连续中胸段硬膜外患者自控镇痛(Patient Controlled Epidural Analgesia, PCEA)联合非甾体类消炎药物,辅助应用非药物镇痛措施。对主诉剧烈疼痛,尤其是生命体征改变(如低血压、心动过速或发热者)应立即评估有无切口裂开、出血、穿孔、内置物断裂或脱位、肺栓塞、心肌梗死等可能,及时报告医生和处理。在患者进行术后康复训练和致痛性操作前,可遵医嘱采取药物或非药物措施进行预防性镇痛。应关注疼痛患者的睡眠和情绪变化,可通过人文关怀、心理支持、睡眠指导、遵医嘱使用辅助睡眠或抗焦虑药物进行干预。

(3)评估镇痛效果,观察用药后效果,并书写记录。在疼痛未稳定控制时,宜反复评估每次药物和治疗方法干预后的效果:静脉给药后 5～15min、口服用药后 1～2h,或药物达最大作用时复评;同时还应评估如镇静、恶心、呕吐等疼痛治疗相关不良反应,一旦出现,应及时告知医生给予处理。

(4)向患者宣教无须忍痛的理念,教会术后患者及照护者正确使用镇痛泵。告知患者和主要照护者非药物和药物镇痛方法及常见不良反应,出现不适及时报告。患者早期活动时,责任护士进行正确及时指导,尽量减轻患者的疼痛感。

7. 术后功能锻炼

(1)病情允许情况下,鼓励患者术后早期下床活动。实现早期下床活动应建立在术前宣教、多模式镇痛及早期拔除鼻胃管、尿管和腹腔引流管等各种导管的基础之上。术后清醒者即刻半卧位或适量在床上活动,无须去枕平卧6h;术后 1d 即可开始下床活动。

(2)根据疾病及手术方式帮助患者制订详细的功能锻炼计划,建立每日活动目标,逐日增加活动量。

(3)评估患者的病情变化、活动耐力,指导患者按计划落实功能锻炼,循序渐进增加活动时间及活动量,必要时使用安全实用的辅助工具。

8. VTE 预防

(1)责任护士使用 Caprini 风险评估模型准确评估患者 VTE 风险。0 分为极低危,1～2分为低危。3～4分为中危,5～8分为高危, >8 分为极高危。

(2)根据患者 VTE 风险等级落实分层预防措施:低危风险患者采取基础预防措施;中危风险患者采取基础预防 + 物理预防措施;高危风险、极高风险患者采取基础预防 + 物理预防 + 药物预防措施。

基础预防措施包括:活动锻炼,抬高患肢,静脉保护,改善生活方式如多饮水、戒烟戒酒、饮食调节、保暖、温水泡脚等。

物理预防措施包括:穿戴梯度压力弹力袜,使用间歇充气加压装置。

药物预防措施:临床上常用低分子肝素、普通肝素、Xa 因子抑制剂、维生素 K 拮抗剂等进行 VTE 的预防。近期有活动性出血或经评估属于出血高风险的患者应禁用肝素和低分子肝素。

(3)采用宣教单、多媒体、展板等形式对患者进行 VTE 防治的健康教育,让患者了解VTE 的高危因素、危害及预防措施。

四、护理工作思维导图

思维导图见图 2-3-17。

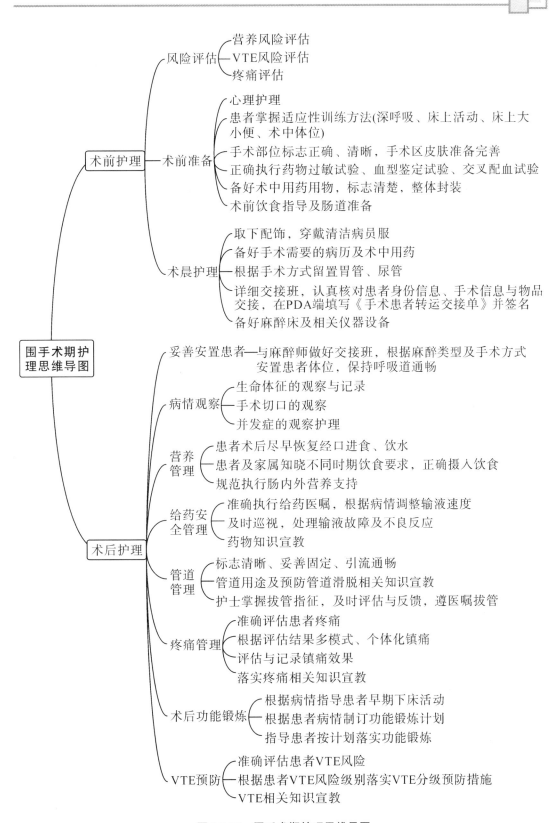

图 2-3-17 围手术期护理思维导图

参考文献

[1]李环廷，魏丽丽，黄霞，等. 护理质量管理指标解读[M]. 北京：科学出版社，
2019.

[2]李卡，金静芬，马玉芬. 加速康复外科护理实践专家共识[M]. 北京：人民卫生
出版社，2019.

[3]中华医学会肠外肠内营养学分会，中国医药教育协会加速康复外科专业委员
会. 加速康复外科围术期营养支持中国专家共识(2019 版)[J]. 中华消化外科
杂志，2019,18(10):897-900.

[4]张晓光，郄文斌，屠伟峰，等. 围术期目标导向全程镇痛管理中国专家共识
(2021 版)[J]. 中华疼痛学杂志，2021，17(2):119-125.

[5]曹晖，陈亚进，顾小萍，等. 中国加速康复外科临床实践指南(2021 版)[J]. 中国
实用外科杂志，2021，41(09):961-992.

[6]薛丹丹，程云，张焱. 老年择期手术患者术前护理评估内容的构建[J]. 中华护
理杂志，2019,54(2):182-187.

[7]李乐之，路潜. 外科护理学[M]. 北京：人民卫生出版社,2021.

[8]陈孝平，汪建平，赵继宗. 外科学 9 版[M]. 北京：人民卫生出版社,2019.

[9]中华人民共和国国家卫生健康委员会. 国家卫生健康委关于印发三级医院评审
标准(2020 年版)的通知[EB/OL]. (2020-12-21)[2021-05-10]. http://www.
nhc. gov. cn/yzygj/s7657/202012/c46f97f475da4d60be21641559417aaf. shtml.

[10] Zhang Y，Tan S，Wu G. ESPEN Practical Guideline：Clinical Nutrition in Sur-
gery[J]. Clinical Nutrition，2021,40(7)：4745-4761.

[11] Institute For Clinical Systems Improvement. Health Care Guideline：Perioperative
(Sixth Edition)[Z]. 2020：2021-5-15.

第四章 "护理管理"质量指标

本章围绕护理管理中药品与物品管理这一重点内容,通过全面考评药物与关键物品管理的落实情况,严格控制临床护理质量,具体包括药品管理、无菌物品管理、急救物品管理、危险品管理等。

第一节 药品管理质量指标

一、药品管理落实率(NQI-TJ-14)

（一）指标定义及意义

1. 定义

药品管理落实率:统计周期内药品管理检查落实项目数占同期药品管理检查总项目数的百分率。

2. 意义 为了确保患者及时用药,病房根据临床工作的特殊需要贮存不同种类的药品,包括抢救药品、麻醉药品、精神类药品以及患者临时使用的常用普通药品等。因此,病房药品管理是医院药品管理的重要组成部分。通过规范药品管理,可保证药品质量和有效使用,提高用药安全性,保障患者用药安全,这也是保证医疗质量的关键因素之一。

（二）计算公式

$$药品管理落实率 = \frac{药品管理落实项目数}{药品管理总项目数} \times 100\%$$

（三）计算细则

1. 分子 药品管理落实项目数。

（1）说明:统计周期内《药品管理思维导图》对护理单元药品管理状况进行统计,每完成1个条目计为落实1次。

（2）纳入:护理单元内的常备药、急救药、管制药及冰箱内储存药。

（3）排除:患者自备药。

2. 分母 药品管理总项目数。

（1）说明：统计周期内使用《药品管理思维导图》（图2-4-1）对护理单元药品管理状况进行统计，每统计1个条目计为1项，统计周期内药品管理总项目数为统计周期内所有药品管理条目数之和，即所有统计的药品×药品管理思维导图中对应的条目数的总和，以上条目中不包括未涉及的条目。

（2）纳入：护理单元内的常备药、急救药、管制药及冰箱内储存药。

（3）排除：统计周期内药品管理护理思维导图中未涉及的项目。

3. **数据收集方法**　对查检内容进行标记，通过护理管理系统完成数据汇总。

二、过程指标

用药安全的关键在于药品质量。药品质量不仅靠生产和流通领域的规范化管理，还包括药品进入医疗机构后的保管。《中华人民共和国药品管理法》第二十八条规定："医疗机构必须制定和执行药品保管制度，采取必要的冷藏、防冻、防潮等措施，保证药品质量。"据此，可对药品储存合格率、急救药品管理合格率、麻醉药品及精神类药品管理合格率和冰箱内药品管理合格率等过程指标进行追踪与监控，以保障药品管理措施的落实。

三、安全管理策略

（一）常备药品管理

（1）专人管理：药品管理应有专人负责，治疗/主班护士相对固定，负责药品的领用、保管和清理工作。药品从药房领回病房后，由治疗/主班护士统一整理至药柜中；药品领回病房未清理前，应置"药品未清理"提示牌。

（2）药品标识：所有储存的药品均有药品标签，常备注射药品按其危险等级进行分类管理，标签醒目；看似、听似、多规药物有特殊标识；1个月近效期药品有提示及优先使用标识。

（3）基数药品清单：制定病区基数药品清单，基数药品的种类和基数合理，符合专科病种需要。

（4）药品储存：①按照说明书要求贮存药品，确保储存环境符合药品性质。②常备药品定点存放，按基数每周清点，记录有效期，确保药品无过期、变质。③剂型相同的药品，不要放在相邻的药格内，如肌苷针2mL与维生素C针2mL、0.9%氯化钠针10mL与25%硫酸镁10mL等。④口服药原始包装保存，外用药原装容器储存，容器一次性使用，无"三无"（无药品名称、无有效期、无生产厂家）药品。⑤甲醛、盐酸、甲苯以及其他试验用试剂不得存放在病区内。

（5）药品管理登记：每周清理药品1次，并记录。

（二）急救药品管理

（1）急救车内药品定位、定数量放置，每种药物的剂型、剂量统一。根据专科抢救特

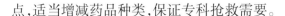

点,适当增减药品种类,保证专科抢救需要。

(2)急救药品无破损、浑浊、变质、过期,专人管理,每周清点并记录;用后及时补充,封条或一次性安全锁使用规范。非抢救用物一律不得放置车内。

(3)急救车定位放置,专人管理,处于应急备用状态。

(4)规范药物过敏抢救盒内药品与物品,有统一的标识。

(三)管制药品管理

(1)麻醉、精神类药品管理。

麻醉药品、一类精神类药品定量存放于保险柜,双人双锁管理,2把钥匙不得由同一人保管,存放区域有监控,严格遵守《麻醉药品和精神药品管理条例》。

建立《麻醉药品及一类精神药品清点使用登记本》,每班由2名护士清点、交接并双人签名。备用麻醉药品/一类精神药品的基数是其清点数与麻醉处方数之和,空安瓶的名称、数量应与麻醉处方一致,如有问题应及时向护士长汇报。

第二类精神药品专柜加锁管理,口服药与注射药品分柜放置。

使用药品后应登记签名,药品空瓶应回收,如药品有余量应两人共同销毁。

(2)10%氯化钾针应专柜加锁管理,有"严禁静脉推注"的警示标识,用后及时记录并补充,药品实际备用量与基数相符,每周清点。

(四)治疗室冰箱内药品管理

(1)冰箱专人管理,管理制度应张贴在柜门上,并定期对冰箱进行清理,保持清洁。

(2)《冰箱温度监测登记本》应置于冰箱旁,每日有冰箱温度监测登记。冰箱正常温度为2~8℃,监测结果异常时应查找原因,必要时进行除霜或及时维修,应做好相应的登记。

(3)冰箱内的药品应分类存放,规范放置,药品标识醒目、清晰。

(4)放入的启封药品有日期、时间、责任人,启封口有保护措施。

(5)冰箱中存放患者自备药品时,应有床号、姓名、药名、数量等标识,并在《自备药品管理登记本》上记录。

(6)冰箱内无血标本、试剂、生活用品等。

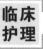

四、护理工作思维导图

思维导图见图2-4-1。

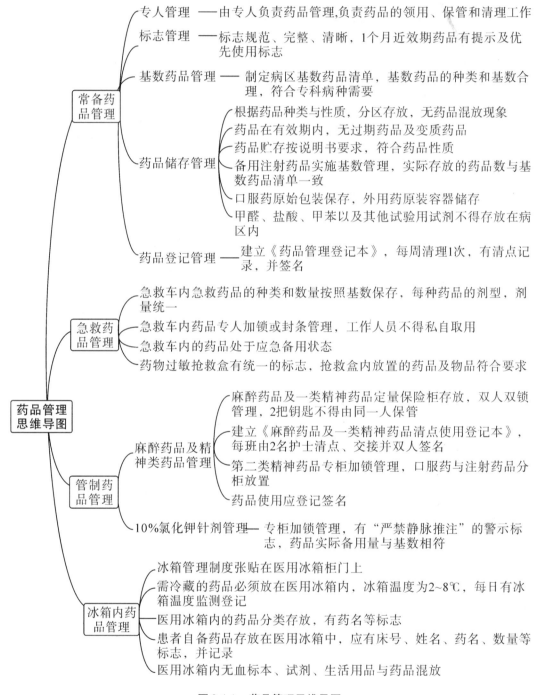

图 2-4-1　药品管理思维导图

参考文献

[1] 李环廷,魏丽丽,黄霞,等.护理质量管理指标解读[M].北京:科学出版社,2019.

[2] 中华人民共和国国务院.麻醉药品和精神药品管理条例[EB/OL].(2016-02-06)[2021-07-01].http://www.nhc.gov.cn/fzs/s3576/201808/8f19c4bd124f4eae9506aefb9cfd9c74.shtml.

[3] 全国人民代表大会.中华人民共和国药品管理法[EB/OL].(2019-03-02)[2021.07.01].http://www.nhc.gov.cn/fzs/s6727/201909/5fb6daad2ba44a7d8d8b3e18a5efa5cb.shtml.

第二节 无菌物品管理指标

一、无菌物品管理落实率(NQI-TJ-15)

(一)指标定义及意义

1. 定义

无菌物品管理落实率:统计周期内,无菌物品管理检查落实项目数占同期无菌物品管理检查总项目数的百分率。

2. 意义 加强无菌物品的管理,确保无菌物品安全使用,是防止医源性疾病传播,保障人民群众身体健康的重要举措,也是保障医疗安全、实现全面医疗质量改进及可持续发展的重要基础。同时也能减少无菌物品浪费现象,降低医院成本。

(二)计算公式

$$无菌物品管理落实率 = \frac{无菌物品管理落实项目数}{无菌物品管理总项目数} \times 100\%$$

(三)计算细则

1. 分子 无菌物品管理落实项目数。

(1)说明:统计周期内使用《无菌物品管理思维导图》(图2-4-2)随机对护理单元无菌物品的储存与使用情况进行统计,每完成1个条目计为落实1项。

(2)纳入:护理单位内的可复用无菌物品和一次性无菌物品。

(3)排除:无。

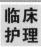

2.**分母** 无菌物品管理总项目数。

（1）说明：统计周期内使用《无菌物品管理思维导图》（图2-4-2）随机对护理单元无菌物品的储存与使用情况进行统计，每统计1个条目计为1项，统计周期内无菌物品管理总项目数为统计周期内所有无菌物品管理条目数之和，即所有统计的无菌物品×无菌物品管理思维导图中对应的条目数的总和，以上条目中不包括未涉及的条目。

（2）纳入：护理单元内的无菌物品。

（3）排除：统计周期内《无菌物品管理思维导图》（图2-4-2）中未涉及的项目。

3.**数据收集方法** 对查检内容进行标记，通过护理管理系统完成数据汇总。

二、过程指标

无菌物品规范管理是医疗质量与安全的保障重点之一。无菌物品的储存、使用和使用后处理均须严格规定与监测，一次性无菌物品和可复用医疗物品的使用存在较大差异。基于此，可对无菌物品储存落实率、一次性无菌物品规范使用率和可复用医疗物品规范使用率等过程指标进行追踪与监控，以衡量和保障无菌物品的管理质量。

三、安全管理策略

（一）无菌物品存放

（1）无菌物品应与非无菌物品分开放置，不得混放。

（2）无菌物品应分类专柜存放于阴凉、干燥、通风的货架或货柜中，存放区应设有温湿度检测：温度低于24℃，湿度低于70%，换气次数4~10次/h；无菌物品存放应距地面高度>20cm，距离墙面>5cm，距天花板>50cm。

（3）货架或货柜上有醒目的无菌物品名称标识，标识与存放的无菌物品一致。

（4）无菌物品入库（货柜或货架）时，以物品标识为参照对象，宜采用"左入右出、后入前出"的原则，按有效期先后顺序排列摆放。

（5）专人管理无菌物品，定期检查，存放于货柜或货架上的无菌物品外包装应完好，无破损、发霉，符合消毒、灭菌要求，在有效期内。对于1个月内的近效期一次性无菌物品，有提示或优先使用标识。

（二）一次性无菌物品使用

（1）一次性无菌物品不得重复使用，严格落实一人一用一换。

一次性使用无菌注射器及其针头不能重复使用（需要做到"一人一针一管一用"）；使用同一溶媒配置不同药液时，必须每次更换一次性无菌注射器和针头抽取溶媒。

吸痰管及吸引管一次性使用。

一次性输氧导管一人一用一换;氧气面罩一次性使用,不得重复使用;湿化瓶及氧气湿化水每日更换一次。

呼吸机管路应一人一用一换,不得重复使用,至少 7d 更换 1 次,被血液、痰液污染时应及时更换。

(2)使用一次性无菌物品前检查包装、有效期、是否霉变等,发现不合格产品时停止使用,及时报告并登记。包装破损、漏气、霉变、不在有效期内的物品不得使用。无菌棉签、棉球、纱布的灭菌包装一经打开,使用时间不应超过 24h,治疗车及基础盘内启封的棉签不超过 1 包;小包装碘伏、酒精、氯己定等消毒剂注明开启日期,限 7d 内使用。根据药品说明书的要求配置药液,现配现用,包括皮试液。配制好的静脉输注用无菌液体,应在 2h 内为患者输注;启封抽吸的溶媒放置时间不应超过 24h。

(3)一次性无菌物品使用后应在固定存放地点密闭封存专人回收,签字记录备查,按照《医疗废物管理条例》的要求进行处理。

(三)可复用医疗器械及物品使用

(1)物品使用后,在处置室应经过初步冲洗,确保无污迹、血迹等,无锐器外露。

(2)物品使用后,置于套有白色塑料袋的回收容器(桶或箱)内,定点密闭保存,待消毒供应中心回收,集中清洗消毒灭菌,未能及时回收的污染器械应做保湿处理。

(3)无菌包专柜保存,过期应重新送消毒供应中心灭菌。新包布应清洗去浆后再使用。

(4)无菌钳、镊应定期灭菌,启用后干燥保存有效期 4h,有启用时间及责任人。

(5)消毒剂(碘伏、酒精等)的盛装容器每周消毒 2 次,使用后应及时盖好。

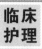
四、护理工作思维导图

思维导图见图2-4-2。

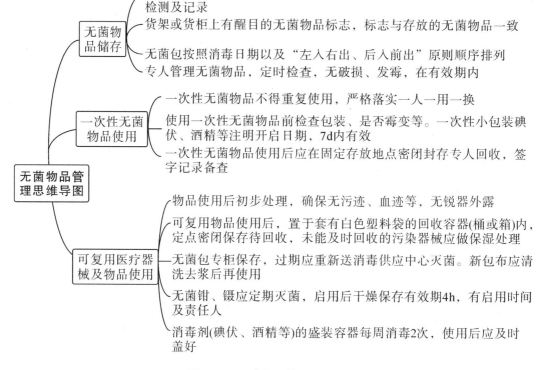

图2-4-2　无菌物品管理思维导图

参考文献

[1] 中华人民共和国国家卫生和计划生育委员会. WS 310.2-2016 医院消毒供应中心第 2 部分:清洗消毒及灭菌技术操作规范[S].2016.

[2] 中华人民共和国国家卫生健康委员会. WS/T 592-2018 医院感染预防与控制评价规范[S].2018.

[3] 中国医院协会. T/CHAS 10-3-5-2019 中国医院质量安全管理第 3-5 部分:医疗保障消毒供应[S].2019.

第三节　急救设备管理指标

一、急救设备规范管理落实率(NQI-TJ-16A)

(一)指标定义及意义

1.定义

(1)急救设备:直接抢救或为患者提供生命支持的装备。现代急救领域中占主导地位的急救设备是有关心、肺、脑复苏以及人体生物机能、功能诊断所需的仪器设备。

(2)急救设备规范管理落实率:统计周期内,急救设备管理检查落实项目数占同期急救设备管理检查总项目数的百分率。

2.意义　通过对各护理单元急救设备规范管理落实率的监测,了解各护理单元的急救设备管理现状,通过根本原因分析和有效的对策实施,促进急救设备的规范管理,保障急救工作的顺利开展和患者安全。

(二)计算公式

$$急救设备管理落实率 = \frac{急救设备管理落实项目数}{急救设备管理总项目数} \times 100\%$$

(三)计算细则

1.分子　急救设备管理落实项目数。

(1)说明:纳入统计的急救设备包括急救车、氧气筒、电动吸引器、心电监护仪、除颤仪、呼吸机、简易呼吸气囊(急救车外)、中心负压吸引器(急救车外)、心电图机;每完成1项条目计为落实1项,以上条目不包括未涉及的条目。

(2)纳入:护理单元的所有急救设备。

(3)排除:无。

2.分母　急救设备管理总项目数。

(1)说明:统计周期内使用《急救设备管理思维导图》(图2-4-3)中每统计1个条目计为1项,统计周期内急救设备管理总项目数为统计周期内所有急救设备管理条目数之和,即所有统计的急救设备×急救设备管理思维导图中对应的条目数的总和,以上条目中不包括未涉及的条目。

(2)纳入:护理单元的所有急救设备。

(3)排除:急救设备管理思维导图中不涉及的项目。

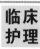

3.**数据收集方法**　对查检内容进行标记,通过护理管理信息系统完成数据汇总。

二、急救设备应急状态落实率(NQI-TJ-16B)

（一）指标定义及意义

1.**定义**

急救设备应急状态落实率:统计周期内,性能完好处于备用状态的急救设备数占检查的急救设备数的百分比。

2.**意义**　通过对各护理单元急救设备应急状态落实率的监测,了解各护理单元的急救设备应急状态现状,通过根本原因分析和有效的对策实施,确保各护理单元的急救设备处于应急状态,为第一时间开展急救工作创造条件,保障急救质量和患者安全。

（二）计算公式

$$急救设备应急状态落实率 = \frac{性能完好处于备用状态的急救设备数}{急救设备总数} \times 100\%$$

（三）计算细则

1.**分子**　性能完好处于备用状态的急救设备数。

（1）说明:统计周期内使用《急救设备管理思维导图》(图2-4-3)对护理单元急救设备的性能与备用状态进行统计。

（2）纳入:护理单元的所有急救设备。

（3）排除:无。

2.**分母**　急救设备总数。

（1）说明:统计周期内使用《急救设备管理思维导图》(图2-4-3)随机对护理单元急救设备的性能与备用状态进行统计,每统计1个条目计为1项,统计周期内急救设备总数为统计周期内统计的所有急救设备数目总和。

（2）纳入:护理单元的所有急救设备。

（3）排除:急救设备管理思维导图中不涉及的项目。

3.**数据收集方法**　定期使用《急救设备管理思维导图》(图2-4-3)进行统计,每个统计周期完成数据汇总。

三、过程指标

急救设备的规范存放、预防性定期维护是高质高效使用急救设备的先决条件,有助于提升抢救的质量、效率和保障患者安全。据此,可对急救设备规范存放落实率、急救设备定期维护落实率等过程指标进行重点追踪与监控,以衡量和保障急救设备管理质量,保障患者生命安全。

四、安全管理策略

（一）规范存放

（1）所有急救设备均要求定点放置，不得随意挪动。

急救设备放置位置合理，取用方便。

急救车、氧气筒、电动吸引器均要求有相应地标。

入柜设备定点放置，柜门有相应设备名称标识。

非抢救情况下，急救设备不得随意挪动。

（2）急救设备内药品、物品齐全，分类放置，在有效期内。

急救车内药品定位、定数分类放置，无混放现象，药品无过期、破损、浑浊和变质。

急救车内物品定位放置，数量齐全，性能完好，在有效期内；呼吸气囊连接管连接正确，长度适宜。

（3）所有急救设备相关标识完整、清晰、明确、无误（合格标识、备用/待维修标识等）。

所有备用设备需要悬挂"备用"标识，待维修设备需悬挂"待维修"标识，且标识醒目。

氧气筒、心电监护仪、电动吸引器、除颤仪、呼吸机、中心负压吸引器、心电图机均要有"检验合格"标识，且标识清晰、无误、无过期现象。

除以上标识外，所有氧气筒需要悬挂"四防"标识，有"空""满"或余氧量记录的标识。

所有仪器（电动吸引器、心电监护仪、除颤仪、呼吸机、心电图机）均需悬挂维护保养说明与使用流程说明。

（4）一般情况下，急救设备不随意外借，呼吸机、除颤仪等特殊设备除外，外借后需登记去向，做好交接班。

（二）定期维护

（1）急救设备均按要求每周检查（除颤仪应每日进行安全确认，呼吸机维护保养次数≥2次/年），进行预防性维护与保养，进行清洁、消毒处理，配备防尘罩，并有维护记录。

（2）急救设备内外清洁无尘、无明显污渍，急救车上无杂物堆放。

（3）急救设备性能完好，处于备用状态。

氧气筒氧气流量表安装正确，余氧量不低于0.2MPa，性能良好。

电动吸引器管路连接完好，无松脱、漏气现象，性能完好。

心电监护仪，线路规整放置，无松脱，有备用电极片，性能完好。

简易呼吸气囊无漏气、老化，性能良好。

心电图机线路无缠绕打结，无松脱，打印纸安装完好，设备性能正常。

（三）其他

（1）定期组织护理人员参加急救设备相关培训、考核，至少每年1次，主要包括：

急救设备使用与维护。

呼吸机、除颤仪等设备的紧急调配。

急救设备发生故障后的应急预案。

（2）急救设备检查维护登记要求每周1次，记录完整、清晰、无误，急救车内相关登记本填写规范。

五、护理工作思维导图

思维导图见图2-4-3。

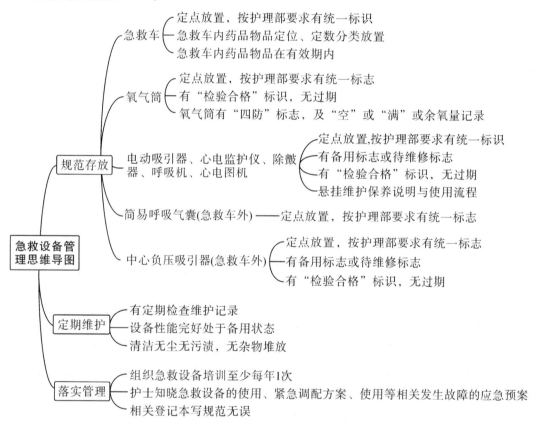

图2-4-3　急救设备管理思维导图

参考文献

[1]唐伟.急救设备质量管理体系构建[J].重庆医学,2007,36(4):378-379.

[2]中华人民共和国国家卫生健康委员会.WS/T 603-2018心脏除颤器安全管理[S].2018.

［3］中华人民共和国国家卫生健康委员会. WS/T 655-2019 呼吸机安全管理［S］. 2019.

［4］中国医院协会. T/CHAS 10-3-4-2019. 中国医院质量安全管理第 3-4 部分：医疗保障医疗设备［S］.2019.

第四节 危险品管理指标

一、危险品规范化落实率（NQI-TJ-17）

（一）指标定义及意义

1. 定义

（1）危险品：指易燃、易爆、腐蚀性强、易制毒、可自燃的物品和遇水燃烧的物品。医院内危险品主要包括以下几种：①易爆品，如环氧乙烷；②使用高压钢瓶存放的压缩气体或液化气体，如氮气、氩气、氦气、二氧化碳、一氧化二氮等；③易燃液体，如乙醇；④腐蚀化学品，如硫酸、硝酸、盐酸；⑤操作不当易引起爆炸的设备，如压力容器。

（2）危险品规范化管理落实率：统计周期内危险品管理落实项目数占同期危险品管理总项目数的百分比。

2. 意义 通过对病区危险品规范化管理落实率的监测，了解医院或病区的危险品规范化管理落实率。通过根本原因分析和有效的对策实施，提高危险品规范化管理的落实率，保障患者及医务人员的安全。对病区危险品规范化管理进行质量追踪，可以帮助护理工作者建立根据危险品类别进行分类规范化管理的风险意识。危险品规范化管理的过程，充分体现护理工作者对病区环境、患者及自身安全的重视和责任。

（二）计算公式

$$危险品管理落实率 = \frac{危险品管理落实项目数}{危险品管理总项目数} \times 100\%$$

（三）计算细则

1. 分子 危险品管理落实项目数。

（1）说明：统计周期内使用《危险品管理思维导图》（图 2-4-4）对全院护理单元危险品管理情况进行统计，每完成 1 个条目计为落实 1 项。

（2）纳入：统计周期内所有护理单元的危险品。

（3）排除：统计周期内危险品规范化管理思维导图中未涉及的危险品。

2. **分母** 危险品管理总项目数。

（1）说明：统计周期内使用《危险品管理思维导图》（图2-4-4）对全院护理单元危险品管理情况进行统计，每统计1个条目计为1项，统计周期内危险品管理总项目数为统计周期内所有危险品管理条目数之和，即所有统计的危险品×危险品管理思维导图中对应的条目数的总和，以上条目中不包括未涉及的条目。

（2）纳入：统计周期内所有护理单元的危险品。

（3）排除：统计周期内危险品管理思维导图中未涉及的危险品。

3. **数据收集方法** 定期使用《危险品管理思维导图》（图2-4-4）进行统计，每个统计周期完成数据汇总。

二、过程指标

在院内规范化管理危险品，需要在过程中正确标识、存放及使用。基于此，可对危险品规范标识落实率、危险品规范存放落实率、危险品规范使用落实率等过程指标进行追踪与监控，以保障安全管理策略的落实。

三、安全管理策略

（一）压缩气体/液化气体的管理要求

（1）所有容器有明显的名称及标识，分别存放，存放位置设置警示标识。

（2）进行定期检查：认真检查容器是否严密，各类接头、管路、阀门仪表是否保持完好无损，标签清晰。若发现封口不严、漏液或有破损情况，应及时联系动力科进行更换。核对病区物品规格、质量、危险标识和数量。

（3）所有灌装压缩气体与液化气体，密封保存，定点放置，离明火至少5m、暖气1m。不应放置在散热器、明火、其他热源或会产生电火花的电器附近。不应置于阳光直晒处，放置平稳，有防尘罩。

（4）存放与使用易燃、易爆气体的场所附近，应配备消防器材和安全防护设备，并定期检查。如发现失效、过期的消防器材，应立即联系保卫科更换。

（5）使用低温气体应配置冻伤防护设备和冻伤处置药品，应在醒目位置张贴应急处置方法。

（6）病区搬运、装卸时轻装轻放，严禁碰擦、撞击、翻滚、倒置，按外包装装卸要求，严格执行。

（7）气体钢瓶不使用时，应该关闭主高压阀门。

（8）组织有关人员学习业务技术，熟悉危险品的性质和安全管理知识。

（9）病区应配备必要的辅助用具、防护药品，如：扳手、冻伤膏等。

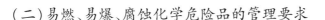

（二）易燃、易爆、腐蚀化学危险品的管理要求

（1）所有容器都要清晰地标记其内容物，并加上对应的警示标识。

（2）临时存放要用专柜，加锁管理。

（3）病房内禁止存放腐蚀化学危险品。

（4）常用的液态易燃品不得大量存放。

（5）液态易燃品柜门上贴"易燃"标签。

（6）在有易燃品的区域，禁止出现明火。

（7）只在通风条件良好的区域使用液态易燃品或处理大量的液态腐蚀性化学品。

（8）禁止将液态易燃品倒入下水道，应该储存在化学废液缸里，由专人收集处理。

（9）剧毒及放射性试剂，设专项记录，专人负责，专柜加锁保管。腐蚀性、易燃、易爆化学试剂，应与一般化学试剂分开保管。

（10）工作人员在使用腐蚀性、有毒挥发性化学品时，应配备必要的防护用品、用具，如：口罩、护目镜、橡胶手套等。当瓶内可能有压力（如盐酸），开瓶时，用毛巾包裹瓶盖再打开，以防止飞沫溅出。

（11）经常组织有关人员学习业务技术，掌握易燃、易爆、腐蚀化学危险品的安全管理要求。

（三）化学品溢出的处理

病区应配备下列物品：①化学品溢出处理工具盒；②防护装备，耐用橡胶手套、面屏等；③铲子、簸箕和桶，用于夹取碎玻璃的镊子；④拖把、擦拭用的布和纸；⑤用于中和酸及腐蚀性化学品的碳酸钠（Na_2CO_3）或碳酸氢钠（$NaHCO_3$）；⑥沙子，用于覆盖碱性溢出物；⑦不可燃的清洁剂。

四、护理工作思维导图

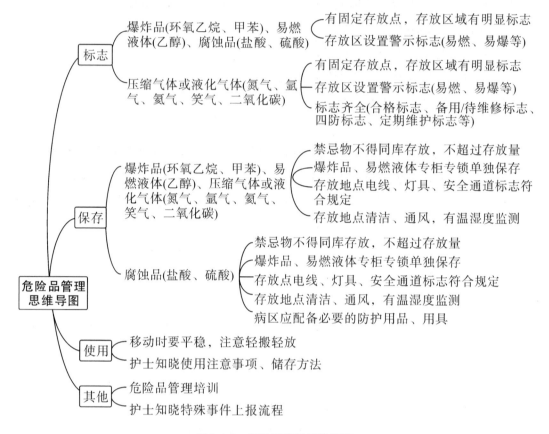

图 2-4-4 危险品管理思维导图

参考文献

［1］中华人民共和国国家卫生健康委员会. WS 308-2019 医疗机构消防安全管理［S］. 2019.

［2］中华人民共和国国务院. 危险化学品安全管理条例［EB/OL］.（2011-3-11）［2021-07-02］. http://www.gov.cn/zhengce/2020-12/26/content_5574251.htm.

［3］中华人民共和国国家卫生健康委员会. 国家卫生健康委关于印发三级医院评审标准（2020 年版）的通知［EB/OL］.（2020-12-21）［2021-06-22］. http://www.nhc.gov.cn/yzygj/s7657/202012/c46f97f475da4d60be21641559417aaf.shtml.

第五章 "综合评价"护理质量指标

本章重点评价护理工作的服务效果,患者的就医体验与感受,护士对执业环境的满意度以及护士长临床管理能力,具体包括患者满意度、护士执业环境管理等。

第一节 患者满意度指标

一、门诊患者满意度(NQI-TJ-18A)

(一)指标定义及意义

1.定义

门诊患者满意度:是指患者在门诊就诊期间对医疗服务怀有的期望与其对医疗服务的实际感知的一致性程度(分值)。

2.意义

门诊服务是医院的窗口,门诊患者满意度水平的高低直接反映了医院的医疗秩序、医疗质量、服务水平及整体管理水平。门诊作为集诊疗、教育、服务、人性化为一体的多流程、多环节的服务体系,其服务不仅能直接高效地反映出医院的整体服务水平,更对医院的发展有着重要影响。

(二)计算公式

$$患者平均满意度分值 = \frac{参与调查的所有患者满意度各条目分值总和}{参与调查的所有患者条目数总和}$$

(三)计算细则

1.调查工具及计分说明

(1)使用《门诊患者对医院工作综合满意度调查表》(表 2-5-1)进行调查。

(2)选项赋值:问卷中各问题选项为"A""B""C""D"等英文字母,需对其进行数字化处理,为了遵从一般习惯和国际惯例,我们将数字化后的得分百分化,作为分析数据的依据(表 2-5-1)。

表2-5-1 《门诊患者对医院工作综合满意度调查表》赋值对应表

门诊患者对医院工作综合满意度调查表	
题目编号	赋值方式
Q3、Q14、Q17	赋值：A = 1，B = 2，C = 3，D = 4，E 缺失值
Q6、Q7、Q8、Q12、Q13、Q15、Q16	赋值：A = 1，B = 2，C = 3，D = 4
关联题：Q4、Q5	第4题，赋值：A = 1，B = 2，C = 3，D = 4，E 缺失值 第5题，赋值：A = 1，B = 2，C = 3，D = 4 当第4题选 E 时，第5题按缺失值处理
关联题：Q9、Q10、Q11	第9题，赋值：A = 1，B = 2，C = 3，D = 4，E 缺失值 第10题，赋值：A = 1，B = 2，C = 3，D = 4 第11题，赋值：A = 1，B = 2，C = 3，D = 4 当第9题选 E 时，第10/11 题按缺失值处理
Q18	赋值：选项 1 = 1 分，选项 2 = 2 分……选项 10 = 10 分

（3）数值百分化：百分化是将数字化后的分数进行百分折算，以统一量纲，便于比较。百分化公式为：百分化后的分数 = [（赋值后的分数 X − Min）÷（Max − Min）] × 100。例如：对于赋值是 1 ~ 5 的，Max = 5，Min = 1。对于赋值是 1 ~ 10 的，Max = 10，Min = 1。注：小数保留 2 位，四舍五入。分数相同时，系统自动按保留 3 位排序。

（4）主维度及分维度满意度得分 = 对应维度样本得分之和/样本数量（表2-5-2）。总满意度即第18题得分的百分化平均值（表2-5-5）。

表2-5-2 门诊患者对医院工作综合满意度调查表维度说明

维度	含义	对应问卷中的问题
挂号体验	挂号人员与患者进行交流互动的方式是礼貌、尊重且友善的，并体现对患者病情的关切	Q3、Q4、Q5
医生沟通	医生与患者进行交流互动的方式是礼貌、尊重且友善的，并体现对患者病情的关切	Q6、Q7、Q8
护士沟通	护士与患者进行交流互动的方式是礼貌、尊重且友善的，并体现对患者病情的关切	Q9、Q10、Q11
环境与标识	患者接受医疗服务的环境如何	Q12、Q13、Q14、Q15
隐私	医务人员是否注意保护患者隐私	Q16

续表

维度	含义	对应问卷中的问题
医务人员回应	该医院的员工是否能够以患者为中心,及时回应患者的不满和抱怨	Q17
总体满意度	对就医体验的整体感受	Q18

2.调查对象　①门急诊患者;②获得患者本人的知情同意;③能自行完成调查或在调查人员的帮助下完成调查。

二、住院患者满意度(NQI-TJ-18B)

(一)指标定义及意义

1.定义

住院患者满意度:指人们基于健康、疾病、生命质量等诸方面的要求而对医疗保健服务产生某种期望,对所经历的医疗保健服务情况进行的一种测评(分值)。它主要包括两个方面:一是住院期间医疗服务给患者带来的价值,即对疾病的治疗和健康的恢复所产生的作用效果,主要包括所使用的仪器设备、诊疗手段等技术层面的内容,称之为显性服务满意度;二是住院期间患者在接受医疗服务过程中对所接受的医疗服务的感觉和体验,称之为隐性服务满意度。

2.意义

患者满意度是衡量医院医疗服务质量、医德医风等项目的重要尺度,也是医院等级评审和行风建设的一项重要的评价指标。医院通过科学的调查方法,客观公正地收集患者及照护者对医院各方面的意见和建议,有助于进一步提高医疗质量,改善服务态度,同时也可为科室考核、医院的管理和发展提供可靠的依据。

(二)计算公式

$$患者平均满意度分值 = \frac{参与调查的所有患者满意度各条目分值总和}{参与调查的所有患者条目数总和}$$

(三)计算细则

1.调查工具及计分说明

(1)使用《住院患者对医院工作综合满意度调查表》(表2-5-6)进行调查。

(2)选项赋值:问卷中各问题选项为"A""B""C""D"等英文字母,需对其进行数字化处理,为了遵从一般习惯和国际惯例,我们将数字化后的得分百分化,作为分析数据的依据(表2-5-3)。

表 2-5-3　《住院患者对医院工作综合满意度调查表》赋值对应表

题目编号	赋值方式
Q4,Q10,Q12,Q14,Q15,Q16,Q17	赋值:A = 1,B = 2,C = 3,D = 4,E 缺失值
Q1,Q2,Q3,Q5,Q6,Q7,Q8, Q9,Q13,Q18,Q19,Q21,Q22	赋值:A = 1,B = 2,C = 3,D = 4
Q23	赋值:选项 1 = 1 分,选项 2 = 2 分……选项 10 = 10 分

（3）数值百分化:百分化是将数字化后的分数进行百分折算,以统一量纲,便于比较。百分化公式为:百分化后的分数 = [(赋值后的分数 X − Min) ÷ (Max − Min)] × 100。例如:对于赋值是 1 ~ 5 的,Max = 5,Min = 1。对于赋值是 1 ~ 10 的,Max = 10,Min = 1。注:小数保留 2 位,四舍五入。分数相同时,系统自动按保留 3 位排序。

（4）主维度及分维度满意度得分 = 对应维度样本得分之和/样本数量（表 2-5-4）。总满意度即第 23 题得分的百分化平均值（表 2-5-6）。

表 2-5-4　《住院患者对医院工作综合满意度调查表》维度说明

维度	含义	对应问卷中的问题
护士沟通	护士与患者进行交流互动的方式是礼貌、尊重且友善的,并体现对患者病情的关切	Q1、Q2、Q3
医生沟通	医生与患者进行交流互动的方式是礼貌、尊重且友善的,并体现对患者病情的关切	Q5、Q6、Q7
出入院手续和信息	是否为患者提供了充足、准确的信息以及出入院手续是否方便	Q18、Q19、Q21、Q22
疼痛管理	是否为患者尽力缓解疼痛	Q12
药物沟通	医疗服务提供者是否在用药前为患者提供了充足、准确的信息(如药品名称、副作用、疗效等)	Q13、Q14、Q15
环境与标识	患者接受医疗服务的环境如何	Q8、Q9、Q10
饭菜质量	医院提供饭菜的质量如何	Q16
医务人员回应	医务人员是否及时回应患者需求	Q4
对亲友态度	医务人员对待患者亲友的态度是否友善	Q17
总体满意度	对就医体验的整体感受	Q23

2. 调查对象　①住院患者且住院天数 >1 天;②获得患者本人的知情同意;③能自行完成调查或在调查人员的帮助下完成调查;④ICU、NICU、PICU 以及其他重症监护病房,可对患者家属进行调查。

三、评价工具

表 2-5-5 门诊患者对医院工作综合满意度调查表

1.您采用的是哪一种挂号方式?

☐A. 窗口挂号 　　　　　　　　☐B. 预约挂号(如电话、网络、微信等)

☐C. 自助挂号机挂号 　　　　　☐D. 其他方式

2.如果您是窗口挂号,排队挂号的时间大约为_____ 分钟;

3.此医院挂号是否方便?

☐A. 非常不方便 　　　　☐B. 不太方便 　　　　☐C.比较方便

☐D. 非常方便 　　　　　☐E. 不知道

4.挂号服务人员对您是否尊重?

☐A. 非常不尊重 　　　　☐B. 不太尊重 　　　　☐C.比较尊重

☐D. 非常尊重 　　　　　☐E. 我没有接触过挂号服务人员

5.挂号服务人员是否仔细倾听您讲话?

☐A. 非常不仔细 　　　　☐B. 不太仔细

☐C. 比较仔细 　　　　　☐D. 非常仔细

6.医生对您是否尊重?

☐A. 非常不尊重 　　　　☐B. 不太尊重

☐C. 比较尊重 　　　　　☐D. 非常尊重

7.医生是否仔细倾听您讲话?

☐A. 非常不仔细 　　　　☐B. 不太仔细

☐C. 比较仔细 　　　　　☐D. 非常仔细

8.医生是否用您听得懂的方式解释问题?

☐A. 完全听不懂 　　　　☐B. 基本听不懂

☐C. 基本能听懂 　　　　☐D. 完全能听懂

9.护士对您是否尊重?

☐A. 非常不尊重 　　　　☐B. 不太尊重 　　　　☐C.比较尊重

☐D. 非常尊重 　　　　　☐E. 没有接触过护士

10.护士是否仔细倾听您讲话?

☐A. 非常不仔细 　　　　☐B. 不太仔细

☐C. 比较仔细 　　　　　☐D. 非常仔细

11. 护士是否用您听得懂的方式解释问题？

□A. 完全听不懂　　　　　　　□B. 基本听不懂

□C. 基本能听懂　　　　　　　□D. 完全能听懂

12. 医院内的路标和指示是否明确？

□A. 非常不明确　　　　　　　□B. 比较不明确

□C. 比较明确　　　　　　　　□D. 非常明确

13. 您对医院服务设施的整体印象如何？（比如座椅、电梯、饮水设备）

□A. 非常不满意　　　　　　　□B. 不太满意

□C. 比较满意　　　　　　　　□D. 非常满意

14. 医院的厕所是否清洁无异味？

□A. 非常不清洁　　　　　□B. 不太清洁　　　　□C. 比较清洁

□D. 非常清洁　　　　　　□E. 我没有使用过

15. 医院的空间布局是否便利？（如分诊、挂号、诊室、检查、收费等部门的楼层、距离）

□A. 非常不便利　　　　　　　□B. 不太便利

□C. 比较便利　　　　　　　　□D. 非常便利

16. 诊疗过程中，医务人员是否注意保护您的隐私？（如检查时是否拉上幕帘）

□A. 非常不注意　　　　　　　□B. 不太注意

□C. 比较注意　　　　　　　　□D. 非常注意

17. 看病期间，您的抱怨和不满能否及时得到回应？

□A. 非常不及时　　　　　□B. 不太及时　　　　□C. 比较及时

□D. 非常及时　　　　　　□E. 我没有抱怨或不满

18. 您认为哪个数字最能代表您对此医院的整体评价？（1 代表最差，10 代表最好）

最差									最好
1	2	3	4	5	6	7	8	9	10

表 2-5-6　住院患者对医院工作综合满意度调查表

尊敬的病友：您好！

为了更好地改进工作，为您提供优质服务，请您对我们的工作给予客观的评价。祝您早日康复，谢谢！

1. 住院期间，护士对您是否尊重？

□A. 从未如此　　　　　　　　□B. 有时如此

□C. 经常如此　　　　　　　　□D. 总是如此

2. 住院期间,护士是否仔细倾听您讲话?

☐A. 从未如此　　　　　　　　　☐B. 有时如此

☐C. 经常如此　　　　　　　　　☐D. 总是如此

3. 住院期间,护士是否用您听得懂的方式解释问题?

☐A. 从未如此　　　　　　　　　☐B. 有时如此

☐C. 经常如此　　　　　　　　　☐D. 总是如此

4. 在您按过床头呼叫铃之后,是否及时得到帮助?

☐A. 从未如此　　　　　　☐B. 有时如此　　　　☐C. 经常如此

☐D. 总是如此　　　　　　☐E. 住院期间,我没按过呼叫铃

5. 住院期间,医生对您是否尊重?

☐A. 从未如此　　　　　　　　　☐B. 有时如此

☐C. 经常如此　　　　　　　　　☐D. 总是如此

6. 住院期间,医生是否仔细倾听您讲话?

☐A. 从未如此　　　　　　　　　☐B. 有时如此

☐C. 经常如此　　　　　　　　　☐D. 总是如此

7. 住院期间,医生是否用您听得懂的方式解释问题?

☐A. 从未如此　　　　　　　　　☐B. 有时如此

☐C. 经常如此　　　　　　　　　☐D. 总是如此

8. 您的病房和卫生间是否清洁无异味?

☐A. 从未如此　　　　　　　　　☐B. 有时如此

☐C. 经常如此　　　　　　　　　☐D. 总是如此

9. 晚上您的病房附近是否安静?

☐A. 从未如此　　　　　　　　　☐B. 有时如此

☐C. 经常如此　　　　　　　　　☐D. 总是如此

10. 医院内的路标和指示是否明确?

☐A. 非常不明确　　　　　　☐B. 比较不明确　　　☐C. 比较明确

☐D. 非常明确　　　　　　　☐E. 我不知道

11. 当您需要使用厕所或床上便盆时,通常是谁提供帮助?

☐A. 亲友或病友　　　　　　☐B. 花钱请的护工　　☐C. 医院的工作人员

☐D. 我无法得到帮助　　　　☐E. 我不需要别人帮助

12. 当您出现疼痛难忍的情况,医务人员是否尽力帮助您缓解?

☐A. 从未如此　　　　　　☐B. 有时如此　　　　☐C. 经常如此

☐D. 总是如此　　　　　　　　　☐E. 我没有出现过疼痛和难忍的情况

13. 每次用药时（包括口服和注射），医务人员是否告诉了此药的名称？

☐A. 从未如此　　　　　　　　　☐B. 有时如此

☐C. 经常如此　　　　　　　　　☐D. 总是如此

14. 首次用药时（包括口服和注射），医务人员是否告诉了此药的功能？

☐A. 从未如此　　　　☐B. 有时如此　　　　☐C.经常如此

☐D. 总是如此　　　　☐E. 我不知道

15. 首次用药时（包括口服和注射），医务人员是否告诉了此药的副作用？

☐A. 从未如此　　　　☐B. 有时如此　　　　☐C.经常如此

☐D. 总是如此　　　　☐E. 我不知道

16. 您对医院提供的饭菜是否满意？

☐A. 非常不满意　　　　☐B. 比较不满意　　　　☐C. 比较满意

☐D. 非常满意　　　　☐E. 我不知道

17. 医务人员对待探视亲友，是否尊重？

☐A. 非常不尊重　　　　☐B. 比较不尊重　　　　☐C. 比较尊重

☐D. 非常尊重　　　　☐E. 我没有亲友来探视

18. 办理入院手续是否复杂？（如果自己不了解，可由家属代为回答）

☐A. 非常复杂　　　　　　　　　☐B. 比较复杂

☐C. 比较简单　　　　　　　　　☐D. 非常简单

19. 办理出院手续是否复杂？（如果自己不了解，可由家属代为回答）

☐A. 非常复杂　　　　　　　　　☐B. 比较复杂

☐C. 比较简单　　　　　　　　　☐D. 非常简单

20. 出院时，是否有医务人员告诉您出院后的注意事项？

☐A. 是　　　　　　　　　　　　☐B. 否

21. 出院时，您是否清楚之后的健康注意事项？

☐A. 完全不清楚　　　　　　　　☐B. 基本不清楚

☐C. 基本清楚　　　　　　　　　☐D. 完全清楚

22. 出院时，费用清单的条目和字迹是否清楚？（如果自己不了解，可由家属代为回答）

☐A. 完全不清楚　　　　　　　　☐B. 基本不清楚

☐C. 基本清楚　　　　　　　　　☐D. 完全清楚

23. 下面哪一个数字最能代表您对此医院的整体评价？（1 代表最差，10 代表最好）

最差									最好
1	2	3	4	5	6	7	8	9	10

24. 您是否会向亲友推荐这家医院？

　　□A. 一定不会　　　　　　　　□B. 基本不会

　　□C. 可能会　　　　　　　　　□D. 一定会

25. 您的性别是？

　　□A. 男　　　　　　　　　　　□B. 女

26. 您的年龄是？

　　□A. 20 岁以下　　　　　□B. 20-29 岁　　　　　□C. 30-39 岁

　　□D. 40-49 岁　　　　　　□E. 50-59 岁　　　　　□F. 60 岁以上

27. 您的最高学历是？

　　□A. 初中及以下　　　　　　　□B. 高中或中专

　　□C. 本科或大专　　　　　　　□D. 研究生

28. 您本次住院费用的支付方式是？

　　□A. 个人自付　　　　　　　　□B. 新农合

　　□C. 城镇医疗保险（职工/居民）　　□D. 公费医疗

29. 您的病案号（选填）＿＿＿＿＿＿。

30. 您的手机号（选填）＿＿＿＿＿＿。

第二节　护士执业环境管理指标

一、护士执业环境（NQI-TJ-19）

(一)指标定义及意义

1. 定义

护士执业环境：包括护士工作的物理环境和组织环境，是指促进或制约护理专业实践的工作场所的组织因素，如参与医院管理的程度、医院对护理工作的支持程度、护理领导力、护士配置、护士专业提升、护士待遇、医护关系、护士社会地位等。

2.意义

健康的护士执业环境,能直接提高护士工作满意度,降低护士离职率,减少不良事件发生及不良事件导致的医疗费用,进而节约医院管理成本与患者医疗成本。定期测量分析评价护士执业环境,采取卓有成效的措施,建设健康的执业环境,有助于改善患者结局,增加医院的经济效益和社会效益。

(二)计算细则

1.说明

(1)护士执业环境得分:计算每份有效问卷的量表条目1至条目37的评分总和,除以条目数37,作为每位护士对医院执业环境的评分。

(2)各维度得分:计算每份有效问卷中各个维度所包含的条目评分总和,除以该维度的条目数,作为每位护士对执业环境各个维度的评分。

(3)各条目得分:计算医院所有有效问卷的每1项条目的"均数 ± 标准差"(数据呈正态分布时)或中位数(四分位数间距)(数据呈非正态分布时),作为每位护士对执业环境各条目的评分。

2.调查对象 ①具有护士执业资格;②在本单位医疗机构注册;③调查年度从事临床护理工作或临床护理管理工作时间≥50%;④入职时间≥1年;⑤无精神疾病史;⑥自愿参加调查。

3.数据收集 使用国家卫生计生委医院管理研究所护理中心主导开发的《护士执业环境测评量表》(表2-5-7)。《护士执业环境测评量表》为自填式问卷,测评周期为每年1次。调查前,调查人员按照量表指导语,向参加测评护士说明调查的目的和应答方法,并承诺数据保密,保证调查对象在无任何压力下填写,以不记名方式进行回收,以确保测评结果真实、可靠。

二、评价工具

表2-5-7 护士执业环境测评量表

您好!本问卷共有37项条目,目的是了解护士执业环境的现状,"0"表示非常不满意或非常不同意,"100"表示非常满意或非常同意,请您根据您的切身感受,选择合适的数值予以评价。

一、基本情况调查

1.医疗机构名称:

2.医疗机构等级:

□一级甲等　　　□一级乙等　　　□二级甲等

□二级乙等　　□三级甲等　　□三级乙等

3. 是否为教学医院：

□是　　　□否

4. 医院经营类别：

□公立　　□民营　　□其他

5. 您所在的科室：

□内科　　□外科　　□妇产科　　□儿科　　□急危重症医学科　　□肿瘤科

□五官科　　□皮肤科　　□门诊　　□手术室　　□感染科　　□综合科室

□医技科室　　□支助中心　　□护理部　　□其他

6. 您的性别：□男　□女

7. 您的年龄：_____［填空题］

8. 工作年限：

□1～2 年　□2～5 年　□5～10 年　□10 年以上

9. 您的职务：

□护士　□副护士长　□护士长　□科护士长

□护理部副主任　□护理部主任　□副院长（院长助理）　□其他

10. 您的职称：

□护士　□护师　□主管护师　□副主任护师　□主任护师

11. 您的学历：

□中专　□大专　□本科　□硕士　□博士

二、护士职业认可度调查表

条目	0～100 分请选择
1. 护士有机会参与医院内部管理	
2. 护士有机会决定医院事务	
3. 护士有机会成为医院管理相关委员会的一员	
4. 护士在临床护理中能够评估患者,根据评估结果,实施个性化护理	
5. 医院的临床工作能够体现出护理的专业性	
6. 护理管理者经常与护士商讨日常工作问题	
7. 当护士圆满完成工作时能获得鼓励和认可	
8. 护理管理者支持护士的正确决策	
9. 护士犯错误时,护理管理者更注重对其指导改进,而非一味地批评	
10. 各护理岗位设置合理,职责清晰	

条目	0～100分请选择
11. 工作制度完善,指导性强,便于落实	
12. 工作流程完善,指导性强,便于落实	
13. 医院管理部门期望各病区为患者提供高标准的护理服务	
14. 护士排班方式有益于对患者进行连续护理	
15. 护理团队经常讨论患者的护理问题,并寻求改善	
16. 临床辅助系统让护士有更多的时间护理患者	
17. 医院行政管理部门支持护士工作	
18. 医院护理用具的配备有利于提高护理工作效率	
19. 护士在工作中能获得相应的职业防护	
20. 医院有清晰的职业暴露后处理流程,并能有效落实	
21. 科室的医生和护士工作关系融洽	
22. 科室的医生和护士能够各司其职,协同工作	
23. 医院对新入职护士有系统培训	
24. 医院能够结合岗位需求对护士进行继续教育	
25. 护士有机会参加国内外学术活动	
26. 医院有清晰的护士职业发展路径或职称晋升体系	
27. 病区的护士配置能够满足临床护理工作需要	
28. 工作团队中的护士能够胜任护理工作	
29. 现有的工作时长与强度合适	
30. 护士排班能够体现能级搭配	
31. 通常情况下,科室骨干护士不会被频繁调动	
32. 护士工作能够得到社会的认可	
33. 在工作中能够感受到患者对护士的信任与尊重	
34. 医院的薪酬分配制度合理	
35. 护士薪酬在社会各行业所处水平合理	
36. 护士能够享受法定福利待遇(如:法定节假日轮休或加班补贴、假期、保险等)	
37. 您对医院护士执业环境的总体评价	

第三篇　特殊科室护理质量管理规范

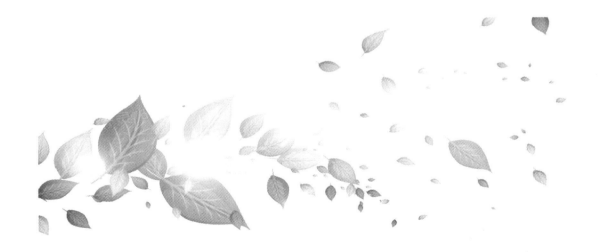

第六章 内科护理质量管理规范

第一节 造血干细胞移植中心护理质量管理规范

一、护理工作实施细则

(一)环境管理

(1)环境洁净、安静、舒适、光线充足,温度22~26℃,相对湿度50%~70%,噪声不超过55dB,具备空气层流设备。

(2)各功能区布局合理,按1min内1立方英尺(1立方英尺=0.0283m³)的空间最多通过多少个尘径≥0.5ptm的微粒子划分净化级别:超洁净区(100级)、洁净区(1000级)、半洁净区(10000级)和清洁区,各区间均有屏障分隔及明显标识。通道设置合理,包括移植患者通道、工作人员通道、清洁物品传入通道、生活垃圾传出通道及医疗垃圾传出通道。

(3)配备患者呼叫系统、心电监护仪、外周血干细胞采集机、电动吸引器或中心负压吸引系统、供氧设施。

(4)洁净区达到《医院消毒卫生标准》(GB 15982—2012)中规定的I类环境要求,即空气平均菌落数≤4.0 cfu/皿(30min)、≤150 cfu/cm³,物体表面平均菌落数≤5.0 cfu/cm²。

(5)诊疗区设有洗手设施,洗手设施包括流动水、非手接触式水龙头、洗手液、干手纸、洗手流程图。

(二)规章制度管理

(1)切实落实造血干细胞移植中心规章制度,包括《层流室病房布局与洁净室规则》《血液专科血细胞分离机管理规定》等。

(2)建立完善的操作规范和流程,包括血液内科造血干细胞移植中心患者入/出院服务流程、造血干细胞移植患者每日无菌护理流程、供者自体血采集流程、超净工作台使用维护流程、各类并发症处理流程、患者药浴流程、配餐员送餐流程等。

(3)建立停电、风机停止运转等突发事件应急预案,定期演练并记录。

(三)患者安全管理

(1)造血干细胞移植术治疗前,落实护理评估。医生告知患者造血干细胞移植术的治疗目的、过程、风险、注意事项及可能发生的并发症等,并签署知情同意书。

(2)治疗前落实移植患者的健康教育,向患者及照护者详细进行入仓相关教育、评估监测患者的心理状态,有异常时予以积极干预。

(3)落实患者身份核查,实施"双腕带"管理,患者佩戴一条手腕带,房间外窗口处粘贴一条手腕带,粘贴时双人同时核对。护士操作时,开放式询问患者姓名,扫描患者窗口处手腕带。

(4)采集供者外周血干细胞及骨髓血时落实身份核查,采集物袋上有清晰正确的供者、受者信息及采集物信息,包括供者病区、床号、姓名、住院号、血型、采集种类、采集量、采集时间及采集人;受者床号、姓名、住院号、血型及输注细胞种类等。

(5)认真核对各类干细胞及 CAR-T 细胞输注的医嘱信息,落实医嘱查对制度,床边输注双人核对并签名。

(6)严格执行无菌技术操作原则,妥善固定各类管路,预防非计划拔管。

(7)移植期间严格落实患者的基础护理和生活护理,以保障患者安全。生活垃圾采用无菌塑料袋密闭转运处理,饮食采用微波炉消毒法,饮水采用双沸腾法。

(8)移植期间关注患者生命体征及血常规变化,注意观察各类并发症(如呼吸道感染、口腔黏膜炎、肛周感染、出血性膀胱炎等),做好记录。如有异常,及时通知医生处理。

(9)结合患者治疗阶段、病情,指导患者活动方案,落实防跌倒、出血、直立性低血压等措施。造血干细胞植入阶段结合患者血小板值指导其功能锻炼。出层流室后适当增加在病房走廊内的活动。

(10)患者及照护者遵守陪伴及探视制度。

(11)患者外出检查时,做好保护性隔离措施。外出检查患者穿戴一次性隔离衣外出,转运轮椅或平车仓内外分开使用,不可混用。检查回病房后,对患者及环境进行再次消毒处理。突发抢救事件时,可能污染病房环境,抢救结束后对患者及环境进行再次消毒处理。

(四)消毒隔离管理

(1)层流室按照院感要求落实维护与保养制度,新风机组粗效过滤网每 2d 清洁 1 次;新风机组粗效过滤器每 1~2 个月更换 1 次;新风机组中效过滤器每周检查,3 个月更换 1 次;亚高效过滤器每年更换;末端高效过滤器每年检查一次,当阻力超过设计初始阻力 160Pa 或已经使用 3 年以上时更换。排风机组中效过滤器每年更换,发现污染和堵塞及时更换;回风口滤网每周清洁 1 次,每年更换 1 次,如遇特殊污染,及时更换,并用消毒剂擦拭回风口内表面。做好维护记录。

(2)按规范落实百级/千级/万级区/十万级区的清洁消毒及灭菌。层流室入室通道分工作人员通道及患者通道,并有专用的污物通道。工作人员按要求更换衣裤及拖鞋进入层流室,做好手卫生。

工作人员应做好个人卫生,勤洗澡洗头,禁止留长指甲。工作人员患传染病或发热时,禁止入层流室。

百级/千级/万级区/十万级区房间的清洁消毒及灭菌:终末消毒时先用清水将房间内的灰尘和污垢清洗掉,清洗房间的回风口过滤网;再用 500mg/L 含氯消毒液进行房间消毒,关闭风机,堵住出风口,以 0.5% ~1% 过氧乙酸溶液或 3% 过氧化氢原液 20 ~30mL/m³ 喷洒消毒,房间门窗密闭 1h(MDR 患者房间密闭 4~6h)。每日常规消毒使用 500mg/L 含氯消毒液擦拭房间内所有物表及墙壁,每日 1 次;用 500mg/L 含氯消毒液擦拭房间地板,每日 2 次。

(3)患者入层流室前,对百级/千级房间进行空气监测,每季度对物体表面、工作人员的手及治疗室进行空气监测,定期对超净台及生物安全柜内空气进行监测,结果符合要求,并做好记录。

(4)实施保护性隔离,防止交叉感染。①层流室内物品定点放置、专人保管、不外借。②患者的医疗及生活用品专人专用,物品的传递符合要求。③严格落实工作人员手卫生管理制度,设有合格的手卫生设施,配备非手触式水龙头,落实重点时刻的洗手或快速手消毒。④如果收治 MDR 患者,按照院内感染规范要求,实行单间隔离或同类患者集中隔离,生活垃圾及医疗垃圾均用双层黄色垃圾袋集中转运,被服类装入橘色专用垃圾袋密闭转运,各区均配备专门的治疗车,护理人员相对固定。

(5)规范执行 PICC/CVC 导管维护流程,预防血管内导管相关血流感染发生。

(6)采集室布局合理,严格执行消毒隔离制度。

(7)外周血干细胞及骨髓采集时严格落实标准预防,医务人员职业安全防护措施落实到位,知晓职业暴露处理流程。

(五)仪器设备管理

(1)建立生物安全柜、超净工作台、血细胞分离机、超低温冰箱等仪器设备管理档案,定期维护保养并做好记录。

(2)急救仪器包括急救车、吸痰器等,必须做到“五定”:定数量品种、定点放置、定人保管、定期消毒灭菌、定期检查维修,随时处于完好备用状态。

(3)仪器设备由专人负责管理,每周进行仪器设备的日常保养和维护并登记。

(六)药品与耗材管理

(1)不得违规重复使用与造血干细胞移植技术相关的一次性医用器材(如骨髓穿刺针、血细胞分离机耗材、冻存袋、白细胞除滤器等)。一人一用,做好申领计划。

(2)规范库房管理,一次性物品、血细胞分离机专用耗材按需领取。

(3)患者的所有普通药品必须在超净工作台内配制,所有化疗药物必须在生物安全

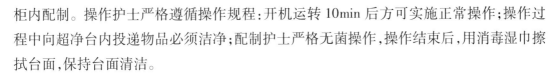

柜内配制。操作护士严格遵循操作规程：开机运转10min后方可实施正常操作；操作过程中向超净台内投递物品必须洁净；配制护士严格无菌操作，操作结束后，用消毒湿巾擦拭台面，保持台面清洁。

（七）人员管理

（1）严格执行岗位资质准入制度。在普通血液病房工作经历不少于6个月，有2年以上临床护理工作经验，经过造血干细胞移植中心的基本治疗操作培训且考试合格的注册护士。进行脐带血造血干细胞治疗时，护理人员要经卫健委或卫健委委托机构组织的造血干细胞移植护理工作培训并考核合格，有3年以上造血干细胞移植患者护理经验。

（2）按培训计划落实分层培训、考核，做好记录。

二、护理工作思维导图

思维导图见图3-6-1。

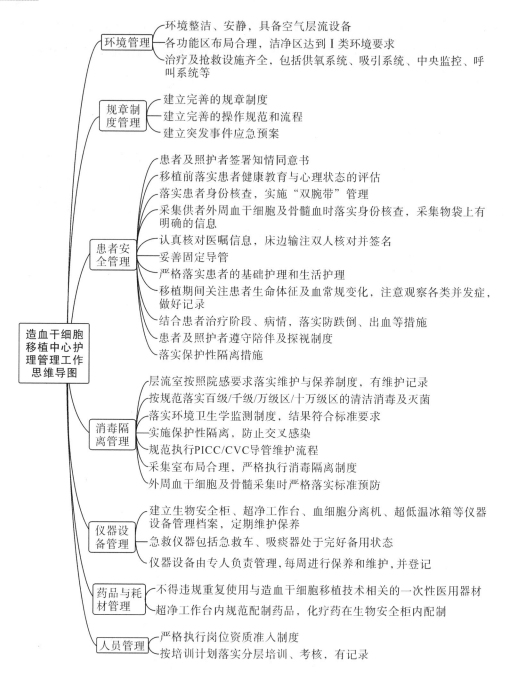

图 3-6-1　造血干细胞移植中心护理管理工作思维导图

参考文献

[1]丁淑贞,郝春燕.血液科临床护理[M].北京:中国协和医科大学出版社,2016:194,274.

[2]黄晓军,吴德沛,刘代红.实用造血干细胞移植[M].北京:人民卫生出版社,2019.

[3]中华人民共和国卫生部.WS/T 368-2012 医院空气净化管理规范[S].2012.

[4]中华人民共和国卫生部.WS/T 367-2012 医疗机构消毒技术规范[S].2012.中华人民共和国国家质量监督检验检疫总局,中国国家标准化管理委员会.GB 15982-2012 医院消毒卫生标准[S].2012.

[5]中华人民共和国国家卫生和计划生育委员会.WS/T 512-2016 医疗机构环境表面清洁与消毒管理规范[S].2016.

[6]中华人民共和国国家卫生和计划生育委员会.国家卫生计生委办公厅关于印发造血干细胞移植技术管理规范(2017 年版)等 15 个限制临床应用医疗技术管理规范和质量控制指标的通知[EB/OL].(2017-02-14)[2019-08-08].http://www.nhc.gov.cn/yzygj/s3585/201702/e1b8e0c9b7c841d49c1895ecd475d957.shtml.

[7]Infusion Nursing Society.Infusion Therapy Standards of Practice[J].Journal of Infusion Nursing,2016,39:1s.

第二节　血液透析室(中心)护理质量管理规范

一、护理工作实施细则

(一)环境管理

(1)血液透析室(中心)环境安静,光线充足,具备通风设施或空气消毒装置等。

(2)血液透析室(中心)的结构和布局区域划分应符合医疗机构相关感染控制要求。分为清洁区域、潜在感染区域、污染区域。进入潜在感染区域和/或污染区域的被污染物品,未经消毒不得返回清洁区域。血液透析室通道设置合理,包括透析患者通道、工作人员通道、污物垃圾通道,三通道严格区分。

(3)设置非传染病透析患者治疗的普通透析治疗室/区和供血源性传染疾病患者治疗的隔离透析治疗室/区。隔离透析室布局合理,严格按照乙肝、丙肝、梅毒、艾滋病病毒标识物检测结果分区透析,有分区标识,透析机专病专用,标识清晰。

(4)血液透析床/椅间距应满足医疗救治及医源性感染控制的需要,间距不少于1.0m;每一个透析单元应配置电源插座组及安全保护装置、反渗水供给接口、透析废液排水接口等。

(5)具备双路电力供应。若无双路电力供应,则停电时血液透析机应具备相应的安全装置,使体外循环的血液能回输至患者体内。

(6)合理设置手卫生设备及职业防护箱,每个分隔透析治疗区域均应配置洗手池、非接触式水龙头、洗手液、速干手消毒剂、洗手流程图等。配备必要的职业防护物品等。

(二)规章制度管理

(1)切实落实血液透析室(中心)规章制度,包括《透析患者身份识别制度》《透析液和透析用水质量监测制度》《设备设施及一次性使用医疗物品管理制度》《感染管理制度》《药品与耗材管理制度》等。

(2)建立完善操作规范和流程,包括预冲的操作流程、动静脉内瘘穿刺的操作流程、中心静脉导管的维护流程、血液透析回血下机的操作流程等。

(3)制定应急预案与处理流程,包括低血压、空气栓塞、溶血、体外循环凝血、首次使用综合征等并发症的应急预案与流程,停电、停水及火灾等突发事件应急预案,传染病、感染性疾病、职业暴露的应急预案等。

(三)患者安全管理

(1)血液净化治疗前,经管医生必须与患者及照护者谈话,告知血液净化治疗的风险及注意事项,患者及照护者知晓并签署知情同意书。

(2)治疗前落实接诊制度,对于第一次透析的患者或由其他中心转入的患者必须在治疗前进行乙肝、丙肝、梅毒及艾滋病感染的相关检测,根据输血全套结果严格分区分机透析,患者必须遵守血液净化室有关传染病控制的相关规定;常规进行血液透析的患者应每半年进行一次有关乙肝、丙肝、梅毒及艾滋病等感染性疾病的检查,并在患者排班表、病历及相关文件中对乙肝和丙肝等传染病患者做明确标识。

(3)落实身份识别制度和医嘱查对制度。所有透析患者均持门诊就诊卡或携带透析患者身份识别卡(包含透析号、姓名、性别、年龄、二维码等信息),根据患者输血全套结果严格分区分机透析,落实血液透析室(中心)高传染性呼吸道传染病防控管理规范,做好筛查与管理,门诊患者与住院患者分区分时段透析。

(4)建立有效的医患沟通机制,透析医嘱做到双人核对并签名;落实患者健康教育,新入患者首次透析由责任护士给予健康宣教,包括疾病知识、饮食知识、中心静脉导管护理、内瘘锻炼及护理等,并发放相关健康宣教资料。

(5)严格执行无菌技术操作原则,密闭式预冲透析器和血路管,已预冲透析器和血路管有效期均为4h;血路管及管路接头妥善固定,预防管路滑脱。

(6)透析治疗中定时观察患者生命体征、有无出血情况、透析机的各项参数并做好记录。护士熟练掌握透析并发症的观察和处理,及时发现异常情况并报告医生。

(7)透析治疗中加强患者保暖和隐私保护,拉起病床护栏以加强安全防护。

(8)透析中有病情变化、特殊治疗(包括无肝素治疗、枸橼酸治疗、血液灌流治疗)、特殊处理(低血压干预、导管感染处理、心电监护、氧气吸入、干体重测量、输血、导管溶栓、抗生素封管)等特殊信息填写于《血透患者病情交班本》进行书面交班。

(9)患者进行血液净化治疗时,应严格限制非工作人员进入透析室。

(四)消毒隔离管理

(1)每班透析结束后,透析治疗室/区应进行通风,保持空气清新。并进行有效的空气净化/消毒。检测符合Ⅲ类环境要求,记录完整规范。

(2)每班透析结束后,患者使用的床单、被套、枕套等物品应一人一用一换一清洗,或使用一次性床上用品。

(3)医生和护士在对患者进行有创性诊断和治疗性操作时,应严格执行无菌操作,对不同患者进行操作时,必须更换手套并做好手卫生,严格执行手卫生。

(4)各种用于注射、穿刺、采血等有创操作的医疗器具一人一用一灭菌。血液透析治疗室物品的流动应从清洁区→潜在污染区→污染区,不得逆向流动。

(5)感染患者使用的物品(如病历、血压计、听诊器、治疗车等)与非感染患者分开,各区均配备专用的治疗车,护理人员相对固定。

(6)每次透析结束后,对透析机等设备、物品表面进行擦拭消毒,对透析机进行有效的水路消毒,有消毒记录;对透析单元地面进行清洁消毒,地面有血液、体液及分泌物污染时,按要求使用消毒液擦拭。

(7)严格落实工作人员手卫生管理制度,落实关键节点的洗手或快速手消毒。

工作人员接触患者前后应洗手或使用快速手消毒液擦手。工作人员在接触患者或透析单元内可能被污染的物体表面时应戴手套,离开透析单元时应脱下手套。操作时应戴手套和口罩,在进行以下操作前后应洗手或使用快速手消毒液擦手:深静脉置管、静脉穿刺、注射药物、采血、处理血标本、处理插管及通路部位、处理伤口、处理或擦拭透析单元内所有物体表面。

在接触不同患者进入不同透析单元擦拭不同机器时应洗手或使用快速手消毒液擦手。以下情况应强调洗手或使用快速手消毒液擦手:脱去个人保护装置后;开机操作前或结束操作后;从同一患者的污染部位移动到清洁部位时;接触患者的黏膜、破损皮肤和伤口前后;接触患者血液、体液、分泌物、排泄物、伤口敷料后;触摸被污染的物品后。

(8)规范导管维护流程,采取有效措施预防导管感染与非计划性拔管;严格执行无菌技术操作规程。中心静脉置管时应遵守最大限度的无菌屏障要求。应定期更换置管穿刺点覆盖的敷料。更换间隔时间:无菌纱布敷料为1~2d,无菌透明敷料为3~7d,若敷料出现潮湿、松动、可见污染、卷边等情况时应立即更换。

(9)按规范处理医疗废物,严格落实垃圾分类,垃圾暂存不得超过24h。

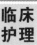

（10）落实标准预防，医务人员职业安全防护措施落实到位，防护用品准备充分，必要时穿隔离衣，戴护目镜。医护人员知晓职业暴露处理流程。

（11）落实透析液及透析用水的质量监测，水处理设备定期消毒维护，冲洗后检测消毒剂残留量，并做好记录。

每日透析治疗开始前，水处理设备开机 15min 后测量反渗水的总氯含量和软水硬度（专用试纸），要求总氯含量≤0.1mg/L，硬度＜1grain/gal。

每日监测水处理间温度、湿度、各压力表压力和电导度，并做好记录，发现异常及时通知护士长和工程师，必要时暂停透析治疗。

透析液和透析用水每月进行 1 次细菌培养，要求细菌数≤100 cfu/mL；干预水平是最大允许水平的 50%，采样部位为反渗水输水管路的末端。每台透析机至少每年检测 1 次。

至少每 3 个月进行 1 次内毒素检测，保持透析用水内毒素≤0.25 EU/mL 及透析液内毒素≤0.5 EU/mL；干预水平是最大允许水平的 50%，采样部位同上。每台透析机每年至少检测 1 次。

反渗水化学污染物至少每年检测 1 次，测定指标、方法及参考标准必须符合中华人民共和国医药业标准《血液透析和相关治疗用水》（YY0572—2015）的要求，有检测合格报告。

（五）仪器设备管理

（1）对血液净化设备（包括水处理设备、血液透析机、血液透析滤过机等）进行编号并建立档案，档案内容包括透析机相关信息、故障、维修、保养、实际使用时间等事项，定期维护保养并记录。

（2）各种急救设备做到"五定"：定数量品种、定点放置、定人保管、定期消毒灭菌、定期检查维修，随时处于备用状态。

（3）仪器上应悬挂操作流程，定期检查维护保养，专人管理，并记录；仪器性能不良应悬挂"待维修"标识并及时送修。

（4）水处理系统按要求落实维护保养制度，水处理间清洁无杂物，有温湿度表且温湿度适宜（温度≤25℃，湿度≤80%），每日落实水质监测并记录运行参数。

（六）药品与耗材管理

（1）常备药品按规范存放，定品种数量，无过期变质药品，落实药品清点制度。

（2）外用药、消毒剂标识清晰，定点放置，无药物混放。消毒剂和氯化钾上锁保管，开启的消毒液必须注明开启日期、时间、责任人，保证在有效期内使用。

（3）抢救车内有必备急救药品，做到定品种数量，每周检查清点记录；用后及时补充，药品无过期变质。

（4）规范库房管理，无菌物品与非无菌物品分开放置，按照"先入先出，左进右出"的原则存放和使用,一次性物品、透析器械按要求领取与存放,有提取使用流程与登记制度;落实效期清查和清点工作,使用前认真检查,无过期、破损现象,记录相关不良反应,并有应对处理流程。

(5)做好高值耗材领用、使用登记,实行条码管理可追溯,特殊耗材专人管理。

(6)落实治疗室冰箱管理制度,规范进行药品存放,落实冷藏药品和自备药品的清点登记工作。

(七)护理文书管理

(1)严格执行血液净化治疗和CRRT治疗记录单管理制度。

(2)每班责任护士下机前核对并完善治疗单的填写。平板端上机界面设有治疗单预览功能,由责任护士审核当日透析记录单并酌情修改完善。

(3)血液净化治疗记录单由计算机中心采取电子上传方式至HIS报告中心,纳入无纸化病历归档管理。程序设定的记录单完善时间为3d,过了审核修改时间记录单会自动上传至报告中心。若想实时上传至报告中心,亦可在电脑端治疗页面点击"生成记录单"按钮,系统将于当天晚10点上传至报告中心。

(4)CRRT治疗记录单采取纸质记录,纳入病历归档管理,由科室随纸质病历送病案科高拍留存。复印的CRRT治疗记录单带回科室存档。

(八)人员管理

(1)严格执行血液净化室(中心)岗位资质准入制度,加强新职工培训与考核,通过培训达到从事血液透析的相关条件方可上岗。

(2)医、护、技岗位设置满足医院功能与任务要求,每台血液透析机至少配备0.4名护士,护理人员知晓其履职要求,具备处理紧急事件和患者并发症的能力。

(3)按培训计划落实分层培训,对各项制度、流程、应急预案等进行培训与演练,有考核及演练记录。

(4)按要求做好工作人员健康监测,每年进行体检。

二、护理工作思维导图

思维导图见图3-6-2。

环境管理
- 环境整洁、有空气消毒装置
- 各功能区布局合理，通道设置合理，清洁区与污染区严格区分
- 隔离透析治疗室严格按照传染病监测结果分区透析，标志清晰
- 具备双路电力供应，停电时血液透析机具备相应的安全装置
- 设有洗手设施及职业防护箱

患者安全管理
- 患者及家属知晓血液净化治疗风险、疾病知识及注意事项等
- 按要求落实乙肝、丙肝、梅毒、艾滋病患者的病毒标志物检测
- 严格执行患者身份识别制度，落实三查七对制度
- 各种管路及管道接头妥善固定，预防管路滑脱
- 透析治疗中定时观察患者生命体征及有无出血情况、透析机的各项参数，做好记录
- 透析过程中，加强患者保暖和隐私保护
- 透析中有病情变化、特殊治疗、特殊处理的患者，进行书面交接班
- 患者进行血液净化治疗时，严格限制非工作人员进入透析室

消毒隔离管理
- 每班治疗后开窗通风并进行紫外线消毒，床上用品一人一用一更换或使用一次性床上用品
- 严格执行无菌原则，做好手卫生
- 各种用于注射、穿刺、采血等有创操作的医疗器具一人一用一灭菌
- 感染患者使用的物品与非感染患者分开，护理人员相对固定
- 血液透析治疗结束后，落实透析机表面和内部清洁消毒，有消毒记录
- 规范执行透析导管维护流程，预防导管相关性感染发生
- 按规范处理医疗废物，严格落实垃圾分类
- 医务人员知晓职业暴露处理及上报流程
- 落实透析液及透析用水质量监测，并做好记录

血液透析室(中心)护理工作思维导图

仪器设备管理
- 建立透析中心仪器设备管理档案，定期维护保养
- 急救仪器做到"五定"，处于完好备用状态
- 基础仪器设备专人管理，每周进行仪器设备日常保养和维护，并填写仪器维护保养登记本
- 每日落实水质监测并记录运行参数

药品与耗材管理
- 常备药品规范存放，确定品种数量，无过期变质药品，落实药品清点登记制度
- 外用药、消毒剂标志清晰、定点放置；消毒剂和氯化钾上锁保管；开启的消毒液注明开启日期、时间、责任人
- 一次性物品、透析器械按要求领取与存放，有提取使用登记
- 做好高值耗材领用、使用登记，实行条码管理可追溯，特殊耗材专人管理
- 落实冷藏药品和自备药品清点登记

护理文书管理
- 落实血液净化治疗和CRRT治疗记录单管理制度
- 每班责任护士下机前核对并完善治疗单的记录
- 血液净化治疗记录单由计算机中心采取电子上传方式至HIS报告中心，纳入无纸化病历归档管理
- CRRT治疗记录单纳入病历归档管理，

人员管理
- 严格执行岗位资质准入制度
- 按培训计划落实分层培训、考核，有记录
- 按要求做好工作人员健康监测，每年体检

图 3-6-2　血液透析室(中心)护理工作思维导图

参考文献

[1]马志芳,向晶.血液净化中心医院感染防控护理管理指南[M].北京:人民卫生出版社,2016.

[2]蔡虹,高凤莉.导管相关感染防控最佳护理实践专家共识[M].北京:人民卫生出版社,2018.

[3]陈香美.血液净化标准操作规程[M].北京:人民卫生出版社,2021.

[4]中华人民共和国国家质量监督检验检疫总局,中国国家标准化管理委员会. GB15982-2012 医院消毒卫生标准[S].2012.

[5]中华人民共和国卫生部.WS/T 367-2012 医疗机构消毒技术规范[S].2012.

[6]国家食品药品监督管理总局.YY 0598-2015 血液透析及相关治疗用浓缩物[S]. 2015.

[7]国家食品药品监督管理总局.YY 1269-2015 血液透析及相关治疗用水处理设备常规控制要求[S].2015.

[8]国家食品药品监督管理总局.YY 0572-2015 血液透析及相关治疗用水[S]. 2015.

[9]中华人民共和国卫生部.医疗卫生机构医疗废物管理办法[EB/OL].(2003-10-15)[2021-05-26].http://www.nhc.gov.cn/fzs/s3576/201808/fb4c9e59b0cf45c3843ad585b30b0c6d.shtml.

[10]中华人民共和国卫生部.卫生部关于印发《医疗机构血液透析室管理规范》的通知[EB/OL].(2010-03-24)[2021-05-26].http://www.nhc.gov.cn/yzygj/s7655/201003/3c0c5e975ae1479d90ae8cf20a49c90e.shtml.

第三节 心血管介入中心护理质量管理规范

一、护理工作实施细则

(一)环境管理

(1)各功能区布局合理,必须具备的功能区有清洁区、半清洁区、污染区。通道设置合理,包括患者通道、工作人员通道、污物通道。清洁区与污染区严格区分。

(2)手术等待区环境整洁、安静,候诊椅摆放整齐,有小心地滑等警示标识。

（3）设置换鞋区或更衣区，工作人员进操作间须更换拖鞋，戴外科口罩、帽子。

（4）介入手术室门外有电离辐射警告醒目标识及射线工作警示灯。介入手术室室温控制在22～25℃，湿度维持50%～60%，并有登记。

（二）规章制度管理

（1）切实落实心血管介入中心规章制度，包括《心血管介入中心基本管理制度》《介入手术患者交接班制度》《介入中心消毒隔离制度》《心血管介入中心查对制度》《介入手术管理制度》《医用导管材料管理制度》《仪器设备使用制度》《心血管危重患者抢救制度》等。

（2）建立突发事件应急预案与流程，包括《数字减影设备故障应急预案与流程》《对比剂不良反应处理流程》《血管迷走反射处理流程》《急性心包填塞处理流程》《突发辐射事故应急预案》等。

（三）患者安全管理

（1）心血管介入治疗前，落实与患者及照护者的术前谈话，告知心血管介入治疗的风险及注意事项，患者及照护者知晓并签署知情同意书。

（2）实施心血管介入检查治疗的患者是由专业人员负责接送至心血管介入中心。转运前先检查转运工具的安全性，保持转运床床单、枕头、被子干净整洁；转运途中应拉起床护栏，推床平稳，防止坠床，使用PDA进行转运交接。

（3）严格核查患者信息，PDA扫描确认患者身份及手术类型，询问患者特殊药物过敏史（肝素、对比剂、阿司匹林等）。

（4）术前评估患者病情及手术时长，酌情在受压部位做好防护措施。

（5）协助患者转移至手术床上，取舒适位，注意保暖，保护患者隐私。

（6）术中主动观察病情，观察静脉通道是否通畅，心电图及有创动脉压的变化，发现异常及时告知术者，进行相应处理。

（7）密切关注手术进展，准确传递各类导管耗材。

（8）积极沟通，减缓患者紧张、焦虑情绪，做好心理护理。

（9）病情危重及特殊患者术后由医护人员送回病房。

（10）落实辐射防护。

介入中心配放射防护器材及个人防护用品，防辐射衣由专人负责，定期检查、检测、保养、确保防护功能良好。X线防护服用衣架挂起，避免折叠造成破损，有血迹污渍及时用中性洗涤剂清洗，使用寿命4～5年，做好使用年限登记。血管造影X射线机工作时，注意关闭射线防护门窗，工作人员进行诊疗时穿防辐射衣，规范佩戴放射剂量计。做好患者身体敏感部位的保护。

（四）消毒隔离管理

（1）诊疗操作时，严格执行无菌操作规程，严格执行手卫生、外科手消毒。卫生手消毒，监测的细菌菌落总数应≤10cfu/cm²；外科手消毒，监测的细菌菌落总数应≤5cfu/cm²。

（2）无菌包单独存放，不得与非无菌物品混放，无过期；存放地点清洁干燥。规范无菌包的包扎方法，包内放置化学消毒指示卡，包外贴化学指示胶带，并按灭菌日期排列。

（3）使用后的手术器械流水清洗后置于白色包装袋封闭，由消毒供应中心集中回收处理。无菌溶液开启后注明开启时间，在有效期内使用。锐器和血液、体液污染的注射器投入锐器盒中。

（4）生活垃圾与医疗垃圾分开放置，生活垃圾放入黑色塑料袋中，医用垃圾放入黄色垃圾袋中。传染患者或疑似传染患者的生活垃圾作为感染垃圾放入双层黄色袋中，严格执行医疗废物交接制度，认真填写交接本。

（5）疑似或确诊多重耐药菌患者实施介入手术，应安排在当日最后进行，手术结束，医疗垃圾按要求丢入带盖的医疗废物桶内并套双层黄色垃圾袋，贴上标识，密闭转运。每日诊疗结束后，物体表面用500mg/L含氯消毒液进行擦拭；环境采用紫外线照射2h并有登记。

（6）一次性导管不得重复使用，导丝用后螺旋盘放，放入黄色垃圾袋。

（7）洁净手术间新风机初效滤网宜每2d清洗维护1次，过滤器宜1~2个月更换1次；中、高效过滤器按说明书更换。

（8）每季度监测介入手术间空气和物表的细菌总数，即空气培养细菌总数<4cfu/皿（15min），直径9cm平皿，物品表面细菌数<5cfu/cm²。

（五）仪器设备管理

（1）各种仪器设备定位放置，专人管理，悬挂操作流程，每周进行检测和保养，填写仪器维护保养登记本。仪器性能不良应悬挂"待维修"标识并及时送修。

（2）急救设备（急救车、除颤仪、主动脉内球囊反搏器等）做到"五定"：定数量品种、定点放置、定人保管、定期消毒灭菌、定期检查维修，随时处于备用状态。

（3）大型仪器（B超、血管内超声、光学干涉断层成像等）由专人管理，有操作流程、故障处理预案。

（六）药品与耗材管理

（1）药品管理专人负责，定点存放，分类管理，标识醒目，不得混放。药品按基数每周清点，有效期管理记录，药品无过期、变质。

（2）麻醉药品专柜专锁存放，专人管理，每日清点。用时双人核对，用后及时记录并补充。

（3）溶液开启须注明时间、日期、责任人。外用药、消毒剂标识清晰,定点放置,无混放。

（4）抢救车内有必备急救药品,做到定品种数量,每周检查清点一次;用后及时补充,药品无过期变质。

（5）导管耗材专人管理,分类放置,防止受潮,导管悬挂保存,防止打折,一次性导管不得重复使用。做好高值耗材领用、使用登记,实行条码管理可追溯,做好效期管理。

（七）人员管理

（1）明确中心护理人员准入标准及相关要求,各级人员职责明确,需取得《放射人员工作证》,持证上岗。

（2）按照分层培训计划,每月组织业务学习,内容包括各种监护和治疗抢救设备的使用、应急预案、心血管介入手术配合等。每季度组织消毒隔离知识培训,有考核记录。

（3）组织护理人员每年进行放射体检,建立职业健康监护档案。

二、护理工作思维导图

思维导图见图3-6-3。

环境管理
- 各功能区布局合理，清洁区与污染区严格区分
- 手术等待区环境整洁，安静，有警示标志
- 介入手术室门外有电离辐射警告标志及射线工作警示灯，室温湿度符合要求并记录

规章制度管理
- 建立完善的规章制度
- 建立突发事件应急预案与流程

患者安全管理
- 落实术前谈话，并签署知情同意书
- 严格落实介入手术病人的转运交接，有交接记录
- 严格执行患者身份核查，询问患者特殊药物过敏史
- 评估患者病情及手术时长，做好压力性损伤防护措施
- 术中保证输液通道畅通，做好手术病人的观察记录
- 密切关注手术进程，准确传递各类耗材
- 保护患者隐私，做好患者心情护理
- 危重及特殊患者术后由医护人员进行转运
- 落实辐射防护，配备防护器材及用品，工作人员穿防辐射衣，规范佩戴放射剂量计，做好患者身体敏感部位保护

心血管介入中心护理工作思维导图

消毒隔离管理
- 严格执行手卫生、外科手消毒
- 无菌物品单独存放，按灭菌日期排列，存放地点清洁干燥
- 使用后的医疗设备和手术器械清洁、消毒、灭菌、存放等环节按院感标准执行
- 无菌物品、溶液开启后注明开启时间、责任人，在有效期内使用
- 严格执行医疗废物交接制度，并填写记录
- 每日诊疗结束后，对物表、环境进行清洁消毒，并登记
- MDR等特殊患者手术中的医疗垃圾及各类物品使用专用的黄色垃圾桶套双层黄色垃圾袋存放，贴上标志，密闭转运
- 一次性导管不得重复使用，导丝使用后螺旋盘放，放入黄色垃圾袋
- 定期清洁、维护新风机滤网，并记录
- 每季度检测介入手术室空气和物表细菌总数

仪器设备管理
- 各种仪器设备定位放置，专人管理，每周进行检测和保养，并记录
- 急救设备定数量品种、定点放置、定人保管、定期消毒灭菌、定期消毒灭菌、定期检查维修，随时处于备用状态
- 大型仪器由专人管理，有操作流程、故障处理预案

药品与耗材管理
- 药品专人负责，定点存放，分类管理，无混放，标签醒目，按基数每周清点，近效期有标记，药品无过期、变质
- 麻醉药品专柜专锁存放，专人管理，双人核对，用后及时记录并补充，每日清点
- 外用药、消毒剂标志清晰，定点放置，无混放
- 抢救车内有必备急救药品，做到定品种数量，每周清点检查一次，用后及时补充，规范登记
- 各类耗材分类放置，防止受潮，导管悬挂保存
- 高值耗材做到领用、使用登记，做好条码管理可追溯

人员管理
- 落实心血管介入中心护理人员准入标准，取得相应资格证，持证上岗
- 按计划进行分层培训、考核，并记录
- 每年组织护理人员进行放射体检，并建立健康档案

图 3-6-3　心血管介入中心护理工作思维导图

参考文献

[1]侯桂华,陆芸岚.心血管病护理及技术专业知识——心血管介入护理分册[M].北京:北京大学医学出版社,2019:145-168.

[2]急诊危重症患者院内转运共识专家组.急诊危重症患者院内转运共识——标准化分级转运方案[J].中华急诊医学杂志.2017,26(5):512-516.

[3]SCAI expert consensus statement:2016 best practices in the cardiac catheterization laboratory[J].Catheter Cardiovasc Interv.2016.9(88):407-423.

[4]中华人民共和国国家质量监督检验检疫总局,中国国家标准化管理委员会.GB 16757-2016 防护服装 X 射线防护服[S].2016.

[5]刘颂,王萌,丁杰等.手术部位感染与手卫生相关性研究.中国实用外科杂志 [J],2017,37(06):672-675.

[6]同济医院感染管理科.同济医院感染管理职责与制度[Z].武汉:华中科技大学同济医学院附属同济医院,2015:135-143.

第四节　内镜中心护理质量管理规范

一、护理工作实施细则

(一)环境管理

(1)分区合理,严格区分候诊区、诊疗区、洗消区、办公区,标识醒目。

(2)设置分诊处,分诊处有便民服务项目公示牌,落实特殊患者就诊绿色通道服务。

(3)候诊区清洁安静,候诊大厅提供专科健康宣教单及宣教屏,屏幕实时播报分诊及就诊进度。

(4)诊疗区环境清洁,无积尘,用物摆放有序;诊疗台之间有隔帘设施,保护患者隐私。

(5)苏醒室环境安全,有预防跌倒、坠床等警示标识及宣教牌。

(二)规章制度管理

(1)建立完善的规章制度,包括:《软式内镜清洗消毒技术规范》《消毒隔离制度》《医用 X 射线诊断防护要求》《放射工作人员职业健康管理办法》《C 臂 CT 诊疗室防辐射制度》《经内镜逆行性胰胆管造影诊疗室防辐射制度》《放射性同位素与射线装置安全和防护条例》《各类人员准入管理制度》《耗材管理制度》《标本管理制度》《患者安全转运制度》《危重患者抢救制度》等。

（2）建立突发事件应急预案，包括内镜诊疗中出血、穿孔、误吸、喉气管痉挛、大咯血窒息、麻醉剂过敏、气胸、心脏骤停的应急预案等。

（3）建立完善的操作规范和护理流程，包括电子支气管镜检查术、内科胸腔镜检查术、快速现场评价（Rapid On-site Evaluation，ROSE）检查术、支气管导航检查术、超声支气管镜检查术、经支气管镜介入治疗术及消化内镜各类检查及治疗术等。

（三）患者安全管理

（1）认真执行三查七对制度，落实患者身份核查。

（2）术前做好充分评估，如胃肠道准备、用药史、既往病史等，排除禁忌证，做好术前宣教；术后向患者及照护者详细交代注意事项，包括饮食、休息、活动及不良反应的观察等。

（3）内镜诊疗镇静/麻醉下的患者安全：

每个麻醉操作台配备1名护士。

麻醉苏醒室床位、护理人员、仪器设备配置齐全：①麻醉苏醒室床位与麻醉操作床位数量比为1∶1。②麻醉苏醒室的护理人员与麻醉苏醒室床位数量比为1∶4～1∶2。③麻醉苏醒室应配备必要的监护设备、吸氧装置、吸引装置、急救设备。

落实麻醉后待苏醒患者病情观察及护理。①固定床刹，拉起床档。②使用预防跌倒、坠床等警示标识及宣教牌，开展预防跌倒、坠床及术后注意事项的宣教。③密切观察患者意识、心率、血氧饱和度、呼吸等病情变化。④密切观察患者有无呼吸抑制、反流及误吸、喉痉挛、（支）气管痉挛、出血、心脏骤停、气胸等并发症的发生，有异常情况及时通知医生处理。

（4）诊疗结束后，进行镇静/麻醉后离院评分，评估患者是否达到离院标准，记录评估内容，患者签字确认后由照护者陪同离开。危重患者及特殊治疗后病情不稳定的患者应由专人进行转运，并落实交接班工作。

（四）标本安全管理

（1）严格落实标本管理制度，标本的保存、登记、送检流程规范。

（2）标本申请单字迹清晰、信息完整，无缺项，标本标签粘贴规范；标本有效固定，用专用容器进行标本的转运，及时送检；暂存标本专柜专锁保管。

（3）标本交接登记单记录详细，妥善保管。

（4）标本固定液专柜专锁专人管理，使用中的固定液有开启日期、时间、责任人签名。

（五）消毒隔离管理

（1）严格执行手卫生，手卫生设施齐全，使用非触式水龙头；工作人员能正确掌握洗手法。

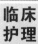

（2）内镜清洗消毒流程必须严格遵照《软式内镜清洗消毒技术规范》（WS 507—2016）执行。

从事内镜清洗消毒工作人员需经过专项培训，考核合格后持证上岗。

内镜清洗消毒间张贴《内镜清洗消毒操作规范及流程》，严格按照操作规范及流程落实内镜清洗消毒各步骤，由污到洁。

工作人员清洗消毒内镜时，应穿戴必要的防护用品，包括工作服、防水围裙或防水隔离衣、外科口罩、手术帽、手套、护目镜或面罩、专用鞋等。

遵循产品说明书合理存放清洗液及按比例在清洗槽配置清洗液。

按照消毒剂或灭菌剂产品说明书要求落实浓度监测；浓度监测记录保存期≥6 个月。

每日诊疗工作开始前，应对当日拟使用的消毒内镜进行再次消毒、终末漂洗和干燥后，方可用于患者诊疗。

做好内镜清洗消毒的登记工作，登记内容包括诊疗日期、患者标识、使用内镜的编号、清洗时间、消毒时间以及操作人员姓名等事项，保证内镜清洗消毒记录可追溯。

附件的清洗、消毒或灭菌。①一次性附件：一次性附件一次性使用。②复用附件：复用附件使用完毕后，应及时浸泡在清洗液中或使用保湿剂保湿；清洗、漂洗、干燥及包装好后送消毒供应中心进行灭菌。灭菌后的复用附件包装袋上写明灭菌日期、时间及责任人，有效期为 6 个月。

内镜干燥后储存于内镜储存柜内，每周用 500mg/L 含氯消毒剂清洁消毒 1 次，遇污染时应随时清洁消毒；内镜储存室相对湿度 30% ～70% ，且应满足通风、干燥、清洁的要求。灭菌后的复用附件存放于附件柜指定位置，按灭菌日期先后使用。

注水瓶每日诊疗结束后高水平消毒处理，瓶内用水为无菌水，每日更换。

每日清洗消毒工作结束后，应对清洗槽、漂洗槽等彻底刷洗，并采用 500mg/L 含氯消毒剂进行消毒。

（3）每日诊疗结束之后，各诊疗间、洗消间、苏醒室要进行空气、环境及物表消毒，做好登记。每周用 75% 酒精擦拭紫外线灯管，每半年进行紫外线消毒效果监测并记录。

（4）每季度对消毒液、消毒内镜、医务人员手消毒效果、诊疗室及内镜清洗消毒室环境消毒效果进行监测并记录，根据监测的结果及时进行改进。全年每条内镜至少完成 1 次生物学监测。监测记录保存期≥3 年。

（5）特殊人群的消毒隔离。MDR 患者就诊时，安排在当日诊疗最后进行，并在单间操作间进行诊疗操作。操作人员着一次性隔离衣，戴手套、帽子和口罩。操作结束后，内镜用双层白色塑料袋包裹后转运至洗消间行清洗消毒处理，一次性床单、纱布等一次性物品用完投入双层黄色垃圾袋内，床单位、地面用 500mg/L 含氯消毒剂擦拭消毒，房间以紫外线消毒处理。建立 MDR 患者诊疗处理流程，定期培训、考核并记录。

（六）仪器设备管理

（1）各种急救设备（除颤仪、吸引器等）、器械定位放置，摆放整齐，数量充足，处于备用状态，专人管理，每周清点，用后及时补充、消毒，并记录。

（2）仪器上应悬挂操作流程、故障处理流程、编号或仪器编码等，定期检查保养维护，专人管理，规范填写《仪器设备维护登记本》；仪器应挂"备用"或"待维修"标识。

（3）定期进行仪器设备的业务学习、考核并记录。

（4）将所有内镜进行编号，建档入库。发现内镜有渗漏或其他故障时，及时与工程师联系，修理后严格验收，并建立记录本做好维修记录。新入科人员在未熟悉内镜的结构和正确使用方法前，不得单独使用和操作内镜。

（5）高频电刀每日使用前进行安全确认，内容包括：检查附件及其导线，确保完好无破损；检查并确保高频电刀的中性电极报警功能正常；检查并确保高频电刀面板上的控制按钮和脚踏板功能正常；检查并确认高频电刀的顶部无其他医疗设备叠放。联系工程师每 6 个月进行一次高频电刀的预防性维护，每年进行一次性能测试。

（七）药品管理

（1）药品管理专人负责，定点存放，分类管理，标签醒目，不得混放。药品按基数每周清点，有记录，药品无过期、变质。

（2）麻醉药品专人专柜专锁。

（3）外用药、消毒剂标识清晰，定点放置，无药物混放，按效期顺序存放及使用。消毒剂分类存放，并上锁保管。

（4）急救车内有必备急救药品，做到定品种数量，用后及时补充，药品无过期变质，每周清点检查有记录。

（八）人员管理

（1）严格执行内镜护理人员准入标准及相关要求，新入科人员落实培训及考核，包括内镜中心规章制度、职业防护和医疗垃圾分类处理要求。考核合格方可上岗。

（2）分层落实各级人员培训计划，每月组织培训，每季度进行考核，并进行记录及持续改进。

二、护理工作思维导图

思维导图见图3-6-4。

内镜中心护理思维导图

环境管理
- 分区合理，标志醒目
- 设置分诊处，分诊处有便民服务项目公示牌，提供特殊患者就诊绿色通道服务
- 候诊区清洁安静，有专科健康宣教单及宣教屏
- 诊疗区环境清洁，诊疗台之间有隔帘设施
- 苏醒室环境安全，有预防跌倒、坠床等警示标志及宣教牌

规章制度管理
- 建立完善的规章向度
- 建立突发事件应急预案
- 建立完善的操作规范与护理流程

患者安全管理
- 严格执行患者身份识别制度
- 术前充分评估患者，交代患者术后注意事项
- 麻醉苏醒室床位、护理人员、仪器设备配置齐全，落实麻醉后待苏醒患者病情观察及护理
- 使用评分表来评估患者是否达到离院标准

标本安全管理
- 标本的保存、登记、送检流程规范
- 标本申请单信息完整准确；标本有效固定，及时送检；标本交接登记单妥善保管；暂存标本专柜专锁保管
- 标本固定液专柜专锁专人管理，使用中的固定液有开启日期、时间、责任人签名

消毒隔离管理
- 严格执行手卫生
- 内镜清洗消毒流程严格遵照《软式内镜清洗消毒技术规范》，落实环节管理
- 每日诊疗结束后，诊疗间、苏醒室等进行空气、环境及物表消毒
- 每季度对消毒内镜、医务人员手消毒效果、诊疗室及内镜清洗消毒室的环境消毒效果进行生物学监测并记录
- 建立MDR患者患者诊疗处理流程，定期培训、考核并记录

仪器设备管理
- 各种设备、器械定位放置，专人管理
- 仪器设备有操作流程、故障处理流程、维护记录、校正记录、编号或仪器编码等；仪器应挂"备用"或"待维修"标志
- 定期进行仪器设备的业务学习、考核并记录
- 将所有内镜进行编号，建档入库。内镜维修有记录
- 高频电刀每日使用前进行安全确认，每6个月进行一次预防性维护，每年进行一次性能测试

药品管理
- 药品管理专人负责，定点存放，分类管理，标签醒目，不得混放，药品按基数每周清点，有记录，药品无过期、变质
- 麻醉药品专人专柜专锁
- 外用药、消毒剂标志清晰，定点放置，无药物混放，按效期顺序存放及使用。消毒剂分类存放，并上锁保管
- 急救车内有必备急救药品，做到定品种数量，用后及时补充，药品无过期变质，每周清点有记录

人员管理
- 严格执行内镜护理人员准入标准及相关要求
- 按计划要求实施各级人员培训，定期培训、考核并记录

图3-6-4　内镜中心护理工作思维导图

参考文献

［1］杨嫦娥,席宏,刘变英,等.五常法管理模式在消化内镜中心的应用［J］.护理研究,2014,28(3):366-367.

［2］刘牧云,李兆申.美国消化内镜中心安全指南介绍［J］.中华消化内镜杂志,2015,32(10):701-705.

［3］中华医学会消化内镜学分会.中国消化内镜中心安全运行专家共识意见［J］.中华消化内镜杂志,2016,33(8):505-511.

［4］国家消化内镜质控中心,国家麻醉质控中心.中国消化内镜诊疗镇静/麻醉操作技术规范.临床麻醉学杂志［J］.2019,35(1):81-84.

［5］中华医学会消化内镜学分会清洗消毒学组.在新型冠状病毒肺炎疫情形势下消化内镜中心清洗消毒建议方案［J］.中华胃肠内镜电子杂志,2020,7(1):18-20.

［6］中华人民共和国国家卫生和计划生育委员会.WS 507-2016 软式内镜清洗消毒技术规范［S］.2016.

［7］中华人民共和国中央人民政府.麻醉药品和精神药品管理条例［EB/OL］.(2016-02-06)［2021-07-01］.http://www.nhc.gov.cn/fzs/s3576/201808/8f19c4bd124f4eae9506aefb9cfd9c74.shtml.

［8］中华人民共和国国家卫生健康委员会.国家卫生健康委办公厅关于印发内镜诊疗技术临床应用管理规定及呼吸内镜诊疗技术等 13 个内镜诊疗技术临床应用管理规范的通知［EB/OL］.(2019-12-12)［2021-06-04］.http://www.nhc.gov.cn/yzygj/s3585/201912/994f74193202417e957adbc1fc601fb5.shtml.

第七章 外科护理质量管理规范

第一节 泌尿外科治疗室护理质量管理规范

一、护理工作实施细则

(一)环境管理

(1)环境安静,布局合理,分区明确,有醒目的标识。严格区分洁净区、准洁净区、非洁净区,以及员工通道、患者通道、无菌物品通道和污染物品通道。

(2)设有换鞋区和更衣区,进入治疗室工作人员规范着装,帽子须遮盖头发,口罩遮住口鼻;外出应穿外勤衣,换外勤鞋。

(3)设有独立候诊区,配备候诊椅、电子屏幕、呼叫系统、健康宣教栏及分诊台。室内禁止吸烟,定期巡视打扫,保持环境整洁安静,患者有序就诊。

(二)规章制度管理

(1)建立并完善各项规章制度,包括《内镜清洗消毒技术规范》《低温等离子消毒灭菌器/灭菌锅管理制度》《特殊检查室管理制度》《手术安全核查制度》《手术标本管理制度》《医用激光安全使用管理制度》等。

(2)制定完善的操作规范和应急处置流程。

制定完善的操作规范及护理流程,包括《泌尿外科内窥镜手术护理配合操作规范》《医用激光操作规范》《改良截石位安置技术操作规范》《患者预约就诊流程》《手术患者接送流程》等。制定完善的应急处置流程,包括意外灼伤、低温烫伤、坠床、低体温等术中突发事件的处置流程,以及停电、停水、火灾等应急事件处置流程。

(三)患者安全管理

(1)泌尿外科治疗室诊疗操作全面实行预约接诊。住院患者与门诊患者实行分时段分诊疗区域接诊。

(2)严格落实手术患者的安全核查。

接手术患者时,严格核查、确认患者身份,与病房护士按《手术患者转运交接单》上的内容逐项核对,包括患者信息、药品信息及物品信息等。

转运患者时,妥善约束,保暖,确保患者安全。危重患者,有医务人员陪同转运。

责任护士分别在患者入手术等待区、入手术间时,再次核对患者姓名、性别、年龄、手术名称、手术部位、术前用药等。保证患者手腕带信息与患者自述、病历、影像学资料、手术通知单全部一致。

手术前,安抚患者紧张情绪,避免不良应激事件发生。

严格执行手术安全核查制度。麻醉开始前、手术开始前及患者离开手术间前,手术医生、麻醉医生和责任护士三方共同按照《手术安全核查单》上内容,逐一核对,准确无误后签字,方可实施相应操作。

(3)加强手术患者体位安全管理。

根据患者病情及手术需要,安置合适体位,妥善约束,保障麻醉安全;手术视野暴露清楚,无肌肉骨骼过度牵拉,确保患者安全。

保护患者隐私,避免暴露不必要的部位。

手术体位安置妥当,截石位时髋关节外展应小于90°,俯卧位时避免呼吸运动受限,固定肢体时衬垫松紧适度,合理使用体位垫,确保血管、神经、皮肤、肢体不受压,避免术中DVT的发生。

手术体位安置完成,护士再次检查,保障患者安全。

(4)术前根据患者年龄、体型、受压点皮肤、手术体位、麻醉方式、预计手术时间等,评估患者压力性损伤风险,落实术中预防压力性损伤措施。

(5)危重患者在手术室有专人守护,护士主动巡视,观察患者生命体征、输液情况、出血情况,及时发现患者病情变化,配合麻醉师及医生做好处置。

(6)落实预防术中低体温护理措施,术中使用加温至37℃的液体,正确使用血液液体加温仪、温毯仪等加温设备,采取安全措施,有效预防患者在手术过程中发生低体温或低温烫伤。

(7)做好术后转运与交接。经麻醉师确认后,手术室护士逐项填写《手术患者转运交接单》,与转运人员做好患者交接。转运人员与病房护士在床旁交接患者,核查内容包括核对患者身份,按《手术患者转运交接单》上的术后交接项目逐项核查,检查患者皮肤及各管路。

(四)标本安全管理

(1)严格落实标本管理制度,专人负责标本的保存、登记和及时送检,记录详实。

(2)标本申请单字迹清晰、填写完整,无缺项,标本标签粘贴规范。

(3)标本固定液专人、上锁保管;使用中的固定液有开启日期、时间、责任人签名,在有效期内使用。

（五）消毒隔离管理

（1）认真落实外来人员管理制度，严格控制非手术人员进出泌尿外科治疗室。

（2）严格执行无菌操作原则，治疗须在指定治疗室实施，防止切口感染及交叉感染的发生。

（3）严格执行手卫生，洗手液、消毒液、擦手巾配备齐全，及时补充。手术区域有规范的外科洗手流程图。在进行各种诊疗、护理、清洁等工作时应戴清洁手套，操作完毕，脱去手套后立即洗手或手消毒。

（4）地面及物体表面每日进行消毒，保持清洁干燥。遇明显污染，先用吸湿材料去除可见污染物，再用500mg/L含氯消毒液擦拭。手术工作区域应每24h清洁消毒一次，连台手术之间、当天手术全部完毕后，应对手术间及时进行清洁消毒处理。

（5）一次性无菌物品一人一用。手术及检查用后的包布、治疗巾、中单等必须丢入相应的污衣袋内，密闭转送，避免二次污染。

（6）活力碘、75%酒精、过氧化氢液体等消毒液开启后须注明开启日期、时间、责任人，须在有效期内使用。

（7）无菌物品和非无菌物品分类放置，标识醒目。无菌包规范包扎，并按灭菌日期顺序排列。使用普通棉布材料包装的无菌物品有效期不应超过7d；医用一次性纸袋包装的无菌物品，有效期宜为30d；使用一次性医用皱纹纸、医用无纺布、一次性纸塑袋及硬质容器包装的无菌物品，有效期宜为180d。

（8）快速压力灭菌器每锅进行工艺监测及化学检测，每周进行一次生物监测；低温等离子灭菌器每锅进行工艺监测及化学检测，使用时每日进行生物监测，有记录。

（9）规范处理生活垃圾与医疗垃圾：分开放置，生活垃圾放入黑色垃圾袋中；医用垃圾放入黄色垃圾袋中，认真填写《医疗废物交接登记本》。

（10）专人负责治疗室感染监控、资料储存和信息上报工作。落实治疗室环境卫生学监测（包括空气、环境物表等），结果符合标准要求，有记录。

（六）仪器设备管理

（1）各种设备齐全，定位放置，完好备用；待维修仪器应有标识。

（2）专人管理仪器设备，有仪器设备使用登记、操作流程、保养维护制度、常见故障处置流程预案、定期检查、维护等。

（3）严格执行各项技术操作规范。定期组织仪器操作培训、考核并记录。

（七）药品管理

（1）专人负责药品管理，定点存放，分类管理，标签醒目，不得混放，药品按基数每周清点,有记录,药品无过期、变质。

（2）外用药物、输液药物、消毒剂,开启后瓶签上应注明日期、时间和责任人等,在有效期内使用。

（3）按计划领用各种液体,并定期对库存的液体进行检查,若发现变质、过期液体,应及时更换。

（八）人员管理

（1）制定泌尿外科治疗室护士准入标准及相关要求,使用灭菌器人员需取得《医用灭菌器操作人员培训合格证书》和《特种设备作业人员操作合格证》。

（2）定期按计划进行分层培训、考核,内容包括科室规章制度、护理操作规范、医院感染管理制度等,资料齐全。

二、护理工作思维导图

思维导图见图 3-7-1。

环境管理
- 各区环境安静，布局合理，分区明确，有醒目的标志
- 设有换鞋区和更衣区
- 设有独立候诊区，环境整洁安静，患者有序就诊

规章制度管理
- 建立并完善各项规章制度
- 建立完善的操作规范和应急处置流程

患者安全管理
- 住院患者与门诊患者实行分时段分诊疗区域接诊
- 接手术患者时，核查、确认患者身份
- 转运患者时，妥善约束，保暖、确保患者安全
- 在患者入手术等待区时、入手术间时，再次核对患者姓名、性别、年龄、手术名称、手术部位、术前用药等
- 严格执行手术安全核查，在麻醉开始前、手术开始前和患者离开手术间时，进行三方安全核查，准确无误、签字
- 协助患者取合适体位，妥善安置约束，保护患者隐私，正确使用保暖设备
- 术前评估患者压力性损伤风险，落实术中预防压力性损伤措施
- 术中护士主动巡视，及时观察患者病情变化
- 与病房做好交接

标本安全管理
- 严格落实标本管理制度，专人负责标本保存、登记和及时送检，记录详细
- 标本申请单字迹清晰、填写完整，无缺项，标本标签粘贴规范
- 标本固定液专人、上锁保管；使用中的固定液有开启日期、时间、责任人签名，在有效期内使用

泌尿外科治疗室护理工作思维导图

消毒隔离管理
- 落实外来人员管理制度，控制非手术人员进出
- 严格执行无菌操作原则，治疗需在治疗室内进行
- 严格执行手卫生，有规范的外科洗手流程图，洗手用物配备齐全
- 每日清洁消毒地面和物体表面，并记录
- 一次性物品一人一用。手术及检查用后的包布、治疗巾、中单等丢入污衣袋内，密闭运送
- 无菌物品和非无菌物品要分别放置，有明显标记。无菌包规范，标志清楚，无潮湿、无破损，按来菌日期的先后顺序放置和取用
- 压力灭菌器每周进行一次生物监测；低温等离子灭菌器使用每日进行生物监测有记录
- 规范处理生活垃圾和医疗垃圾，做好交接
- 定期进行治疗室环境卫生学检测，结果符合标准要求，有记录

仪器设备管理
- 各类设备定位放置，处于完好备用状态
- 专人管理仪器设备，有仪器设备编号操作流程、保养维护、常见故障处理预案，定期检查、维护并记录
- 定期组织仪器操作培训，并有考核、记录

药品管理
- 专人负责药品管理，定点存放，分类管理，标签醒目，药品按基数每周清点，有记录，药品无过期、变质
- 外用药物、输液药物、消毒剂，开启后瓶签上应注明日期、时间和责任人等，在有效期内使用
- 按计划领用各种液体，并定期对库存的液体进行检查

人员管理
- 泌尿外科治疗室护士符合科室准入标准，灭菌器操作人员持证上岗
- 定期进行分层培训、考核，并有记录

图 3-7-1　泌尿外科治疗室护理工作思维导图

参考文献

[1]中国医促会泌尿健康促进分会,中国研究型医院协会泌尿外科分会.经尿道手术治疗尿道疾病安全共识[J].现代泌尿外科杂志,2019,24(1):13-18.

[2]中华人民共和国国家卫生和计划生育委员会.WS 310.2-2016 医院消毒供应中心第 2 部分:清洗消毒及灭菌技术操作规范[S].2016.

[3]中华人民共和国国家卫生和计划生育委员会.WS 310.3-2016 医院消毒供应中心第 3 部分:清洗消毒及灭菌效果监测[S].2016.

[4]中华人民共和国国家卫生和计划生育委员会.WS 507-2016 软式内镜清洗消毒技术规范[S].2016.

[5]中华人民共和国国家卫生和计划生育委员会.WS/T 510-2016 病区医院感染管理规范[S].2016.

[6]中华人民共和国国家卫生和计划生育委员会.WS/T 512-2016 医疗机构环境表面清洁与消毒管理规范[S].2016.

[7]国家卫生健康委.国家卫生健康委关于印发三级医院评审标准(2020 年版)的通知[EB/OL].(2020-12-21)[2021-06-09].http://www.nhc.gov.cn/yzygj/s7657/202012/c46f97f475da4d60be21641559417aaf.shtml.

[8]汪晖,徐蓉,刘于.护理管理制度与岗位职责[Z].武汉:华中科技大学同济医学院附属同济医院,2016.

[9]汪晖,黄丽红.护理应急预案与流程[Z].武汉:华中科技大学同济医学院附属同济医院,2016:268.

[10]World Health Organization. Global guidelines for the prevention of surgical site infection[M]. World Health Organization,2016.

[11]BERRÍOS-TORRES S I,UMSCHEID C A,BRATZLER D W,et al. Centers for Disease Control and Prevention Guideline for the Prevention of Surgical Site Infection,2017[J]. JAMA Surg,2017,152(8):784-791.

[12]LING M L,CHING P,WIDITAPUTRA A,et al. APSIC guidelines for disinfection and sterilization of instruments in health care facilities[J]. Antimicrob Resist Infect Control,2018,7:25.

[13]The National Institute for Health and Care Excellence. Surgical site infections:prevention and treatment[EB/OL].(2020-08-19)[2021-06-28]. https://www.nice.org.uk/guidance/ng125.

第二节 神经外科导管室护理质量管理规范

一、护理工作实施细则

（一）环境管理

（1）导管室环境安静、整洁，三区（洁净区、准洁净区、非洁净区）、四通道（员工、患者、无菌物品、污染物品）划分清晰。

（2）设置更衣区和换鞋区，进入导管室工作人员，按要求更换衣、裤、鞋，戴好帽子、口罩等，更衣区配备全身镜，操作者规范穿戴铅衣、铅帽等射线防护用具。

（3）严格控制进入导管室手术间的人员，手术过程中操作间及缓冲间的门保持关闭状态，非手术人员严禁入内。导管室手术间门外有电离辐射警告醒目标识及射线工作警示灯，室温控制在 22～25℃，湿度维持 50%～60%，并登记。

（4）导管室安全通道、水电气、管井等设施定期安全检查，并有记录。安全消防通道保持通畅，管路井封条规范，应急箱处于备用状态。

（二）规章制度管理

（1）制定并贯彻执行神经外科导管室核心制度，包括《手术患者转运管理制度》《手术安全核查制度》《神经外科导管室交接班制度》《神经外科导管室消毒隔离制度》《医用导管材料管理制度》《仪器设备使用制度》《神经外科危重患者抢救制度》《外来人员管理制度》等。

（2）制定导管室应急预案与流程，包括《DSA 设备故障处理应急预案》《造影剂过敏性休克的急救流程》《脑疝患者的急救流程》等。

（三）患者安全管理

（1）落实手术术前、术后访视工作，包括大手术、特殊手术术前访视、术后回访。

（2）手术患者安全转运。

接手术患者时，使用 PDA 扫描手术患者手腕带，与病房护士共同逐项核对手术患者转运交接的各项内容，并双方签名确认。询问患者及家属有无药物过敏史（造影剂、肝素、鱼精蛋白等）。

转运时，协助患者上手术推床，搬运患者时动作轻稳。患者头端靠近转运者，以便观察病情和保护头部，妥善约束好患者，拉起护栏，确保患者安全。

危重及特殊患者，必须有医务人员陪同转运。脑室外引流的患者搬运前必须检查引流管是否夹闭；昏迷患者须抬高头部，头偏向健侧，保持呼吸道通畅。

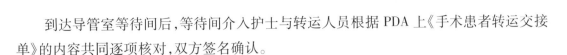

到达导管室等待间后,等待间介入护士与转运人员根据 PDA 上《手术患者转运交接单》的内容共同逐项核对,双方签名确认。

(3)手术患者术中护理。

确认手术患者信息,做到"五符合",即患者口述、手腕带、病历、手术安排表、影像学资料信息一致。

由麻醉医生、手术医生、介入护士三方共同完成手术安全核查。依次核对患者身份、手术名称、知情同意情况、麻醉安全等相关内容。

根据患者病情,主动落实患者相关风险的评估预防及处理。如有躁动、脑疝等特殊情况及时向手术医生和麻醉医生反映,遵医嘱采取相应措施。

手术中患者体位护理要求保持头部与躯干水平一致的轴线卧位,根据患者病情及手术时长,酌情在受压部位做好防护措施;注意保暖并保护患者隐私。

术中主动观察病情,密切观察瞳孔及生命体征的变化,观察各类引流管及动静脉通道是否通畅,发现异常及时告知术者,进行相应处理。

密切关注手术进展,手术中所需各类导管耗材、物品、药品的核查由导管室护理人员准确执行,并向手术医生和麻醉医生报告;完善高值耗材使用粘贴单的登记并存放入病历。

手术完毕后,整理患者的各类管路,保持通畅,标识清楚,固定稳妥;确保患者生命体征稳定、将病历及患者随身携带物品放置于转运袋内,麻醉医生评估患者气道安全后,将患者转移至手术推床,妥善约束,安全护送回病房。

(4)手术中落实放射防护措施。

导管室配备有防辐射防护器材及个人防护用品,防辐射衣由专人负责,定期检查、检测、保养、确保防护功能良好。

血管造影 X 射线机工作时,注意关闭射线防护门窗,工作人员进行诊疗时穿防辐射衣,规范佩戴放射剂量计。

术中需要使用放射线时,不仅注意医务人员防护,还应做好患者手术部位以外敏感器官的防护。

(四)消毒隔离管理

1.环境消毒

(1)严格执行无菌操作规程、手卫生、外科手消毒。手卫生消毒,监测的细菌菌落总数应≤10cfu/cm²;外科手消毒,监测的细菌菌落总数应≤5cfu/cm²。

(2)每日手术间使用前宜使用清水进行物表清洁,术中对于少量(<10mL)的溅污,先清洁再消毒;或使用消毒湿巾直接擦拭,实现清洁—消毒一步法完成。对于大量(>10mL)的溅污,先采用吸附材料覆盖、消毒清除后,再实施清洁消毒措施。

（3）每日诊疗结束后，物体表面用 500mg/L 含氯消毒液进行擦拭；环境采用紫外线照射 2h 并有登记。疑似或确诊多重耐药菌患者实施介入手术，应安排在当日最后进行，手术结束，医疗垃圾按要求丢入带盖的医疗废物桶内并套双层黄色垃圾袋。

（4）回风口过滤网每周清洗一次，每年更换一次，如遇特殊污染及时更换过滤网，并用消毒剂擦拭回风口内表面，有登记、签名和检查。

2. 无菌物品管理

（1）1% 瓶装活力碘 500mL、75% 酒精、3% 过氧化氢液体开启后须注明开启日期、时间，责任人，根据说明书确定开启后有效使用期限，若说明书未注明则有效使用期限为一个月。

（2）无菌敷料室专人负责管理，无菌物品分类放置，标识醒目，每日检查，定期灭菌。

（3）无菌物品存放要求距地面高度 > 20cm，距离墙 > 5cm，距天花板 > 50cm；温度低于 24℃，湿度低于 70%。

（4）规范无菌包的包扎要求，无菌包的大小不超过 30cm × 30cm × 50cm，包内放置化学消毒指示卡，包外贴化学指示胶带，并按灭菌日期顺序排列，标记清楚有效期不超过一周，新包布应清洗去浆后再使用，无过期物品。

3. 医疗垃圾及器械处理

（1）生活垃圾与医疗垃圾：分开放置，生活垃圾放入黑色垃圾袋中；医用垃圾放入黄色垃圾袋中。

（2）一次性导管不得重复使用，导丝用后螺旋盘好，放入黄色垃圾袋。

（3）使用后的手术器械流水清洗后置于白色包装袋封闭，由消毒供应中心集中回收处理。

（4）锐器和被血液、体液污染的注射器放入锐器盒中，使用容积达 3/4 要及时更换。

（五）仪器设备管理

（1）专人负责仪器设备的使用及保养工作，有仪器设备使用登记、操作流程、保养维护制度、常见故障及其排除、定期检查、维护并记录。

（2）设备管理做到"五定""四防"。"五定"是指定人管理、定点存放、定期检查、定期维护、定期消毒；"四防"是指防尘、防潮、防蚀、防盗。

（3）抢救必备物品齐全、性能良好，处于备用状态。应急电动吸引器等处于备用状态，罩防尘罩并在外挂"备用"标识。

（六）药品与耗材管理

（1）导管室各手术间内药品分类存放，放置规范，标识清晰，并按有效期先后顺序摆放。

（2）每周按计划领用各种液体，并对库存的液体进行检查，发现近效期药品及时更换,不得有变质、过期的药品。

(3)抢救车内有必备急救药品,做到定品种数量,每周检查清点一次;用后及时补充,药品无过期变质。

(4)高值耗材定位放置,采取"一物一码"追溯管理,每月有出入库记录,落实医保及物价规定,准确扫码计费。

(七)人员管理

(1)建立《神经外科导管室护理人员准入管理制度》,明确准入标准及相关要求,职责明确,需取得《放射人员合格证》,持证上岗。

(2)按照分层培训计划,每月组织业务学习,内容包括各种监护和治疗抢救设备的使用、应急预案、神经外科介入手术配合等。每季度组织消毒隔离知识培训,有考核记录。

(3)组织护理人员每年进行放射体检,建立职业健康监护档案。

二、护理工作思维导图

思维导图见图3-7-2。

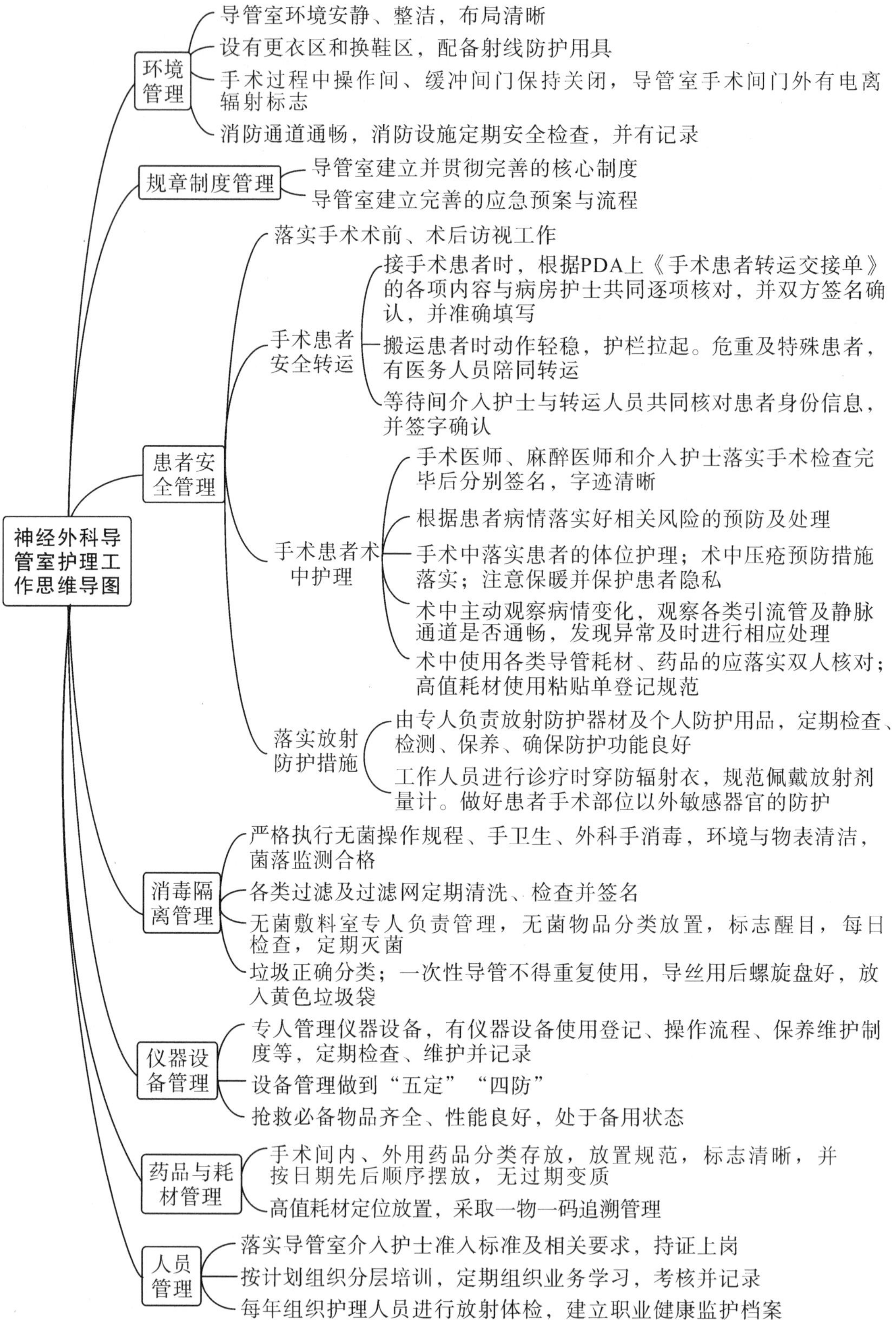

神经外科导管室护理工作思维导图

环境管理
- 导管室环境安静、整洁，布局清晰
- 设有更衣区和换鞋区，配备射线防护用具
- 手术过程中操作间、缓冲间门保持关闭，导管室手术间门外有电离辐射标志
- 消防通道通畅，消防设施定期安全检查，并有记录

规章制度管理
- 导管室建立并贯彻完善的核心制度
- 导管室建立完善的应急预案与流程

患者安全管理

手术患者安全转运
- 落实手术术前、术后访视工作
- 接手术患者时，根据PDA上《手术患者转运交接单》的各项内容与病房护士共同逐项核对，并双方签名确认，并准确填写
- 搬运患者时动作轻稳，护栏拉起。危重及特殊患者，有医务人员陪同转运
- 等待间介入护士与转运人员共同核对患者身份信息，并签字确认

手术患者术中护理
- 手术医师、麻醉医师和介入护士落实手术检查完毕后分别签名，字迹清晰
- 根据患者病情落实好相关风险的预防及处理
- 手术中落实患者的体位护理；术中压疮预防措施落实；注意保暖并保护患者隐私
- 术中主动观察病情变化，观察各类引流管及静脉通道是否通畅，发现异常及时进行相应处理
- 术中使用各类导管耗材、药品的应落实双人核对；高值耗材使用粘贴单登记规范

落实放射防护措施
- 由专人负责放射防护器材及个人防护用品，定期检查、检测、保养、确保防护功能良好
- 工作人员进行诊疗时穿防辐射衣，规范佩戴放射剂量计。做好患者手术部位以外敏感器官的防护

消毒隔离管理
- 严格执行无菌操作规程、手卫生、外科手消毒，环境与物表清洁，菌落监测合格
- 各类过滤及过滤网定期清洗、检查并签名
- 无菌敷料室专人负责管理，无菌物品分类放置，标志醒目，每日检查，定期灭菌
- 垃圾正确分类；一次性导管不得重复使用，导丝用后螺旋盘好，放入黄色垃圾袋

仪器设备管理
- 专人管理仪器设备，有仪器设备使用登记、操作流程、保养维护制度等，定期检查、维护并记录
- 设备管理做到"五定""四防"
- 抢救必备物品齐全、性能良好，处于备用状态

药品与耗材管理
- 手术间内、外用药品分类存放，放置规范，标志清晰，并按日期先后顺序摆放，无过期变质
- 高值耗材定位放置，采取一物一码追溯管理

人员管理
- 落实导管室介入护士准入标准及相关要求，持证上岗
- 按计划组织分层培训，定期组织业务学习，考核并记录
- 每年组织护理人员进行放射体检，建立职业健康监护档案

图 3-7-2 神经外科导管室护理工作思维导图

参考文献

［1］中华人民共和国国家卫生健康委员会.国家卫生健康委关于印发三级医院评审标准（2020年版）的通知［EB/OL］.（2020-12-21）［2021-06-26］.http://www.nhc.gov.cn/yzygj/s7657/202012/c46f97f475da4d60be21641559417aaf.shtml.

［2］急诊危重症患者院内转运共识专家组.急诊危重症患者院内转运共识——标准化分级转运方案［J］.中华急诊医学杂志,2017,26(5):512-516.

［3］SCAI expert consensus statement:2016 best practices in the cardiac catheterization laboratory［J］.Catheter Cardiovasc Interv.2016,9(88):407-423.

［4］中华人民共和国国家质量监督检验检疫总局,中国国家标准化管理委员会.GB 16757-2016 防护服装 X 射线防护服［S］.2016.

［5］刘颂,王萌,丁杰,等.手术部位感染与手卫生相关性研究［J］.中国实用外科杂志,2017,37(06):672-675.

［6］同济医院感染管理科.同济医院感染管理职责与制度［Z］.武汉:华中科技大学同济医学院附属同济医院,2015:135-143.

第三节 小儿外科巨结肠治疗室护理质量管理规范

一、护理工作实施细则

（一）环境管理

（1）分区合理,按照候诊区、诊疗区、洗消区、办公区划分,标识清楚,布局合理,符合医院感染控制要求。

（2）环境清洁,用物摆放有序,治疗台面物品定种类、定数量存放及补充,有隔帘保护患儿隐私。

（3）诊疗床床刹固定,设有床档,有预防跌倒、坠床等警示标识及宣教牌。

（4）候诊区有健康宣教栏,为患儿及家属提供专科健康宣教资料。

（二）规章制度管理

（1）制定完善的小儿外科巨结肠治疗室相关制度,包括《小儿外科治疗室护理管理制度》《小儿外科治疗室护士准入制度》《小儿外科治疗室消毒隔离制度》《医疗废物管理制度》《门诊预检分诊护理管理制度》等。

（2）制定各种操作流程，包括《结肠灌洗的操作规范》《扩肛治疗的操作流程》《急性小肠结肠炎应急处理流程》。

（3）制定各种应急预案，包括《急性小肠结肠炎护理应急预案》《新生儿窒息的应急预案》《结肠灌洗患儿肠穿孔护理应急预案》。

（三）患儿安全管理

（1）落实首问负责制，工作人员仪表端正，热情、耐心、细致解答患儿及家属的疑问。

（2）准确落实预检分诊，指导患者和陪护正确佩戴口罩等个人防护。认真执行三查七对制度，落实患儿身份核查。

（3）评估患儿意识状态、家属文化程度及沟通能力，用通俗易懂的语言告知患儿及家属操作的目的和必要性，操作的流程、注意事项及可能带来的不适，取得配合。操作前，由医生向患儿及家属告知检查治疗的风险及注意事项，并签署小儿外科巨结肠治疗室检查（治疗）知情同意书。

（4）落实预防患儿跌倒、坠床的健康宣教。

（5）诊疗期间及时巡视，密切观察患儿有无穿孔、出血等并发症的发生。诊疗期间要求患儿家属全程专人守护，特殊情况及时通知医护人员。检查结束后，观察无异常方可离开。

（四）消毒隔离管理

（1）严格执行手卫生，手卫生设施齐全，配备手套数量充足；操作间均设有洗手池、洗手液、擦手纸、洗手图。

（2）使用一次性用品，严格落实一人一用一更换，不得重复使用。

（3）灭菌物品按要求专柜存放，分类放置，包装完整、无破损潮湿，按消毒日期先后顺序排列，标识清楚，无过期物品。无菌物品、溶液开启后需注明开启时间，在有效期内使用。锐器盒按规范使用，容积不得超过 3/4。

（4）落实标准预防，医务人员职业安全防护措施落实到位，知晓职业暴露处理流程。工作人员进行结肠灌洗等操作时，应穿戴必要的防护用品，包括工作服、防护衣、口罩、手套等。

（5）每日开窗通风至少 2 次，每次 30min，每日紫外线照射一次，每次 1h 以上，做好登记，每半年进行紫外线消毒效果监测并记录。

（6）每日用含 500mg/L 有效氯的含氯消毒液湿式拖地 2 次，拖布专室专用。当地面受到患儿血液、体液等明显污染时，先用吸湿材料去除可见的污染物，再行清洁和消毒。各种仪器、门把手、台面、物品表面、键盘等每日用含 500mg/L 有效氯的含氯消毒液擦拭，保持清洁、干燥。

（7）需重复使用的器械应严格按照清洗消毒技术规范进行管理。

扩肛器：使用后用流动水冲洗表面污渍，放置于白色包装袋内，由消毒供应中心集中回收进行高温灭菌消毒。

活检钳:使用后用流动水冲洗表面污渍,放置于白色包装袋内,由消毒供应中心集中回收进行高温灭菌消毒。

测压管:测压管接触的是完整的直肠黏膜,因而可采用高水平消毒。由于测压管与软式内镜相似,其清洗消毒流程严格落实环节管理。

(8)落实医护人员医院感染相关知识的岗位培训,要求测压管清洗人员严格掌握并落实清洗消毒流程。建立清洗消毒工作本,每日做好详细记录。

(9)每日清洗消毒结束,需对清洗槽、漂洗槽、消毒槽等进行彻底刷洗,并采用500mg/L含氯消毒剂进行消毒。

(10)每季度对消毒液及消毒管路进行生物学监测,并对医务人员手消毒效果、诊疗室及洗消间的环境消毒效果进行监测并记录。

(11)患者产生的所有垃圾含生活垃圾按医院规定进行处理,认真填写《医疗废物交接登记本》。

(五)仪器设备管理

(1)各种抢救仪器定位放置,摆放整齐有序,仪器上悬挂操作注意事项。

(2)胃肠动力系统及其他仪器性能完好,由专人定期检查、保养维护并记录,有定期校验记录。

(3)护士能熟练使用各种监护和治疗抢救设备。

(六)药品管理

(1)专人负责,定点存放,按基数每周清点,有记录。药品无过期、变质。

(2)外用药、消毒剂分区定点放置。

(3)抢救车内有必备急救药品,做到定品种数量,用后及时补充,药品无过期变质,有专人清查管理。

(七)人员管理

(1)建立护技人员准入标准及相关要求,新入科人员落实培训及考核,考核合格方可上岗。

(2)按计划要求实施各级人员培训,有培训、考核记录及持续改进。

二、护理工作思维导图

思维导图见图3-7-3。

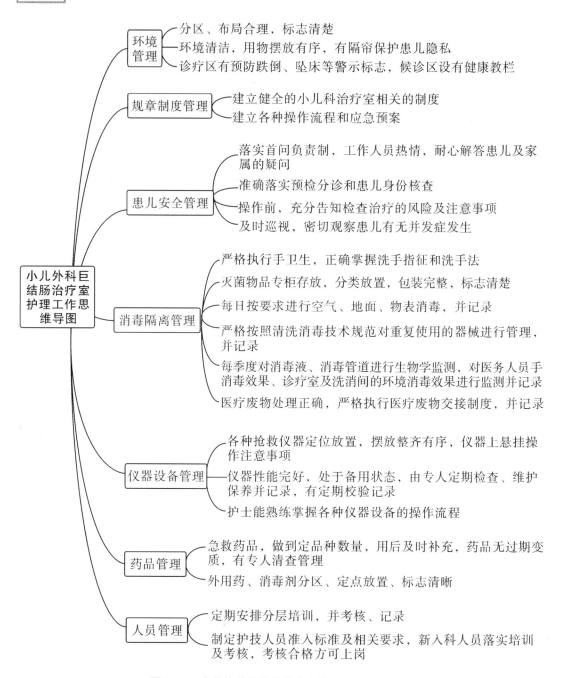

图 3-7-3　小儿外科巨结肠治疗室护理工作思维导图

参考文献

[1]杨华明,易滨.现代医院消毒学(第3版)[M].北京:人民军医出版社,2013.

[2]张流波,杨华明.医学消毒学最新进展[M].北京:人民军医出版社,2018.

[3]中华人民共和国国家卫生和计划生育委员会.WS 507-2016 软式内镜清洗消毒技术规范[S].2016.

［4］中华医学会消化内镜分会清洗与消毒学组.中国消化内镜清洗消毒专家共识意见［J］.中华消化内镜杂志,2014(11):617-623.

［5］中华人民共和国卫生部.医疗卫生机构医疗废物管理办法［EB/OL］.(2003-10-15)［2021-06-07］.http://www.nhc.gov.cn/fzs/s3576/201808/fb4c9e59b0cf45c3843ad585b30b0c6d.shtml.

第八章 妇产科护理质量管理规范

第一节 产房护理质量管理规范

一、护理工作实施细则

（一）环境管理

（1）产房环境清洁、整齐、安静，周围无污染源。

（2）产房各区布局合理，分区明确，标识清楚，环境、物品的消毒管理及感染控制执行手术室医院感染管理的相关规定。

严格区分限制区、半限制区、非限制区。限制区内设置分娩室、刷手间。半限制区内设置待产室、器械室、办公室。非限制区内设置更衣室、产妇接待室、污物处置室、卫生间。

每间分娩室设 1 张产床，使用面积不少于 $16m^2$。待产室设有独立卫生间。

产房配备非手触式水龙头，洗手用物配备齐全，刷手间临近分娩室，张贴规范的外科洗手流程图，助产人员按外科刷手法洗手。

（3）产房入口设换鞋处，产房拖鞋及外出拖鞋分开放置，产房拖鞋使用后更换，浸泡消毒晾干后方可再用，专人鞋柜每周擦洗 1 次。工作人员穿工作服，戴工作帽，更换拖鞋进入，外出更换外出服。

（4）非本科室人员未经允许谢绝进入产房，凡进入产房人员必须更换产房专用衣、帽、鞋、一次性医用外科口罩。

（二）规章制度管理

（1）及时修订产房核心规章制度、操作规范和流程。

产房各种规章制度齐全，包括《产房消毒隔离制度》《孕产妇安全管理制度》《母婴安全管理制度》《助产士职业安全防护管理制度》《人工终止妊娠审核管理制度》《助产士技术服务质量管理制度》《孕产妇及新生儿转运制度》《全程导乐陪产制度》《胎盘处置管理制度》《新生儿预防接种安全管理制度》《产房工作制度》《分娩登记制度》《产房安全分娩核查制度》等。

制定并完善产房护理操作考核标准,包括《四部触诊法操作流程》《阴道、肛门检查操作流程》《胎心监护操作流程》《产时会阴消毒及冲洗操作流程》《会阴切开缝合术操作流程》《平产接生操作流程》《难产接生操作流程》《新生儿复苏操作流程》《新生儿疫苗接种操作流程》等。按要求落实规章制度、护理常规、操作规范的培训,制订助产士分层培训计划。

(2)制定产房风险应急预案,包括新生儿复苏、子痫、产后出血、羊水栓塞、脐带脱垂、前置胎盘、胎盘早剥、心力衰竭、子宫破裂、急性胎儿窘迫等应急预案。

(三)责任制助产

(1)落实责任制助产,弹性排班,实行"一对一"责任陪伴助产,责任助产士使用《产房安全分娩核查表》对产妇的病情进行评估,全程负责产妇的产程观察及治疗护理。

(2)初产妇宫口开大 2 ~ 3cm、经产妇及中孕期引产患者有规律宫缩时送入产房。

(3)责任助产士主动介绍自己,介绍产房环境和分娩的全过程及注意事项。

(4)提供心理护理,指导产妇运用非药物性镇痛方式应对宫缩疼痛,以促进舒适,增强自然分娩的信心。

(5)提供生活护理,协助进食、饮水,指导产妇少食多餐,摄入足够能量维持体力。协助活动,指导自由体位待产,促进产程进展。鼓励产妇 2 ~ 4h 排尿 1 次,避免膀胱充盈影响宫缩和胎先露下降。

(6)严密观察病情变化,每 0.5 ~ 1h 监测宫缩频率、强度和持续时间、胎心率。根据宫缩定时评估宫颈扩张及胎先露下降情况。每 4h 观察血压等生命体征变化。

(7)在产妇及新生儿病情允许的情况下落实"三早"(早接触、早开奶、早吸吮),新生儿娩出 30min 以内开始,落实时间不少于 90min。

(四)母婴安全管理

(1)在诊疗活动中严格执行查对制度,同时使用姓名、ID 号 2 项及以上核对产妇身份,使用 PDA 扫描核对。

(2)认真填写及规范佩戴婴儿脚圈和胸牌;母婴分离时填写母婴分离交接卡。

(3)产妇及婴儿转科时严格执行交接班制度,认真填写《交接登记本》。

(4)助产士规范实施助产技术,保证母婴安全,包括以下方面的内容:①环境、物品及设备的准备。②接产人员的准备。③胎儿娩出前护理措施。④胎儿娩出后护理措施。⑤接生前后,须由两人共同清点经阴道接生的器械和敷料数量,并启用《经阴道接生器械敷料清点记录单》记录,确保物品未遗留在宫腔及产道内。

(五)消毒隔离管理

(1)无菌物品专柜存放,分类放置。无菌包按消毒日期顺序排列,标识清楚,有责任人。无纺布的无菌包有效期6个月,普通包布的无菌包有效期1周,无过期物品。无菌物品储存柜应便于清洁、通风,温度低于24℃,湿度低于70%,有温湿度监测。灭菌物品应分类存放,存放位置相对固定,标识清楚,物品存放应距地面20cm以上,距墙壁5cm以上,距天花板50cm以上。

(2)一次性用品包装完好,无过期、破损,严格落实一人一用一更换,不得重复使用。无菌钳、镊开启后干燥保存,有效期4h;瓶装外用药、抗菌洗手液、手消毒液开启时应标注时间、责任人,有效期参照说明书;小包装碘伏、酒精开启时应标注时间,有效期1周。

(3)落实标准预防,备好防护用品。诊疗、护理操作过程中,血液、体液有可能飞溅到面部时,应戴医用外科口罩、防护眼镜或者防护面罩;有可能发生血液、体液大面积飞溅或污染身体时,应穿戴具有防渗性能的隔离衣或者围裙。

(4)重复使用的器械、器具和物品规范进行清洁、消毒或者灭菌:①体温表:用500mg/L含氯消毒液浸泡消毒,每周大消毒一次。②氧流量表用500mg/L含氯消毒液擦拭。③听诊器用500mg/L含氯消毒液擦拭。④血压计袖带定时清洗,其余部分使用500mg/L含氯消毒液擦拭。⑤电动吸引器用500mg/L含氯消毒液擦拭。⑥新生儿呼吸复苏囊拆卸后送消毒供应中心集中处理。

(5)新生儿复苏台的日常清洁应以清水为主,遇有血液、体液污染时用500mg/L含氯消毒液擦拭消毒。产床上的所有织物均应一人一换。

(6)各区域保证空气新鲜,每日早晚通风2次,每次30min。空调定期清洗,有清洗记录。分娩室、婴儿治疗室、急诊观察室使用空气消毒机进行空气消毒,每日3次,每次2h,并记录。动态空气消毒器按产品说明进行维护,并做好记录。

(7)每季度送检空气、物体表面、手的消毒效果监测,及时总结分析,并记录。

(8)对确诊或疑似传染病产妇,应隔离待产、分娩,按隔离技术规程护理和助产,所有物品做好标识单独处理。医疗废物及胎盘等放置双层黄色塑料袋内,密封运送,无害化处理。织物放于专用橘红色可溶包装袋密闭运送至洗衣房。房间应严格进行终末消毒处理。

(9)生活垃圾与医疗垃圾分开放置,医疗垃圾回收交接登记完整。

(10)胎盘、死胎及死婴妥善处理,严格交接,规范填写《医疗废物登记本》及《胎儿遗体交接登记本》。

胎盘处理:孕产妇及家属决定胎盘处理的方式,并在医疗病历中记录签署处理意见、日期及签名。孕产妇确诊或疑似传染性疾病,交代病情,胎盘必须作为感染医疗垃圾焚烧并谈话签字。孕产妇及家属自行处理的胎盘用双层黄色垃圾袋包装交由产妇签字自行处理;由医院处理的胎盘,放于专用黄色垃圾桶内,日娩日清,用双层黄色垃圾袋包装并书写内存物名称及数量,与转运人员严格清点交接,规范填写《医疗废物登记本》。

死胎、死婴处理:孕产妇及家属决定死胎、死婴的处理方式,并在医疗病历中记录签署处理意见、日期及签名;对可能存在感染性、传染性疾病的死胎死婴,不得自行处理,签署知情同意书后,由本医疗机构按照《传染病防治法》《殡葬管理条例》对死胎、死婴进行规范处置后就近火化。孕产妇及家属自行处理的用双层黄色垃圾袋包装并装入纸盒,签字后交于产妇及家属自行处理。交医院处理的死婴,医务人员按规范填写《胎儿遗体交接登记本》后通知太平间,详细交接签字。

(六)仪器设备管理

(1)产房各仪器设备由专人管理,管理规范,有操作流程、维护记录、编号或仪器编码、故障预案、培训记录、校正记录等。

(2)接产室内抢救物品齐全,管理规范,制定操作流程、规范书写维护记录。

(3)急救车用物齐全、性能良好,抢救药品定位、定量存放,每种药物的剂型、剂量统一,无破损、浑浊、变质、过期,非抢救物品不得放置车内,急救车定点、定位放置,专人管理,每周清点一次并记录。

(七)药品管理

(1)备用二类精神类药品专柜专锁存放,用后及时记录并补充,每周清点。

(2)药品管理专人负责。常备注射药品定点存放,分类管理,标签醒目,不得混放;药品按基数每周清点,有效期管理记录;药品无过期、变质。

(3)麻醉药品定量保险柜存放,双人双锁管理,区域有监控,专人负责,使用有登记,用后及时补充。

(4)冰箱温度每日监测并登记,符合要求。

(八)人员管理

(1)助产士需符合产房准入资质及相关要求,并持有《护士资格证》《母婴保健技术考核合格证书》《疫苗接种证》。

(2)结合产房工作特点制订全年培训计划,需包含考核结果及效果评价。

(3)每季度开展传染病防控和职业暴露防护知识、技能的培训、考核,并根据院感工作存在的问题进行质量分析改进。

二、护理工作思维导图

思维导图见图3-8-1。

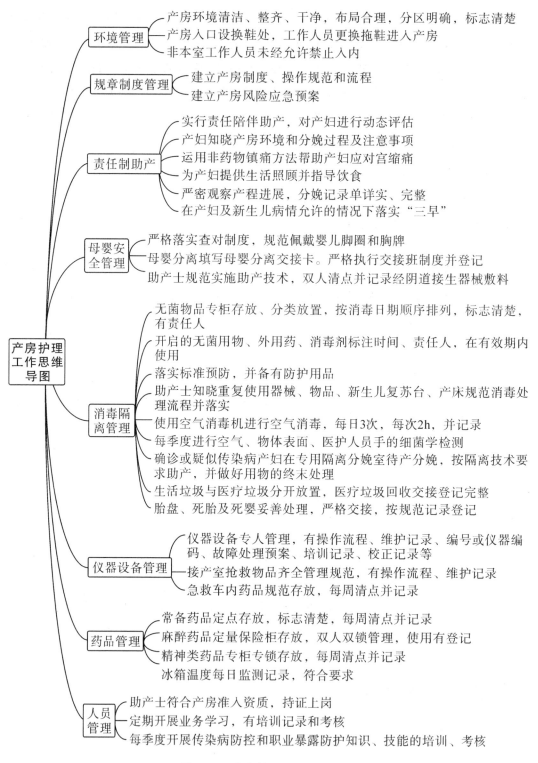

环境管理
- 产房环境清洁、整齐、干净，布局合理，分区明确，标志清楚
- 产房入口设换鞋处，工作人员更换拖鞋进入产房
- 非本室工作人员未经允许禁止入内

规章制度管理
- 建立产房制度、操作规范和流程
- 建立产房风险应急预案

责任制助产
- 实行责任陪伴助产，对产妇进行动态评估
- 产妇知晓产房环境和分娩过程及注意事项
- 运用非药物镇痛方法帮助产妇应对宫缩痛
- 为产妇提供生活照顾并指导饮食
- 严密观察产程进展，分娩记录单详实、完整
- 在产妇及新生儿病情允许的情况下落实"三早"

母婴安全管理
- 严格落实查对制度，规范佩戴婴儿脚圈和胸牌
- 母婴分离填写母婴分离交接卡。严格执行交接班制度并登记
- 助产士规范实施助产技术，双人清点并记录经阴道接生器械敷料

消毒隔离管理
- 无菌物品专柜存放、分类放置，按消毒日期顺序排列，标志清楚，有责任人
- 开启的无菌用物、外用药、消毒剂标注时间、责任人，在有效期内使用
- 落实标准预防，并备有防护用品
- 助产士知晓重复使用器械、物品、新生儿复苏台、产床规范消毒处理流程并落实
- 使用空气消毒机进行空气消毒，每日3次、每次2h，并记录
- 每季度进行空气、物体表面、医护人员手的细菌学检测
- 确诊或疑似传染病产妇在专用隔离分娩室待产分娩，按隔离技术要求助产，并做好用物的终末处理
- 生活垃圾与医疗垃圾分开放置，医疗垃圾回收交接登记完整
- 胎盘、死胎及死婴妥善处理，严格交接，按规范记录登记

仪器设备管理
- 仪器设备专人管理，有操作流程、维护记录、编号或仪器编码、故障处理预案、培训记录、校正记录等
- 接产室抢救物品齐全管理规范，有操作流程、维护记录
- 急救车内药品规范存放，每周清点并记录

药品管理
- 常备药品定点存放，标志清楚，每周清点并记录
- 麻醉药品定量保险柜存放，双人双锁管理，使用有登记
- 精神类药品专柜专锁存放，每周清点并记录
- 冰箱温度每日监测记录，符合要求

人员管理
- 助产士符合产房准入资质，持证上岗
- 定期开展业务学习，有培训记录和考核
- 每季度开展传染病防控和职业暴露防护知识、技能的培训、考核

（产房护理工作思维导图）

图 3-8-1　产房护理工作思维导图

参考文献

[1]肖明朝,漆洪波.WHO 安全分娩核查表实施指南[M].北京:人民卫生出版社,2018:9-15.

[2]中华人民共和国国家卫生和计划生育委员会.WS/T 510-2016 病区医院感染管理规范[S].2016.

[3]中华人民共和国国务院.疫苗流通和预防接种管理条例[EB/OL].(2008-03-28)[2021-06-23].http://www.nhc.gov.cn/fzs/s3576/201808/d37a2e21024b4d509244a05e0a2323cb.shtml.

[4]中华人民共和国国务院.殡葬管理条例[EB/OL].(2012-11-09)[2021-06-23].http://www.gov.cn/zhengce/2020-12/26/content_5574881.htm.

[5]中华人民共和国国家卫生健康委员会.中华人民共和国传染病防治法[EB/OL].(2018-08-30)[2021-06-23].http://www.nhc.gov.cn/fzs/s3576/201808/6d00c158844f42c5bcf94993bffa665a.shtml.

第二节　母婴同室护理质量管理规范

一、护理工作实施细则

(一)环境管理

(1)母婴同室保持环境清洁、舒适、安静,温度 24~26℃,湿度 55%~65%。

(2)病区设置宣告栏,张贴《世界卫生组织促进母乳喂养成功十大措施》《医院促进母乳喂养政策》等,禁止摆放母乳代用品。

(3)严格执行探视制度,确保母婴安全和充分休息。严格限制探视人数,每床每次不超过 2 人。有感染性疾病者禁止探视和陪同,防止交叉感染。

(4)病区门禁专人管理,严禁闲杂人员逗留。如有可疑人士接近婴儿或在病房内逗留,应及时询问,必要时立即报告保卫科。

(5)病区设有隔帘和屏风,以保护患者隐私。诊疗场所禁止非工作人员擅入,防止患者信息泄露。

(二)规章制度管理

(1)建立完善的管理制度,包括《母婴同室管理制度》《促进母乳喂养制度》《产科婴儿安全管理制度》《产科消毒隔离制度》《产科登记报告制度》《危重症产妇管理制度》

《新生儿预防接种安全管理》《出生证明管理办法》等。

（2）建立完善的专科护理操作流程,包括《会阴擦洗操作流程》《新生儿沐浴操作流程》《新生儿疫苗接种操作流程》《新生儿听力筛查操作流程》《新生儿经皮黄疸测定操作流程》等。

（3）建立各类突发事件的应急预案,包括烫伤、呛奶、门禁失灵、盗婴等事件应急预案。

（三）母乳喂养管理

（1）病区制订母乳喂养的具体规定,以保护、促进、支持母乳喂养,正确指导和处理母乳喂养中的问题。

（2）责任护士每日进行母乳喂养的知识和技能宣教,及时反馈记录。

落实产前健康宣教,使孕妇及家属认识到母乳喂养和母婴同室的好处、重要性及可行性。建立产妇产后母乳喂养的决心和信心。

开展孕期、哺乳期的乳房保健,并教会孕产妇掌握母乳喂养的技巧。

落实孕产妇母乳喂养的宣教,帮助孕产妇能够正确掌握以下内容:①母乳喂养的好处;②什么是纯母乳喂养,6个月内纯母乳喂养和继续母乳喂养到2岁或以上的重要性;③分娩后皮肤早接触、早开奶的重要性;④24h母婴同室的重要性;⑤产妇喂奶的姿势和婴儿含接姿势;⑥按需哺乳的重要性;⑦如何保证产妇有充足的乳汁;⑧特殊情况如艾滋病、病毒性肝炎等的母乳喂养;⑨产妇上班后如何坚持母乳喂养。

（3）帮助产妇在产后1h内开始母乳喂养,阴道分娩的产妇应该在产房中开展产后30min内的"早接触、早吸吮、早开奶",剖宫产的产妇在手术室完成早接触,返回病房30min内落实"三早",时间不少于90min。6h内进一步向产妇宣教母乳喂养的知识,指导正确哺乳姿势及如何保持泌乳。

（4）按需哺乳,鼓励产妇早哺乳,多吸吮,每日有效吸吮次数应不少于8次(包括夜间哺乳),以促进乳汁分泌。

（5）告知母亲使用奶瓶、人工奶嘴或安抚奶嘴的风险,如无医学指征,不要给婴儿提供母乳以外的任何食物或液体,高危新生儿仍应鼓励母乳喂养。工作人员禁止推广母乳代用品。

（6）医护人员应随时指导母乳喂养,及时解决产妇出现的问题,如乳胀、乳头痛等。指导母婴分离的母亲将乳汁挤出后合理保存。

（7）指导出院的产妇转入支持随访组织,提供母乳喂养支持服务。

产妇出院前,告知产妇如何与有关支持或随访组织联系,并填写围产保健手册。

产后随访,了解母乳喂养情况,并加以指导。

主动向产妇提供母乳喂养支持和咨询服务,告知24h母乳喂养咨询电话。

（四）新生儿安全管理

（1）张贴《新生儿安全管理制度》,产妇入院时进行新生儿安全相关的健康宣教,并在宣教单上签字存档。

（2）严格执行新生儿身份识别制度，新生儿出生后，与产妇确认性别，经双人核对无误后将写有新生儿信息的腕带2个和胸牌卡1张分别戴在新生儿两脚腕和前胸的衣物上，并在新生儿足迹单上盖脚印。

（3）严格执行产科新生儿转运交接制度。

手术室转入病房。手术分娩新生儿，助产士在新生儿足迹单上，印新生儿脚印，并签字。抱离手术间时，巡回护士和医生核对新生儿信息，并在足迹单上签字。新生儿回病房时，责任护士开放式提问，产妇家属回答产妇的床号姓名，核对家属手腕带、新生儿的胸牌和脚腕带，责任护士及家属在新生儿足迹单上签字。新生儿入科后，护士应评估新生儿生命体征、面色、黄疸、血糖，并记录。

新生儿行入室护理。家属、护士同时在场，医务人员按照规范进行新生儿体格检查，并完善评估记录，家属签字。助理护士推送新生儿回病房，落实交接并签字。

新生儿沐浴。由责任护士、助理护士在床边核对新生儿信息，并在母婴分离卡上签字，交于家属。沐浴结束返回病房，家属确认新生儿信息，助理护士和家属签字。每月汇总母婴分离卡，留存6个月。

新生儿外出检查、会诊。责任护士填写《新生儿放行证》，注明外出时间、外出原因。由助理护士陪同，新生儿返回病房时放行证由病房收回并记录返回时间，留存6个月。

出院时，保安人员需核对出院记录、《新生儿放行证》，无误方可放行。

（4）严格执行产科门禁管理制度，病房监控摄像系统完好。如果出现门禁失灵、婴儿被盗等情况，病区医生和护士应在第一时间通知病区负责人或医院总值班，启动应急预案。

（5）实行24h母婴同室。每日母婴分离时间不超过1h，使用母婴分离卡，严格控制分离时间。

（五）新生儿沐浴管理

（1）保持环境清洁、整齐，配有温湿度计，室内温度26～28℃，相对湿度50%～60%。

（2）新生儿进出必须严格落实交接制度与身份识别制度，并规范记录。

（3）严格遵守新生儿沐浴流程，接触婴儿前后落实手卫生。

采用恒温控制水温，操作前调节水温38～40℃，准备新生儿沐浴台和操作台。操作前核对新生儿胸牌、腕带、性别，母亲床号、姓名和住院号。沐浴前，操作者用手腕内侧试水温；沐浴过程中，水必须经过操作者的手。操作后，再次核对。

（4）新生儿沐浴时先洗正常新生儿，再洗感染新生儿，并在感染专用区域进行沐浴、治疗，防止交叉感染。

（5）婴儿沐浴用品如沐浴露等应采用不可回流式，并保证瓶内物品不被污染。

（6）新生儿沐浴池每日清洗消毒，用有效氯 500mg/L 的消毒剂擦拭，沐浴垫巾一人一用一更换。

（六）消毒隔离管理

（1）病区保持空气清新、流通，每日通风不得少于 2 次，每次 30 min。

（2）预防接种、抽血化验、新生儿筛查等各项操作严格遵循无菌原则。医护人员严格执行手卫生制度与标准预防原则。医务人员如患有皮肤化脓及其他传染性疾病，应暂时停止与产妇、新生儿接触。

（3）指导产妇及家属手卫生，哺乳、接触新生儿前后需洗手。哺乳用具一婴一用一消毒。

（4）婴儿治疗护理用品等均一婴一用，避免交叉使用。拆褓与包褓时，防止洁污交叉感染。

（5）对确诊或疑似感染性疾病的孕产妇及婴儿，应根据疾病的不同传播途径选择相应的隔离措施。

（6）建立监测和报告制度，每季度对空气、物体表面、医护人员手的消毒效果等病室环境卫生进行细菌学检测，总结、分析检测结果，疑有感染流行或暴发时随时监测。

（七）药品管理

（1）专人负责。常备注射药品定点存放，分类管理，标签醒目，不得混放；药品按基数每周清点；药品无过期、变质。

（2）备用二类精神类药品专柜专锁存放，用后及时记录，每周清点。

（3）外用药、消毒剂标识清晰，定点放置，无药物混放。

（4）急救车内药品定品种数量，用后及时补充，每周清理，有记录。

（5）需要冷藏的药品放置在冰箱内。

（6）专柜存放缩宫素。缩宫素采用集体肌内注射，不得与其他药物一同进行，注射前核对患者的信息和病情。

（八）疫苗管理

（1）疫苗管理人员及接种人员必须掌握疫苗知识、性质、保存运输、报废上报流程和使用注意事项，掌握禁忌证。严格执行疫苗冷链管理制度，疫苗的贮存、运输要严格按温度要求进行，防止疫苗的温度暴露。发生疫苗温度暴露后要按照疫苗报废上报流程上报及处理疫苗。疫苗预防接种人员应掌握各种疫苗的免疫程序、使用指导原则和工作方案。

（2）在实施接种时，应严格执行"三查七对"，严格查验疫苗的品种、批号、效期和外观等，严防错种。从冰箱内取出的疫苗应立即接种。如不能立即使用应放置在冷藏容器内，疫苗开启后减毒疫苗应在 30min 用完，灭活疫苗应在 1h 内用完，否则废弃。冰箱内除疫苗外不得存放其他药品和杂物，不得有过期失效的疫苗；接种使用自毁型一次性使用注射器,一人一针一管一用一废弃,并完善接种记录。

(3)遵循"保证需要、适当储备、避免浪费"的基本原则,规范记录《疫苗出入库登记本》,并按规范留存生物制品批签发单、领发手续单、转运温度监测记录单。

（九）仪器设备管理

(1)建立仪器设备档案,仪器设备由专人管理,每周进行仪器设备的日常保养和维护,做好"五防"(防尘、防潮、防盗、防火、防雷)工作。

(2)备用的急救设备每周开机检查、清洁维护1次,充足备用电源,保持性能良好,挂"备用"标识。使用中的急救设备,每日擦拭消毒,动态巡视观察其性能,保证正常使用。

(3)急救车由专人管理,负责落实清点、维护、消毒和效期管理等工作。

（十）出生证明管理

(1)专人负责出生医学证明及验证设备的申领、发放、信息统计、上报等工作。

掌握出生医学证明的使用、管理要求,在办理出生登记时应核实出生医学证明证件和所载信息,保留出生医学证明副页,作为出生登记的原始凭证。

发现虚假、不实信息或伪造、变造的出生医学证明,及时依法处理并同时通报卫生健康行政部门在规定时间内核查处理、反馈,发现使用虚假身份证件登记者应及时通报当地公安部门。

(2)建立健全出生医学证明出入库登记制度。通过妇幼信息系统完成空白证件的申领、派发和接收操作,按证件编号顺序发放,不得跳号,同时按规范要求进行登记,确保每一份证件能追踪到最终流向。

(3)规范出生证明发放。根据《出生证明管理办法》的规定执行出生证明的首次签发及补发、换发与报废。

(4)管理出生医学证明档案。按照出生医学证明档案管理相关规定,对签发的出生医学证明档案做好收集、整理、归档与保管工作。

（十一）人员管理

(1)护理人员持《母婴保健技术考核合格证书》上岗,经过专业理论及技术培训并考核合格。

(2)落实岗前教育,对新员工进行不少于18h的母乳喂养政策、知识及技术的培训。产科工作人员母乳喂养知识应每年培训1次,且每年培训时长不少于3h,并有考核记录。全体医护人员应掌握母乳喂养基本知识及各项要求,产科医护人员能够正确回答有关母乳喂养问题。

(3)每季度对各项规章制度、专科操作流程和应急预案进行培训,制定年度应急预案培训计划,考核并记录。

二、护理工作思维导图

思维导图见图3-8-2。

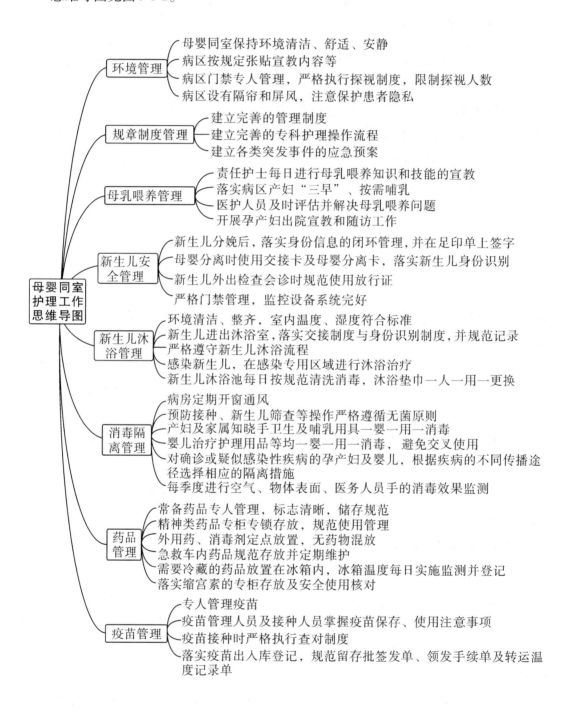

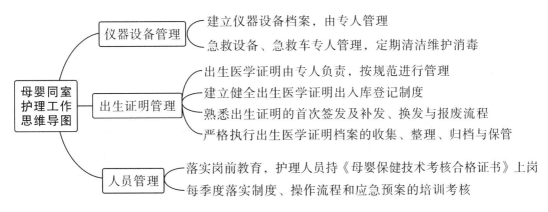

图 3-8-2　母婴同室护理工作思维导图

参考文献

[1]中国妇幼保健协会新生儿保健专业委员会,中国医生协会新生儿科医生分会.产科母婴同室新生儿管理建议[J].中华新生儿科杂志(中英文),2017,32(2):81-85.

[2]中华人民共和国国家卫生和计划生育委员会.国家卫生计生委关于开展爱婴医院复核的通知[EB/OL].(2014-06-09)[2021-06-22].http://www.nhc.gov.cn/fys/s3585/201406/556c0b7673e8470f9641c28d119a9f31.shtml.

[3]湖北省卫生和计划生育委员会.关于印发《湖北省助产技术服务管理办法》的通知[EB/OL].(2018-05-16)[2021-06-22].http://wjw.hubei.gov.cn/zfxxgk/zc/gkwj/202009/t20200926_2930549.shtml.

[4]中华人民共和国国家卫生健康委员会.国家卫生健康委关于印发三级医院评审标准(2020年版)的通知[EB/OL].(2020-12-21)[2021-06-22].http://www.nhc.gov.cn/yzygj/s7657/202012/c46f97f475da4d60be21641559417aaf.shtml.

第三节　妇产科门诊计划生育手术室护理质量管理规范

一、护理工作实施细则

(一)环境管理

(1)计划生育手术室环境安静、清洁、整齐、安全。

(2)手术室设置限制区、半限制区、非限制区,三区布局合理。限制区内设置手术室、刷手间;半限制区内设有办公室;非限制区内设置手术更衣室、患者换鞋处、手术观察室。

（3）手术室刷手间设置流动外科手卫生设备，临近手术室，手术人员按外科刷手法洗手。

（4）病区设有"禁止非医学需要的胎儿性别鉴定""禁止非医学需要的选择性别的人工终止妊娠"的醒目标识。

（二）制度管理

（1）建立健全的妇产科门诊计划生育手术室管理制度，包括《人工终止早期妊娠手术审批制度》《手术安全核查制度》《标本管理制度》《手术患者苏醒期安全管理制度》等。

（2）制定完善的应急预案及流程，包括人工流产综合征、静脉麻醉后并发症等的应急预案与护理流程。

（三）患者管理

（1）在诊疗活动中严格执行"查对制度"，同时使用姓名、就诊卡号两项及以上核对患者身份，静脉麻醉计划生育手术患者佩戴手腕带，手腕带注明姓名、年龄、就诊卡号。

（2）手术医生、麻醉医生、手术配合护士在麻醉实施前、手术开始前及患者离开手术室前严格落实手术安全核查。严格执行终止妊娠手术实名登记，根据当地卫生行政部门的要求落实14周以内终止妊娠手术实名登记，术后24h内上报计生服务管理系统。

（3）术前向患者解释手术目的、方法及基本流程，指导患者做好手术前准备，告知术中可能出现的不适及配合方法。

（4）术中严密观察病情变化，监测患者面色、心率、血压及有无头晕、胸闷、大汗，警惕人工流产综合征的发生。静脉麻醉患者妥善固定四肢，保持输液通畅，严密监测生命体征、SPO_2变化。配合医生完成手术，严格无菌操作，根据医嘱准确用药。

（5）术后监测生命体征、腹痛、阴道出血情况。麻醉清醒前，去枕平卧，头偏向一侧，清醒后移至观察室留观1～2h，观察室专人守护，防止坠床/跌倒发生。根据手术术后苏醒评估单评估患者达到离开观察室标准后，方可允许患者离开。

（6）提供心理护理，注意保暖，保护患者隐私。对于清醒患者，指导使用深呼吸等方法减轻不适。关注患者疼痛及焦虑状态。

（7）落实术后注意事项宣教及计划生育指导。

（四）消毒隔离管理

（1）专人负责医院感染控制工作，落实消毒隔离。

（2）工作人员严格执行外科手卫生。

（3）无菌物品专柜存放，分类放置。按灭菌日期顺序排列，标记清楚，有责任人，无过期物品。

（4）使用后的手术器械在处置间预处理后由消毒供应中心集中清洗消毒灭菌。

(5)人工流产吸引器引流瓶一用一消毒。使用一次性人流吸引管,一人一用一更换。

(6)手术床上使用的织物和垫单,一用一更换。当天手术结束,手术床用 500mg/L 含氯消毒液擦拭。

(7)使用紫外线进行空气消毒,每日 2 次,每次 1h;紫外线灯管使用 1000h 后,更换灯管,每半年检测紫外线消毒强度,并记录。

(8)实施标准预防。配备个人防护用品,在诊疗、护理操作过程中,血液、体液有可能飞溅到面部时,应戴医用外科口罩、防护眼镜或者防护面罩;血液、体液有可能大面积飞溅或污染身体时,应穿戴具有防渗性能的隔离衣或者围裙。

(9)对确诊或疑似传染病患者,应在隔离手术间实施手术,所有物品做好标识单独处理。一次性用物等医疗废物及胎盘等放置双层黄色塑料袋内,密封运送,无害化处理。织物放于专用橘红色可溶包装袋密闭运送至洗衣房。房间应严格进行终末消毒处理。

(10)每季度送检空气、物体表面、医护人员手的消毒效果监测,菌落数符合标准要求,并记录。

(五)仪器设备管理

(1)急救车内用物齐全,性能良好,急救物品定品种定数量,急救车定点、定位放置,专人管理,每周检查并记录。

(2)人工流产吸引器性能良好,每周检查 1 次,有日期、有签名。

(六)手术标本管理

(1)计划生育手术配合护士与医生共同核对手术标本,协助将标本放入标本瓶中进行标本固定、封口,将标本病理申请单标签贴于相应标本瓶外。

(2)计划生育手术室护士与消毒班人员双人核对病检标本和申请单信息无误,并登记,由消毒班人员将标本送往病理科,与病理科登记室人员核对,并签收。

(七)药品管理

(1)急救车内有必备急救药品,做到定品种数量,用后及时补充,药品无过期、变质,有专人管理。

(2)外用药、消毒液专人负责,分类专柜管理,标签醒目,不得混放,每周清点,药品无过期、变质。

(八)人员管理

(1)落实岗前培训,考核合格方可上岗。

(2)护理人员按照岗位进行分级管理,体现妇产科门诊的岗位分级特点。

(3)定期开展人工流产综合征、静脉麻醉后并发症等应急预案的培训、考核、演练。

（4）每季度开展传染病防控和职业暴露防护知识、技能的培训、考核，并根据院感工作存在的问题进行质量分析改进。

二、护理工作思维导图

思维导图见图3-8-3。

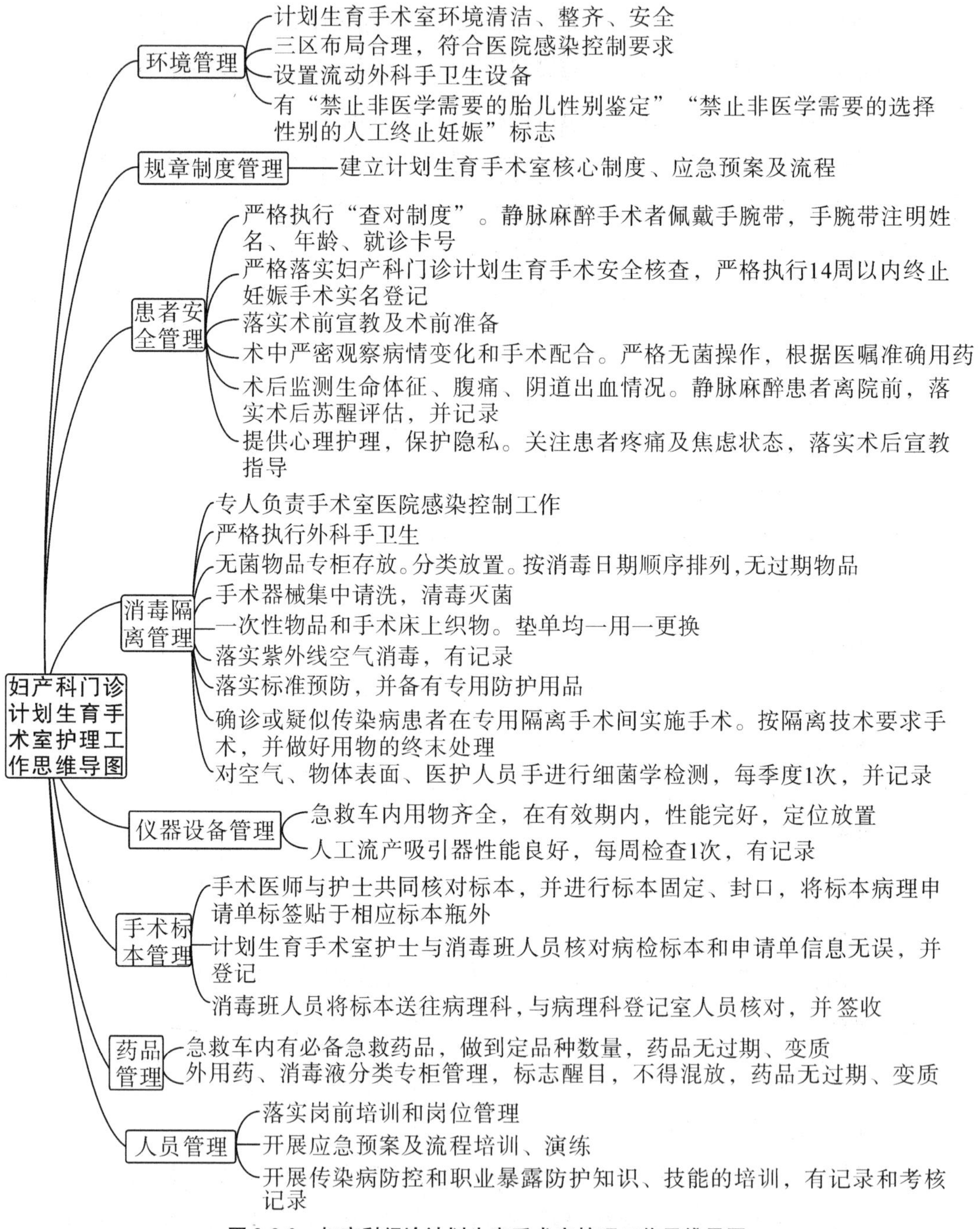

妇产科门诊计划生育手术室护理工作思维导图

- **环境管理**
  - 计划生育手术室环境清洁、整齐、安全
  - 三区布局合理，符合医院感染控制要求
  - 设置流动外科手卫生设备
  - 有"禁止非医学需要的胎儿性别鉴定""禁止非医学需要的选择性别的人工终止妊娠"标志

- **规章制度管理**
  - 建立计划生育手术室核心制度、应急预案及流程

- **患者安全管理**
  - 严格执行"查对制度"。静脉麻醉手术者佩戴手腕带，手腕带注明姓名、年龄、就诊卡号
  - 严格落实妇产科门诊计划生育手术安全核查，严格执行14周以内终止妊娠手术实名登记
  - 落实术前宣教及术前准备
  - 术中严密观察病情变化和手术配合。严格无菌操作，根据医嘱准确用药
  - 术后监测生命体征、腹痛、阴道出血情况。静脉麻醉患者离院前，落实术后苏醒评估，并记录
  - 提供心理护理，保护隐私。关注患者疼痛及焦虑状态，落实术后宣教指导

- **消毒隔离管理**
  - 专人负责手术室医院感染控制工作
  - 严格执行外科手卫生
  - 无菌物品专柜存放。分类放置。按消毒日期顺序排列，无过期物品
  - 手术器械集中清洗，清毒灭菌
  - 一次性物品和手术床上织物。垫单均一用一更换
  - 落实紫外线空气消毒，有记录
  - 落实标准预防，并备有专用防护用品
  - 确诊或疑似传染病患者在专用隔离手术间实施手术。按隔离技术要求手术，并做好用物的终末处理
  - 对空气、物体表面、医护人员手进行细菌学检测，每季度1次，并记录

- **仪器设备管理**
  - 急救车内用物齐全，在有效期内，性能完好，定位放置
  - 人工流产吸引器性能良好，每周检查1次，有记录

- **手术标本管理**
  - 手术医师与护士共同核对标本，并进行标本固定、封口，将标本病理申请单标签贴于相应标本瓶外
  - 计划生育手术室护士与消毒班人员核对病检标本和申请单信息无误，并登记
  - 消毒班人员将标本送往病理科，与病理科登记室人员核对，并签收

- **药品管理**
  - 急救车内有必备急救药品，做到定品种数量，药品无过期、变质
  - 外用药、消毒液分类专柜管理，标志醒目，不得混放，药品无过期、变质

- **人员管理**
  - 落实岗前培训和岗位管理
  - 开展应急预案及流程培训、演练
  - 开展传染病防控和职业暴露防护知识、技能的培训，有记录和考核记录

图3-8-3　妇产科门诊计划生育手术室护理工作思维导图

参考文献

[1]中华人民共和国国家卫生和计划生育委员会. WS/T 510—2016 病区医院感染管理规范[S]. 2016.

[2]中华人民共和国国家卫生和计划生育委员会. 禁止非医学需要的胎儿性别鉴定和选择性别人工终止妊娠的规定[EB/OL]. (2016-04-20)[2021-06-23]. http://www. nhc. gov. cn/fzs/s3576/201701/59cbff372e7d437c8ee2dcec259ef8db. shtml.

[3]中华人民共和国国家卫生健康委员会. 国家卫生健康委关于印发三级医院评审标准(2020 年版)的通知[EB/OL]. (2020-12-21)[2021-06-23]. http://www. nhc. gov. cn/yzygj/s7657/202012/c46f97f475da4d60be21641559417aaf. shtml.

第四节　生殖医学中心护理质量管理规范

一、护理工作实施细则

(一)环境管理

(1)培养室环境清洁、整齐、安静,禁止大声喧哗,隔绝对工作产生不良影响的化学源和放射源。

(2)手术室布局规范,流程合理,严格区分限制区、半限制区、非限制区,各区标识醒目。

限制区内设置采卵手术室、移植手术室、培养室、无菌物品存放间、刷手间。

半限制区内设置术后观察室、人工授精室、办公室。

非限制区内设置取精室、更衣室、污物处置室、卫生间。

(3)各区环境符合要求,限制区培养室环境符合Ⅰ类环境标准,设置空气净化层流室,胚胎操作区必须达到百级标准;手术室环境符合Ⅱ类环境标准,设有手卫生设施。

(4)采卵室、移植室保持温度 24~26℃,湿度 40%~60%,每日监测,并记录在环境温湿度记录单上,超过正常范围时及时启动应急预案。

(5)手术室控制无关人员进出。患者在指定地点候诊、检查、治疗,防止交叉感染。

(二)规章制度管理

(1)建立完善的管理制度,包括《注射室护理管理制度》《档案建立管理制度》《伦理及保密制度》《病案管理制度》《B 超卵泡监测室管理制度》《手术室护理管理制度》《手术室查对制度》《贵重医用耗材管理制度》《辅助生殖技术患者随访制度》《冷冻配子及胚胎管理制度》《供精标本管理制度》等。

（2）制定完善的应急预案与流程，包括《生殖中心急诊转运流程》《生殖中心停电管理预案》等。

（三）患者管理

1. 建档管理

（1）建档前，资料审核处负责检查患者进行人类辅助生殖技术的术前资料，根据不同助孕手术种类收集建档资料，审核清单项目复印件齐全，无过期，有资料审核准入签名。

（2）建档时，夫妻双方持有效证件（双方身份证、结婚证）进行人证识别，认证一致方可建档拍照，并录入生物信息（指纹、面部）。

（3）建档病历完整，按女方姓名首字母排序，归档整齐有序，核对防止错装错放。

2. 促排卵周期治疗管理

（1）促排卵周期方案及药物知识宣教一对一落实，在促排治疗周期内尽量做到固定检查间，固定医护，落实周期责任制护理。

（2）促排卵药物注射严格落实查对制度。

3. 扳机日② 管理

（1）手术护士负责行采卵患者术前宣教，落实一对一宣教并核对扳机药物及注射单。

（2）手术通知时间遵医嘱合理安排，并做好与手术室交接，落实特殊备注患者（资料不齐、感染性疾病、危急值患者、男方取精困难、残障人士、精神疾病等），有传染性疾病患者手术时间安排在最后。

（3）档案调取时必须核对患者夫妻双方姓名及档案号。

（4）核对患者手术方式及胚胎移植个数，对拟行胚胎复苏手术患者在黄体转化期确定手术时间，并填写《移植手术通知单》交给患者。

4. 手术护理

（1）双方进入手术室必须核对身份证、结婚证，并进行生物特征识别（面部识别、指纹认证）。术前对患者双方姓名进行开放式提问，核对并复述确认。

（2）落实术前宣教，指导患者更换手术衣。

（3）采卵患者需按扳机药物注射时间有序进行手术，严格执行查对制度及无菌操作原则。

（4）密切观察面色、阴道出血、腹痛等病情变化。

（5）督促移植患者术后立即自行排尿。

（6）落实预防跌倒等风险防护措施。

---

② 采卵前注射促卵泡成熟药物的时间

（7）做好心理护理及各环节健康教育，注重人文关怀。

5. 安全管理

（1）施行档案号唯一标识管理，诊疗活动中严格执行查对制度，使用夫妇双方姓名、身份证、结婚证、面部身份识别、手腕带、指纹认证核对患者身份，且信息一致。

（2）每台手术必须待培养室完成核对无误后方为结束，更换显示下一位患者。采卵手术结束须清查恒温台，确保无遗漏试管。

（3）涉及任何配子及合子的操作台面禁止有两对夫妻标本同时放置。配子、合子和胚胎的处理、转移、保存、使用等关键环节均须由两人以上同时现场核对。

（4）对胚胎实验室等关键区域实施实时监控，监控录像至少保存30d。

（5）建立护理不良事件讨论分析机制，每周讨论分析，每月总结。

（6）病区建立质量控制小组，每月进行质控检查及反馈、分析、改进。

（四）消毒隔离管理

（1）无菌物品专柜存放，按有效期先后顺序排列摆放，分类放置，由专人管理，定期检查。

（2）一次性物品包装完好，无过期、破损，严格落实一人一用一更换，不得重复使用。

（3）重复使用的器械、器具和物品规范进行清洁消毒或灭菌。在处置室初步冲洗后置于特制白色包装袋，封闭包装后放于整理箱中，由消毒供应中心集中清洗消毒灭菌。特殊感染病原体污染的诊疗器械、器具和物品，使用后置于双层特制白色包装袋封闭包装并标明感染性疾病名称，放于整理箱或者带盖塑料桶中，由消毒供应中心单独回收处理。

（4）地面、物表及空气消毒。

限制区物表每日手术完毕后，及时清洁、消毒，用季铵盐类消毒剂擦台面和其他手接触部位，使用中的各种仪器设备及治疗车、桌椅、门把手等每日清洁消毒1次；有血液体液明显污染时，保洁人员戴手套，先用纸巾吸湿去除可见污染物，再用季铵盐类消毒剂擦拭；每周使用季铵盐类消毒剂擦洗手术床，清洁门窗；每季度搬家式大扫除，清水擦拭墙壁及天花板。

非限制区及半限制区物体表面（包括仪器、设备等的表面）应每日以500mg/L有效氯的含氯消毒液湿式清洁，保持清洁干燥，污染应及时清洁与消毒。外出鞋鞋柜每周擦洗1次。

擦拭物体表面的布巾，不同患者之间和洁污区之间须更换，擦地面的地巾不同区域之间须更换，用后集中清洁、消毒、干燥保存。

每日使用紫外线进行空气消毒30min，并记录，紫外线灯管每半年用荧光指示卡检测，照射满1000h更换。

（5）对患有或疑似传染病患者，所有物品做好标识单独处理；一次性用物等医疗废物放置双层黄色塑料袋内，密封运送；被服、敷料放于专用橘红色可溶包装袋密闭运送至洗衣房。

（6）生活垃圾与医疗垃圾分开放置，医疗垃圾回收交接登记完整。

（7）落实标准预防。备有个人防护用品，在诊疗、护理操作过程中，有可能发生血液、体液飞溅时，应戴医用外科口罩；有可能发生血液、体液飞溅或污染时，应戴护目镜或面屏并穿具有防渗性能的隔离衣或围裙。

（8）每季度进行空气、物体表面、医护人员手的消毒效果监测，及时分析总结并记录。

（五）仪器设备管理

（1）培养室、手术室各种仪器设备齐全、完好备用，专人管理并有维护记录。

（2）急救车定点放置，用物齐全，性能良好，专人管理，每周检查维护并记录。

（六）人员管理

（1）严格执行生殖医学中心护理人员准入标准及相关要求。新入科人员落实培训及考核，理论和操作考核合格方可上岗。

（2）按计划实施各级人员培训，每季度考核并记录。

二、护理工作思维导图

思维导图见图3-8-4。

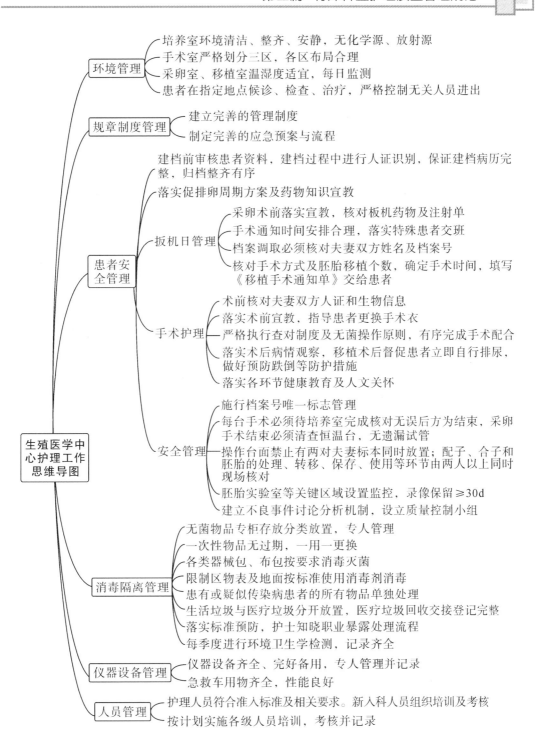

图 3-8-4 生殖医学中心护理工作思维导图

参考文献

[1]张学红,何方方.辅助生殖技术护理[M].北京:人民卫生出版社,2015.

[2]邢兰凤,朱依敏.辅助生殖技术护理专科实践[M].北京:人民卫生出版社,

2019.

［3］中华人民共和国国家质量监督检验检疫总局,中国国家标准化管理委员会. GB 15982-2012 医院消毒卫生标准［S］. 2012.

［4］中华人民共和国卫生部. WS/T 368-2012 医院空气净化管理规范［S］. 2012.

［5］中华人民共和国卫生部. 卫生部关于修订人类辅助生殖技术与人类精子库相关技术规范、基本标准和伦理原则的通知［EB/OL］.（2003-09-30）［2021-06-18］. http://www. nhc. gov. cn/wjw/gfxwj/200309/b2c02b9bf1fc427586fc3905c5c2df87. shtml.

［6］中华人民共和国国家卫生与计划生育委员会. 国家卫生计生委关于加强人类辅助生殖技术与人类精子库管理的指导意见［EB/OL］.（2015-05-28）［2021-6-18］. http://www. nhc. gov. cn/fys/s3581/201506/f4ed01607ff542978e42ed017cf 1359a. shtml.

［7］中华人民共和国国家卫生健康委员会. 国家卫生健康委办公厅关于印发加强辅助生殖技术服务机构和人员管理若干规定的通知［EB/OL］.（2019-09-04）［2021-6-18］. http://www. nhc. gov. cn/fys/s3581/201910/96a348f78136442bb 5381d17be7fa0e7. shtml.

第九章　儿科护理质量管理规范

第一节　儿科门急诊护理质量管理规范

一、护理工作实施细则

（一）环境管理

（1）各区域分开设置，使用地标、吊牌等标识引导患儿家长有序就诊，标识清晰、规范、醒目、易懂。儿科门急诊包括以下功能区：儿童内科急诊包括急诊诊室、抢救室、留观室、输液室；治疗区包括皮试室、肌注室、采血室、雾化室；门诊静脉药物调配中心（Outpatient Intravenous Admixture Services，OUIVAS）；儿童输液中心；儿童内科门诊。

（2）候诊区域清洁、舒适、安全，有带座椅的休息等候区，有候诊排队提示系统；诊疗区域清洁、整齐。

（3）分诊台设置有便民箱，备有儿童口罩等。候诊大厅备有自动售卖机，配置儿童所需的纸尿布、隔汗巾、湿纸巾等生活用品。

（4）抢救室临近急诊分诊台，每张床净使用面积大于 $12m^2$。

（5）儿科门诊设置母婴室、宣传屏（滚动播放儿童相关疾病知识、动画片等内容）。

（6）雾化室、输液室配有彩色儿童座椅，墙壁有卡通贴画，雾化室每个座位均配有平板电脑播放动画片及相关宣教内容。

（二）制度流程管理

（1）建立并完善专科管理制度及工作流程，包括《门急诊患儿身份识别制度》《危重症患儿管理制度》《危重症患儿转运管理制度》《急诊绿色通道管理制度》《门诊患儿管理制度》《儿童五级预检分诊制度》《儿童静脉治疗护理技术操作规范》《药物过敏试验操作流程》《门诊静脉药物调配中心护理管理制度》《绿色通道管理制度》等。

（2）建立并完善突发事件应急预案和处置流程，如《药物过敏患儿应急预案与流程》《危重患儿抢救预案与流程》《小儿心肺复苏流程》等。

（3）建立并完善保障患儿安全的管理制度，如《门诊患儿身份核对制度》《留观抢救患儿手腕带使用管理制度》等。

（三）患儿安全管理

（1）认真做好分诊工作。分诊护士掌握分级分科方法，按病情轻重缓急合理安排患儿就诊，对可能危及生命的患儿立即实施抢救，定时巡视候诊患儿。

（2）建立儿科急诊"绿色通道"制度，护士知晓急危重症患儿遵从"先及时救治，后补交费用"及优先住院的原则。

（3）使用腕带作为识别抢救及留观患儿身份的标识。操作时严格落实门诊患儿身份核对，遵守核对三必备：开放式核对、闭环式核对、家属参与式核对；核对三时刻：核对被中断时重新核对，自己有疑问时不能想当然，家属有疑问时再次核对；核对工具：一单两标签（输液单、输液标签、叫号标签）。

（4）实施口头医嘱执行流程，填写《口头医嘱记录本》。

（5）责任护士主动巡视留观患儿，观察治疗反应，发现病情变化及时报告医生并规范书写交接班本，急诊患儿留观时间不宜超过72h。

（6）做好人文关怀。患儿留观时，安抚患儿家长焦虑情绪，进行健康宣教；患儿输液穿刺失败时，及时安抚患儿及家长情绪，奖励患儿小贴画、小玩具，对于静脉穿刺困难患儿请高年资老师进行穿刺或多名护士共同会诊后穿刺。

（7）危重患儿转运前，护士应进行充分评估和检查，备好转运途中所需物品、药品、氧气枕、仪器设备等，《急诊转科交接本》记录完整。

（8）护士知晓发热、疱疹患儿就诊流程。发热患儿指引至发热门诊就诊。有传染病预检、分诊制度，对传染病患儿、疑似传染病患儿引导至单间隔离诊室就诊，按照疫情报告制度在规定时间内向上级部门报告疫情，信息登记完整。

（9）静脉输液管理。

严格执行静脉治疗护理技术操作规范，规范执行《药物过敏试验操作流程》。皮试区抢救设备齐全，备有药物过敏抢救盒；设有皮试观察区，皮试前核对患儿信息并询问过敏史，皮试后在观察区观察15～20min，患儿不得离开，落实皮试相关健康宣教。皮试单上张贴"皮试注意事项"。

规范摆药，一人一篓，整齐摆放。配药者准确执行医嘱，熟悉各类药物剂量、药理作用、配伍禁忌及不良反应。严格执行查对制度，药物现配现用，配制时间小于2h。

输液护士穿刺前再次询问患儿过敏史，开放式核对患儿姓名，认真核对药物、输液号，核对无误后方可执行并规范签字（时间、滴数、签名）。

严格落实安全注射，一次性使用注射器及其针头不得重复使用，保证"一人一针一管一带一消毒"。

输液观察区设巡视护士,根据患儿病情、年龄(体重)、药物性质调节输液滴数,及时换药、拔针,观察并处理患儿的病情变化及药物反应。

做好留置针居家护理的健康教育:居家时,应注意防水,穿刺侧肢体勿剧烈活动,勿让患儿拉扯留置针,如留置针不慎脱出,应立即用创可贴按压针眼处,检查脱出的留置针针头是否完整,如发生针头断裂应立即前往医院。

(四)门诊静脉药物调配中心管理

(1)静脉配置中心由药房药师和护士共同协作完成工作。处方经药师审核无误后打印输液标签;药师核对处方无误后按照摆药单摆药,并将药品及输液标签按单人份置于塑料筐内,经传送带传送至配置仓。

(2)配置护士进入配置仓前落实手卫生,更换专用衣裤鞋,戴帽子、口罩等。帽子应遮盖头发,口罩遮住口鼻;外出时应穿外勤衣,更换外勤鞋;工作结束后将用过的衣物、鞋等放置到指定地点。

(3)配置仓内严禁携带或存放食物、饮料等其他与工作无关物品。

(4)配置护士进入配置仓后,将药物与标签再次核对,准确无误后开始配置,如有疑问及时询问药师,确认无误后方可配药。

(5)严格按照配置仓操作规程配药,遵守无菌操作原则;配置时应注意药品配伍禁忌、观察药品性状改变等,有药品质量及配伍反应及时报告药师及护士长。

(6)配置时,生物安全柜玻璃不可高于安全警戒线,以确保生物安全柜处于正确使用状态。

(7)配置后空安瓿和密封瓶复核后按医疗废物处理规定处置,以确保安全。

(8)配置完毕后立即清理工作环境,遵照配置仓清洁消毒规范进行清洁消毒,不得遗留药物、药液以及未使用完的一次性物品。

(9)配置间室温 18～26℃,相对湿度 40%～65%。

(五)消毒隔离管理

(1)工作区域手卫生设施齐全,医务人员执行手卫生操作规范。手消毒剂开启后应标明开启日期、时间和责任人。

(2)严格落实消毒隔离制度,物品摆放规范,无菌物品与非无菌物品分开放置,无过期。

(3)严格执行垃圾分类及医疗废物交接制度,认真填写《医疗废物交接登记本》,规范使用锐器盒。

(4)配置中心消毒细则。

配置间每日工作结束之后,用专用拖把擦洗地面,用清水擦拭工作台、凳椅、门框及门把手等,清洁后用紫外线照射 2h,并记录。紫外线灯管每半年用荧光指示卡检测一次,灯管使用 1000h 后应更换。

每周消毒一次地面和污物桶：先用清水清洁，待干后，再用 500mg/L 的含氯消毒液擦拭，30min 后再用清水擦去消毒液。

配置间每季度进行空气、物体表面消毒效果监测并登记，结果符合要求。

生物安全柜的清洁与消毒：每日在进行调配前，开生物安全柜紫外线灯照射 30min，然后用 75% 乙醇擦拭生物安全柜顶部、两侧及台面。每日操作结束后，彻底清洁生物安全柜，先用清洁湿抹布擦拭，再用 75% 乙醇擦拭消毒。生物安全柜每月应当做一次沉降菌监测。每年应当对生物安全柜进行各项参数的检测，以保证生物安全柜运行质量，并保存检测报告。

（六）仪器设备及药品管理

（1）各种抢救仪器定位放置，处于备用状态。仪器上应悬挂操作流程及维护保养流程。专人管理，每周开机检查、清洁维护一次，充足备用电源，保持性能良好，《仪器维护保养登记本》记录完整、规范。

（2）急救车及抢救物品定点放置，药品物品按照《急救车必备用物要求及放置示意图》规范放置。急救药品严格执行"五定"管理，即定品种、定数量、定位放置、定专人管理、定期检查，保持备用状态。规范填写《急救车药品、物品清点本》。

（3）备用药品定量、定点放置，标识醒目，无过期、无变质，每周清点，并填写《药品管理登记本》。

（4）外用药、消毒剂等标识清楚，易燃易爆药品（如酒精）专锁专柜存放。

（七）人员管理

（1）制定儿科门急诊护理人员准入标准，进行岗前培训，考核合格后方能上岗。静脉配置中心的配置护士应经过药物配置、消毒隔离、操作流程等相关培训，考核合格方能上岗。

（2）按计划实施每年度各级人员培训，做好培训考核记录，并制定持续改进措施。

二、护理工作思维导图

思维导图见图 3-9-1。

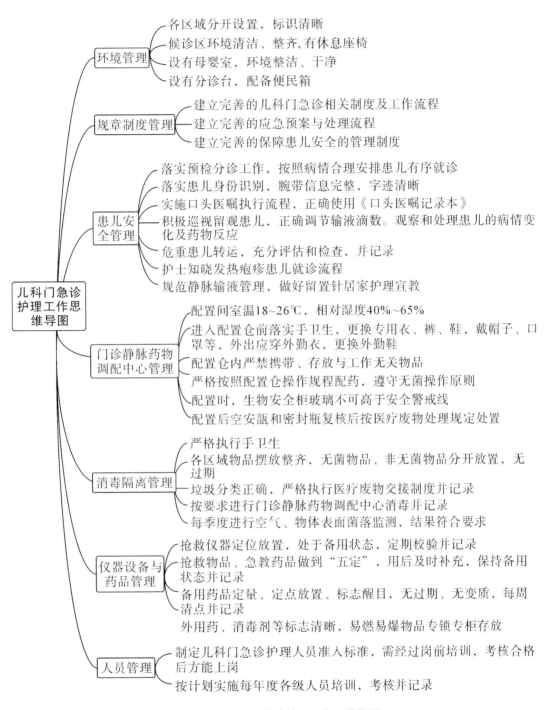

图 3-9-1 儿科门急诊护理工作思维导图

参考文献

[1] 中华人民共和国国家卫生和计划生育委员会. WS/T 390-2012 医院急诊科规范
　　化流程 [S]. 2012.

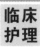
[2]中华人民共和国国家卫生和计划生育委员会. WS/T433-2013 静脉治疗护理技术操作规范[S].2013.

[3]中华人民共和国国家卫生和计划生育委员会. WS/T 512-2016 医疗机构环境表面清洁与消毒管理规范[S].2016.

[4]中华人民共和国卫生部. 关于下发《医院感染管理规范(试行)》的通知[EB/OL].(2001-11-07)[2021-06-09]. http://www. nhc. gov. cn/wjw/gfxwj/201304/3660a9b180ce4c49910f516b30d3768f. shtml.

[5]中华人民共和国卫生部. 卫生部关于印发《急诊科建设与管理指南(试行)》的通知[EB/OL].(2009-06-10)[2021-06-09]. http://www. nhc. gov. cn/bgt/s9509/200906/1239a65af0d04b64af703e9704cf856e. shtml.

[6]中华人民共和国卫生部. 卫生部办公厅关于印发《静脉用药集中调配质量管理规范》的通知[EB/OL].(2010-04-20)[2021-06-10]. http://www. nhc. gov. cn/bgt/s10787/201004/09f4230d6bce4f53a857979112850482. shtml.

[7]中华人民共和国国家卫生健康委员会. 国家卫生健康委关于印发三级医院评审标准(2020 年版)的通知[EB/OL].(2020-12-21)[2021-06-09]. http://www. nhc. gov. cn/yzygj/s7657/202012/c46f97f475da4d60be21641559417aaf. shtml.

[8]汪晖,徐蓉,刘于. 护理管理制度与岗位职责[Z]. 武汉:华中科技大学同济医学院附属同济医院,2016.

[9]儿童静脉输液治疗临床实践循证指南[J]. 中国循证儿科杂志,2021,16(01):1-42.

第二节　新生儿科(含 NICU)护理质量管理规范

一、护理工作实施细则

(一)环境管理

(1)病区环境清洁,空气新鲜。普通新生儿室内温度保持在 22~24℃,早产儿室内温度保持在 24~26℃,相对湿度 55%~65%。

(2)布局合理,区域划分明确,标识醒目,有独立的接待区、重症监护室、普通病室、隔离病室、配奶室、沐浴室、治疗室、处置室等。

（3）设置更衣及换鞋处。

（4）病区设门禁,严格限制非本科室工作人员进入。

（5）每病室内至少设置一套非手触式洗手设施、干手设施或干手物品,每个床单元备有快速手消毒剂。

（6）无陪护病区每张床位占地面积不少于 $3m^2$,重症监护室每张床占地面积不少于 $6m^2$,床距不少于 1m。家庭病房应当一患一房,且净使用面积不小于 $12m^2$。

（二）规章制度管理

（1）制定专科各项规章制度,如《新生儿科消毒隔离制度》《新生儿身份识别安全制度》《暖箱使用安全制度》等。

（2）制定专科护理操作流程,如新生儿沐浴、臀部护理、脐部护理、口腔护理、新生儿奶瓶喂养、新生儿窒息复苏流程等。

（3）制定专科诊疗护理技术规范,如新生儿脐静脉置管、新生儿 PICC 置管、新生儿换血术、光疗法、新生儿暖箱使用操作规范等。

（4）制定突发事件的应急预案,如 PICC 管路滑脱、烫伤、呛奶、停电、医院感染暴发等。

（三）患儿安全管理

（1）落实新生儿身份识别制度。入院、出院或转科时填写新生儿身份确认单,核对腕带、床头卡信息;每位患儿均佩戴两个腕带,每班双人核对床头卡与患儿腕带信息。

（2）落实基础护理。每日行沐浴或擦浴、口腔护理、眼部护理、脐部护理、臀部护理至少一次。观察口腔黏膜情况、眼部有无分泌物、脐部有无红肿、渗血渗液及脓性分泌物。及时更换纸尿布,保持臀部皮肤清洁,观察大便、小便的颜色、性质及量并做好记录。

（3）落实喂养安全管理。

奶粉领取和使用应及时登记,未开启的奶粉在干燥、阴凉处存放,开启的奶粉应注明开启时间,严禁使用过期变质奶粉。

母乳喂养应取得家属知情同意并签字。由责任护士对患儿家长进行母乳喂养相关知识培训,包括母乳的采集、储存、转运和交接。采集的母乳需标注床号、姓名、住院号、采集时间,存放于专用冰箱,母乳冷藏保存不超过 24h。

按配奶流程配置各餐奶液,一餐一配,现配现喂;喂奶时核对医嘱奶量及种类,注意观察患儿吸吮、吞咽情况及呼吸、面色变化,喂奶后采取合适体位并及时巡视,查看患儿有无溢奶、吐奶或呛奶并及时正确处置。

（4）落实常见管路护理安全。如胃管、氧管、中心静脉导管等标识清晰,妥善固定,保持通畅。使用呼吸机时,确保气管插管位置、呼吸机管路连接正确,落实预防呼吸机相关性肺炎的集束化措施。

（5）落实高风险患儿的评估及预防措施的实施。对使用呼吸机、制动、极低或超低体重患儿进行风险评估及安全防护、体位管理，预防压力性损伤发生。使用血氧饱和度监护时应及时更换血氧夹使用部位；使用约束带的患儿，应在约束带下垫棉垫，防止出现血液循环障碍和皮肤破损。打开暖箱侧门或辐射台挡板时，需注意保护患儿，防止发生坠床。

（6）对患儿实施发育支持护理。维持患儿适中温度；使用"鸟巢"护理用具，保持肢体功能位置及舒适卧位；调节灯光，使用温箱罩，落实降噪管理措施，减少声光对患儿的刺激；落实疼痛管理策略减轻患儿疼痛；实施"袋鼠式护理"促进亲子情感建立及新生儿认知发育。

（7）定时巡视患儿，发现病情变化及时处置，护理记录客观、及时、准确、完整、规范。

（四）消毒隔离管理

（1）专人负责医院感染监控工作，每季度对空气、工作人员手、物体表面、暖箱、奶瓶、奶嘴、储奶容器等进行微生物监测，规范消毒并记录。

（2）工作人员进入新生儿科前按要求更换工作服、工作鞋，衣帽整齐。操作过程中实施标准预防，严格执行手卫生规范。患感染性疾病者严禁进入科室。

（3）每个床单元配备专用听诊器、快速手消毒剂。

（4）新生儿使用的被服、衣物等应及时更换保持清洁。诊疗、护理患者过程中所使用的非一次性物品，如蓝光灯、监护仪、输液泵、微量注射泵、听诊器等，应每日擦拭消毒。非一次性使用奶瓶、奶嘴一人一用一消毒，使用后清洗干净行高压蒸汽灭菌后备用。一次性物品不得重复使用。

（5）新生儿暖箱由专人负责清洁消毒。备用状态暖箱每日清洁其表面浮灰一次。使用中的暖箱更换暖箱湿化水、清洗消毒湿化槽每日 1 次；暖箱内外壁擦拭消毒每日 2 次；暖箱内有血迹、污迹时必须立即擦净。暖箱连续使用达一周或停止使用时，必须进行大消毒。

（6）配奶室内区域划分明确，各种标识醒目，配备专用冰箱用于保存奶制品，严格执行消毒规范和操作规程。保持台面、墙面、地面、物品清洁干净，每日清洁拖地，擦拭消毒冰箱、储奶容器、配餐车不少于 2 次，做好登记。

（7）按照传染病管理规定对感染或疑似感染患儿实施隔离。对多重耐药菌感染或不明原因感染的新生儿，应当实施单间隔离、专人护理，同类患儿可相对集中，采取相应消毒措施并作标识。优先选择一次性物品，非一次性物品必须专人专用，或一用一消毒，不得交叉使用。

（五）仪器管理

（1）各种仪器设备悬挂操作流程和保养要求的标识，专人管理，定期保养维护并登记。

（2）仪器设备定位放置，用后及时清洁、消毒、保养，保持备用状态。

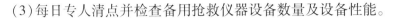

（3）每日专人清点并检查备用抢救仪器设备数量及设备性能。

（六）药品管理

（1）药品专人管理，常备药品按要求保存、定量定点放置，标识醒目，分类管理，每周对常备注射药、口服药、外用药、消毒剂等进行大清查并登记。不得有过期、变质、破损药品。

（2）严格落实规范操作，正确合理使用药品，杜绝药品的共用、复用。

（3）急救车内药品用后及时补充，每周清点检查并登记，保持备用状态。

（4）麻醉药品、高浓度的药品定量存放，专柜专锁专人保管钥匙，使用后及时补充。

（5）外用药、口服药、消毒剂分开放置，开启后瓶签上注明日期、时间和责任人。

（6）需要冷藏的药品和避光的药品严格按照药物管理制度进行冷藏和避光保存。

（7）冰箱药品分类存放，标识醒目，每日行冰箱温度监测并登记。

（七）人员管理

（1）新生儿科护士相对固定，经过新生儿专业理论与技术培训并考核合格，掌握新生儿常见疾病的护理、专科常见操作技能、新生儿急救技术和新生儿病房医院感染控制技术。

（2）新生儿科助理护士（护理员）、配奶员、保洁员要求经过培训并考核合格后上岗。除应掌握手卫生、消毒隔离基本知识、新生儿病房医院感染控制要求外，助理护士还应掌握各项仪器设备的消毒流程及要求；配奶员应掌握配奶流程、奶具清洗消毒流程。

（3）每年组织相关制度、流程规范、专科诊疗护理技术规范及应急预案的培训与考核。

二、护理工作思维导图

思维导图见图3-9-2。

环境管理
- 新生儿科布局合理，区域划分明确，标识醒目
- 设置更衣及换鞋处
- 病区设有门禁
- 病区环境清洁，空气新鲜，确保适宜的温湿度
- 病室洗手设备设置符合规定
- 床间距及病房占地面积合理

规章制度管理
- 制定相关制度及应急预案
- 制定相关操作流程及技术规范

患儿安全管理
- 落实新生儿身份识别制度
- 落实口腔、眼部、脐部、臀部等基础护理
- 落实奶粉领取、使用、配置、喂养流程中的安全管理
- 落实胃管、氧管、中心静脉导管、气管插管等常见管道的护理安全
- 落实插管、制动、极低或超低体重患儿等高风险患儿的评估及预防措施的实施
- 对患儿实施发育支持护理
- 定时巡视患儿，发现病情变化及时处置，护理记录客观、及时、准确、完整、规范

新生儿科(含NICU)护理工作思维导图

消毒隔离管理
- 专人负责医院感染监控工作，每季度有微生物监测及记录，定期分析和改进
- 新生儿使用物品严格按照消毒隔离要求落实
- 严格执行手卫生规范
- 工作人员按照要求着装
- 新生儿暖箱清洁消毒符合规定
- 严格执行配奶间消毒隔离规范，做好登记
- 感染或疑似感染的新生儿采取相应的隔离措施

仪器设备管理
- 各种仪器设备有操作流程和保养要求标识，专人管理，定期保养维护并登记
- 仪器定位放置，保持备用状态

药品管理
- 药品专人管理，定量定点放置，每周清点并登记
- 药品规范使用
- 急救车内药品用后及时补充，每周清查
- 麻醉及高浓度的药品定量存放，专柜专锁专人保管钥匙，使用后及时补充
- 外用药、口服药、消毒剂分开放置，开启后瓶签上应注明日期、时间和责任人
- 严格按照药物管理制度进行冷藏和避光药品的保存
- 冰箱内药品分类存放，标识醒目，每日有温度监测并登记

人员管理
- 护理人员经过专业理论与技术培训并考核合格后上岗
- 每年组织各层级护理人员进行相关制度、流程规范、专科诊疗护理技术规范及应急预案的培训与考核

图 3-9-2　新生儿科(含 NICU)护理工作思维导图

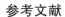

参考文献

［1］中华人民共和国卫生部. 卫生部关于印发《新生儿病室建设与管理指南（试行）》的通知［EB/OL］.（2010-01-13）［2021-06-11］. http://www. nhc. gov. cn/bgt/s10695/201001/56307c3f4ad14bb494c01410c44f8adc. shtml.

［2］中华人民共和国国家卫生健康委员会. 国家卫生健康委关于印发三级医院评审标准（2020 年版）的通知［EB/OL］.（2020-12-21）［2021-06-11］. http://www. nhc. gov. cn/yzygj/s7657/202012/c46f97f475da4d60be21641559417aaf. shtml.

［3］汪晖,徐蓉,刘于. 护理管理制度与岗位职责［Z］. 武汉:华中科技大学同济医学院附属同济医院,2016.

第十章 急诊科与重症医学科护理质量管理规范

第一节 急诊科护理质量管理规范

一、护理工作实施细则

(一)环境管理

(1)应设立在便于患者迅速到达的区域,标识醒目,有独立的出入通道,方便轮椅、平车出入,并设有救护车通道和专用停靠处。

(2)在通往抢救室方向应在墙壁或地面涂上色标,或悬挂醒目的指示牌。

(3)布局符合急诊快捷流程要求,辅助检查部门及 CT 室、手术室、重症医学科等重要部门,应设立明显指引标识,建立快捷急救通道。

(4)分区明确,红区为复苏抢救区,黄区为优先诊疗区,绿区为普通诊疗区,不同区域标识清晰,候诊区宽敞明亮、通风良好,候诊区域张贴就诊流程图。

(5)建筑格局和设施应当符合医院感染管理的要求。

(二)规章制度管理

(1)建立院前急救与院内急救"绿色通道"有效衔接的工作流程,急诊护士与"120"急救人员间有严格的交接制度,规范患者转接,并记录。

(2)建立急诊预检分诊制度。①根据患者病情轻重缓急,实行分级分区就诊。Ⅰ级(濒危)、Ⅱ级(危重):分诊到红区(复苏抢救区),Ⅰ级患者即刻采取挽救生命的干预措施;Ⅱ级患者应迅速急诊处理,响应时间 <10min。Ⅲ级患者分诊到黄区(优先诊疗区),响应时间 <30min。Ⅳ级轻症患者或非急症患者分诊到候诊大厅,有序到绿区普通诊疗区就诊,响应时间 <240 min。②将发热、疑似或确诊传染病患者引导至发热门诊进行隔离筛查;如患者病情Ⅰ级(濒危)伴发热、或者且病情不适合转运至发热门诊的患者,应安置患者至隔离抢救室进行初诊。

（3）建立急危重症患者优先处置的相关制度与程序。对重点病种及急危重症患者开通急救绿色通道（如急性心脑血管疾病、严重创伤、急危重症孕产妇、急危重症老年患者、休克、昏迷、心跳呼吸骤停、严重心律失常、急性严重脏器功能衰竭的生命垂危者；无家属陪同且需急诊处理的患者；批量患者，如外伤、中毒等）。保障患者获得连贯医疗服务。

（4）建立急诊患者优先住院的制度与机制，保证急诊处置后需住院治疗的患者能及时收入相应的专科病房。

（5）建立急诊留观患者管理制度与流程，控制留观时间，原则上不超过72h。

（6）严格执行危重患者院内分级安全转运原则，急诊入院患者按照《患者院内转运安全管理指引》进行评估，配备人员及设备，再进行转运，做好转运登记，并加强转科的交接管理。

（7）建立突发事件的应急预案和重大抢救及特殊事件报告处理制度。

（三）患者安全管理

（1）对急诊复苏抢救室、留观室的患者，以及有创诊疗、意识不清、语言交流障碍等患者，佩戴手腕带，同时使用两种或以上方式准确识别患者身份，包括ID号、姓名、性别、年龄。

（2）规范实施口头医嘱执行流程，认真聆听—大声复述—确认无误—立即执行—准确记录—补开医嘱。

（3）建立急诊患者危急值报告制度和工作流程，信息系统能自动识别、提示危急值，确保危急值信息传递各环节无缝对接和关键要素可追溯。危急值需及时完整记录在危机值登记本上，立即通知医生进行处置，并书写相关护理记录。

（4）责任护士对危重患者及时进行风险评估并严格落实防控措施，并做好交接班，必要时悬挂清晰醒目的警示标识。

（四）人员管理

（1）固定在岗（本院）护士总数占同期急诊科接诊患者总数（万人次）的比例合理。急诊科固定的急诊护士不少于在岗护士的75%。

（2）预检分诊护士应具备3年以上急诊护理工作经验，并通过相关考核，以提供及时、安全、便捷、有效的急诊分诊护理服务。

（3）护理人员按要求实行岗位资质准入，新入职护理人员需经过专科的规范化培训和考核，掌握急诊护理的基本理论、基础知识和基本操作技能，具备独立工作能力，考核合格后授予护理部准入的合格证书。

（4）制订护理人员年度分层学习计划，按计划要求实施培训，考核并记录。

（5）急诊科护理人员具备各种抢救仪器设备的应用能力，熟练掌握各项急救技能，

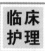

技能评价与再培训间隔周期原则上不超过 2 年，CPR、除颤技术等考核合格后发培训合格证。

（五）仪器药品管理

（1）仪器设备与药品配置符合《急诊科建设与管理指南（试行）》的基本标准。

（2）急救类药品、生命支持类设施设备完好率 100%。急救药品、仪器必须定位放置、标识醒目，定期检查，定专人保管，定期维修、保养，随时处于备用状态，建立了应急调配机制。

（3）各种抢救仪器保持备用状态，电量充足、摆放整齐有序，仪器上悬挂操作流程、注意事项。所有计量仪定期校对检测，并及时记录。

（4）急救药品分类存放标识醒目，近效期药物优先使用后及时补充，完善清点记录。

（5）外用药、消毒剂等标识清楚，严格与急救药品分开分区，定点放置。

（6）需冷藏药品应放在冰箱内，冰箱温度有监测登记。

（六）优质护理

（1）优质护理全覆盖，对急诊患者开展相关疾病的健康教育，必要时提供相关的健康教育资料，并做好急诊患者和家属的心理护理。开展急诊满意度调查，并定期总结分析，持续改进。

（2）加强与患者的沟通交流，尊重和保护患者的隐私，床边配备床帘、屏风等保护隐私的设备。不与无关人员谈论患者病情，不向无关人员泄露患者信息。关注患者的不适和诉求，解决患者的需求。

（3）开展以急诊患者为中心的医护一体化、多学科合作模式，提高救治能力和水平，增加患者获得感。

（4）通过医联体、对口支援、远程培训等方式帮扶带动基层医疗机构，提高其急诊护理服务能力。

（七）消毒隔离管理

（1）遵循《医院感染管理办法》及相关法律法规，建立急诊科相关医院感染管理制度。

（2）严格执行手卫生，正确配置有效、便捷的手卫生设备和设施。严格执行标准预防，将急诊患者所有的血液、体液、分泌物均视为具有传染性，凡接触上述物质者需采取防护措施。

（3）在医院感染管理科的指导下开展医院管理的各项监测，按照要求报告医院感染发病情况，对监测发现的各种感染因素及时采取有效控制措施，对传染病患者及其用物按照传染病管理相关规定,采取相应的消毒隔离和处理措施。

(4)对传染性与非传染性患者实行分区管理,设立独立的隔离抢救区。做好日常空气消毒、环境物表和地面的消毒处理,床单位终末处理。

(5)医疗废物正确分类、密闭存放、转运,并做好登记。

(6)掌握疑似/确诊传染性疾病患者应急处置预案,将疑似/确诊传染性疾病患者安置在单间隔离。在接触疑似/确诊患者前做好防护,必要时进行三级防护。患者离开后进行终末消毒,配合相关部门进行流行病学调查。

(八)重点病种管理

(1)建立急诊重点病种高危患者,如急性心梗、严重创伤、急性脑卒中、主动脉夹层等致死性疾病预警风险筛查机制和急救标准化流程,提高危重患者抢救成功率。

(2)建立重点病种的急诊服务流程,明确其服务时限,并在技术、设施等方面制定具体要求。

(3)定期评价急诊专业医疗质量控制指标,包括抢救室滞留时间中位数、急性心肌梗死患者平均门药时间及门药时间落实率、STEMI 患者平均门球时间及门球时间落实率、急诊抢救室患者死亡率、心肺复苏术后自主循环恢复成功率、非计划重返抢救室率等质量指标,持续质量改进。

二、护理工作思维导图

思维导图见图 3-10-1。

急诊科护理思维导图

- **环境管理**
  - 布局符合急诊快捷流程特点，满足绿色通道要求，有独立的出入通道，设有救护车通道和专用停靠处
  - 分区明确，标识清晰，就诊流程便捷通畅
  - 建筑格局和设施应当符合医院感染管理的要求

- **规章制度管理**
  - 建立院前急救和院内急救"绿色通道"有效衔接流程
  - 建立完善急诊预检分诊制度，分诊人员满足资质要求
  - 传染病患者、疑似传染病患者引导至发热门诊隔离筛查
  - 制定急危重症患者优先处置及优先住院的相关制度与程序
  - 建立急诊患者优先住院的制度与机制
  - 制定急诊留观患者管理制度与流程，控制留观时间，原则上不超过72h
  - 严格执行危重患者院内分级安全转运原则
  - 建立突发事件的应急预案和重大抢救及特殊事件报告处理制度

- **患者安全管理**
  - 准确身份识别
  - 紧急情况下按规范执行口头医嘱
  - 遵循相关制度与流程处理"危急值"或其他重要检查(验)结果
  - 对危重患者及时风险评估，并严格落实防控措施

- **人员管理**
  - 固定在岗（本院）护士（师）总数占同期急诊科接诊患者总数（万人次）的比例合理
  - 护理人员具备独立工作能力，固定护士不少于在岗护士的75%
  - 预检分诊护士应具备3年以上急诊护理工作经验，并通过急诊护理相关考核
  - 护理人员按要求实行岗位资质准入，并制订年度分层学习计划，培训、考核并记录
  - 护士能够熟练、正确使用各种抢救设备，掌握各种抢救技能，技能评价与再培训间隔周期原则上不超过2年

- **仪器设备与药品管理**
  - 仪器设备与药品配置符合《急诊科建设与管理指南（试行）》的基本标准
  - 急救设备处于应急备用状态，有专人保养维护，有应急调配机制
  - 急救类药品、生命支持类设施设备完好备用
  - 所有计量设备定期校对检测，有记录
  - 外用药、消毒剂等标志清楚，严格与急救药品分开分区，定点放置
  - 需冷藏药品应放在冰箱内，有冰箱温度监测登记

- **优质护理**
  - 开展急诊患者相关疾病的健康教育指导，急诊患者和家属心理护理
  - 加强与患者沟通交流，关注患者不适和诉求，尊重和保护患者隐私
  - 建立以急诊患者为中心的医护一体化、多学科合作模式帮扶带动基层医疗机构

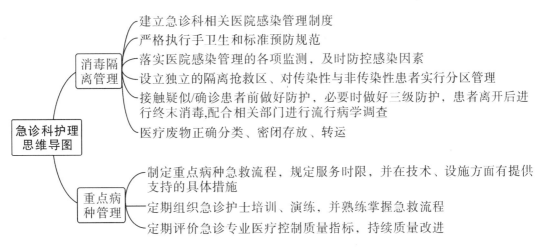

图 3-10-1　急诊科护理工作思维导图

参考文献

［1］金静芬.急诊预检分诊标准解读［J］.中华急危重症护理杂,2020,1(01):49-52.

［2］中华人民共和国国家卫生和计划生育委员会.WS/T 390-2012 医院急诊科规范化流程［S］.2012.

［3］中华人民共和国国家卫生健康委员会.WS/T 591-2018 医疗机构门急诊医院感染管理规范［S］.2018.

［4］中华人民共和国国家卫生健康委员会.国家卫生健康委关于印发三级医院评审标准(2020 年版)的通知［EB/OL］.(2020-12-21)［2021-06-01］.http://www.gov.cn/zhengce/zhengceku/2020-12/28/content_5574274.htm.

［5］中国医院协会.三级综合医院评价标准条款评价要素与方法说明［M］.北京:人民卫生出版社,2013.

［6］桂莉,金静芬.急危重症护理学［M］.北京:人民卫生出版社,2022.

第二节　重症医学科护理质量管理规范

一、护理工作实施细则

(一)环境管理

(1)洁污分区,医疗区、办公区、生活辅助区、污物处理区等相对独立。

(2)床单元使用面积不少于 $9.5m^2$,建议 15~18 m^2,床间距应大于 1m;应至少配备 1

个单间病房,面积不少于 $18m^2$,建议 $18 \sim 25m^2$。

（3）医疗区内的门窗保持常闭状态,温度维持在 $(24 \pm 1.5)℃$,相对湿度 55% ~65%。

（4）病区噪声白天≤45dB,夜间≤20dB。

（二）规章制度管理

（1）制定 ICU 各项规章制度及工作流程,包括《ICU 护理工作管理制度》《ICU 患者收治及转出标准》《消毒隔离制度》《危重患者管理制度》等。

（2）按国家重大公共卫生事件医学中心相关管理制度要求,建立重大突发公共卫生事件重症救治应急预案以及护士调配方案。

（三）患者安全管理

（1）落实患者身份识别制度,确保医嘱单、床头卡及手腕带上患者信息正确。

（2）根据管路特性、作用、固定要求及固定部位状况,正确选择固定材料和固定方法,牢固固定管路,翻身、活动时留有一定活动空间,管路标识清晰、规范。动态观察管路是否通畅,发现病情变化、管路或引流异常等及时处理。

（3）落实给药安全集束化管理策略,医嘱处理规范,药品分隔分篓摆放,给药过程严格执行给药技术操作规范,静脉给药速度与病情相符,护士熟悉用药注意事项及副作用。

（4）落实病情观察,发现异常及时与医生沟通。针对患者情况,制定针对性早期个体化干预措施,落实并记录。

（5）对所有患者进行规范化深静脉血栓评估,根据评估结果制定深静脉血栓防治护理策略并记录。

（6）制定和进行早期康复治疗,预防 ICU 获得性肌无力(ICU-Acquired Weakness, ICU-AW)的发生,减缓肌肉失用性萎缩。

（7）使用呼吸机患者若无禁忌应抬高床头 30° ~45°,并协助患者翻身拍背及震动排痰;使用含氯已定的漱口液进行口腔护理,每 6 ~8h 一次;进行气道相关操作时应严格遵守无菌技术操作规程。

（8）保持患者肢体的功能位摆放,卧床患者定时翻身,压疮高风险患者落实预防措施,昏迷或瘫痪患者落实预防垂足的护理措施。

（9）在执行保护性约束时,确保约束用具和方法选择适当,松紧适宜。

（四）消毒隔离管理

（1）建立由科主任、护士长与院感监测员等组成的感染管理小组,定期进行医院感染相关的监测,全面负责本科室医院感染管理工作。制定并不断完善 ICU 医院感染管理相关规章制度,并落实于诊疗、护理工作实践中。定期研究与讨论科室医院感染存在的问题及改进措施。

（2）患者的安置与隔离应遵循以下原则。

应将感染、疑似感染与非感染患者分区安置。

在标准预防的基础上，应根据疾病的传播途径（接触传播、飞沫传播、空气传播），采取相应的隔离与预防措施。

多重耐药菌、泛耐药菌感染或定植患者，宜单间隔离；如隔离房间不足，可将同类耐药菌感染或定植患者集中安置，并设醒目的标识。MDR 感染患者开具相应医嘱，落实床边隔离措施。

保洁人员定期培训和考核。分三区使用清洁用具，能正确掌握消毒剂的配制方法，按规范清洁消毒地面、物表并有记录。

（3）手卫生硬件设施符合标准，且均处于完好备用状态。医务人员和保洁人员掌握正确的洗手时间和洗手方法，严格落实手卫生。

（4）每个床单元备有专用听诊器、手电筒、快速手消毒剂，由专人负责清点、擦拭和管理，听诊器、手电筒每日用快速手消毒剂喷雾消毒 1～2 次。

（5）医疗废物按相关要求分类收集、管理。感染性织物应当装入橘红色收集袋中，并与轮换库人员做好交接。特殊感染患者按相关规定要求焚烧处理。

（6）严格落实预防 VAP、CRBSI、CAUTI 等的护理措施。

（7）血管内导管、气管内导管、导尿管按规定落实相应监测和管理，三管登记表填写完整。

（8）治疗室和处置室整洁，物品放置有序。无菌、非无菌物品严格分区放置，标识清晰。一次性无菌物品定点、分类放置，按灭菌日期或有效期依次放入专柜，无过期物品。

（9）规范使用一次性物品，吸氧管、湿化瓶、吸痰用一次性引流装置和吸引管每日更换。纤维支气管镜清洗消毒流程必须严格遵照《软式内镜清洗消毒技术规范》。

（10）患有传染性疾病，如呼吸道感染、传染性腹泻等疾病的医务工作者不进入医疗区，避免接触患者。

（11）建立重症医学科探视管理规范，严格限制探视人数，探视者进入 ICU 须穿探视服、戴口罩、帽子，必要时穿鞋套或更换专用鞋；患有呼吸道感染性疾病者谢绝探视。

（12）重症医学科使用布类分隔单元应当定期清洗消毒。其中隔帘、屏风、窗帘等物品应当每季度清洗消毒一次。如有污染，随时更换。床单位终末消毒符合要求，使用专用床单元臭氧消毒机进行消毒。

（五）仪器设备管理

（1）专人管理各类仪器，每台仪器都标有名称、编号以及责任人。仪器上备有操作指南、维护流程及应急处理方法等。按仪器设备说明书要求，定期进行维护，仪器维护保养登记本填写规范。

（2）每台仪器定点放置，相关标识完整、清晰、明确、无误。病区护士熟悉各类仪器位置。

（六）药品管理

（1）药品（注射药、外用药、麻醉药品、高危药品和一般药品等）分类定点、定量放置，药柜整洁，高危药品有醒目标识，药物无变质、无过期，专人定期清查。

（2）麻醉药品及二类精神药专人专柜加锁管理，区域设置监控，每班清点并登记，有使用记录。

（3）抢救药品标签清晰、无破损、变质、过期失效现象，保持急救物品完好率100%，抢救车每日专人清点，使用后及时补充并登记。

（4）需要冷藏的药品和避光的药品严格按照药物管理制度进行冷藏和避光保存。

（5）外用药、消毒剂分开放置，开启后瓶签上应注明日期、时间和责任人，在有效期内使用。

（七）人员管理

（1）规范护理人员岗位资质、技术资格准入及授权管理相关制度和程序，留存过程资料。助理护士和保洁员经过相关知识培训考核后上岗，助理护士不可执行超出其职责范畴的技术性操作。

（2）所有重症护理岗位人员均应持有相应上岗资格证，如纤支镜清洗资格证等。

（3）落实重症医学专业理论和技能培训，护士掌握各项护理操作流程，掌握深静脉血栓的预防、ICU-AW的预防与治疗、呼吸机相关性肺炎的感染控制和护理技术。考核合格后发放相应上岗资格证，档案留存后方可独立上岗。

（4）各级人员配备比例符合国家重症医学科管理要求，护士与实际开放床位比不低于(2.5～3)∶1。

二、护理工作思维导图

思维导图见图3-10-2。

重症医学科护理工作思维导图

- 环境管理
  - 洁污分区，医疗区、办公区、生活辅助区、污物处理区应相对独立
  - 床单元使用面积应不少于9.5m²，建议15~18m²，床间距应大于1m；应至少配备1个单间病房，面积不少于18m²
  - 医疗区域内门窗保持常闭状态，温度维持在（24±1.5）℃，相对湿度55%~65%
  - 病区环境安静、整洁、通道畅通

- 规章制度管理
  - 制定ICU各项规章制度及工作流程
  - 建立重大突发公共卫生事件重症救治应急预案以及护士调配方案

- 患者安全管理
  - 落实患者身份识别
  - 各种管道标志醒目，注明管道名称、置管时间、更换时间
  - 各种给药途径正确，静脉给药速度与病情相符，护士熟悉用药注意事项及副作用，非抢救情况一律使用PDA核对
  - 根据护理级别，落实患者病情观察
  - 对所有患者进行规范化深静脉血栓评估，并采取相应的护理措施
  - 制定和进行早期康复治疗，预防ICU获得性肌无力的发生
  - 落实患者呼吸机相关性肺炎的预防措施
  - 保持肢体功能位，合理使用减压用具及敷料
  - 保护性约束前签署知情同意书，约束用具得当，松紧度适宜，及时评估及解除无须约束患者

- 消毒隔离管理
  - 院感防控制度完善，反馈机制运行良好，资料留存规范完整
  - 将感染、疑似感染与非感染患者分区安置
  - 采取相应的隔离与预防措施，标志规范，隔离措施落实到位，三标志七必备齐全
  - 按规范落实病区地面和物体表面的清洁消毒，并有记录
  - 手卫生硬件设施符合标准，工作人员严格落实手卫生
  - 每个床单元备有专用听诊器、手电筒、快速手消毒剂，由专人负责清点、擦拭和管理
  - 医疗废物按相关要求分类收集、管理
  - 落实CRBSI、VAP、CAUTI等的预防措施，按规定落实血管内导管、气管内导管、导尿管相应监测和管理
  - 规范使用一次性物品

- 仪器设备管理
  - 仪器设备有操作流程、维护记录、编号或仪器编码、故障处理预案、校正记录等
  - 每台仪器定点放置，相关标志完整、清晰、明确、无误。病区护士熟悉各类仪器位置

- 药品管理
  - 常备药品专人管理，标识清晰，储存规范
  - 精神类药品专柜专锁存放，规范使用管理
  - 外用药、消毒剂定点放置，无药物混放
  - 急救车内药品规范存放并定期维护
  - 需要冷藏的药品放置在冰箱内，冰箱温度每日实施监测并登记

- 人员管理
  - 岗位人员持有相应的上岗资质合格证
  - 对护理人员进行重症医学专业理论和技能培训
  - 人员配备比例符合国家重症医学科管理要求

图 3-10-2 重症医学科护理工作思维导图

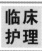

参考文献

[1]中华人民共和国国家卫生和计划生育委员会.WS 507-2016 软式内镜清洗消毒技术规范[S].2016.

[2]中华人民共和国国家卫生健康委员会.国家卫生健康委办公厅关于印发血管导管相关感染预防与控制指南(2021 年版)的通知[EB/OL].(2021-03-17)[2022-08-30].http://www.nhc.gov.cn/yzygj/s7659/202103/dad04cf7992e472d9de1fe6847797e49.shtml.

第三节　急救中心护理质量管理规范

一、护理工作实施细则

(一)环境管理

(1)环境清洁、整齐、安全,标识清晰。

(2)急救中心建设按照《国务院办公厅关于转发发改委卫生部突发公共卫生事件医疗救治体系建设规划的通知》《急救中心建设标准》的要求,结合院前急救工作的需要和院感防控要求,设置办公区域、休息区域和急救车医疗区域,杜绝交叉感染。

(3)办公区域包括医务人员工作间、医用耗材和物品储备间及患者接待区。医务人员工作间内配置急救工作所需的信息网络、电话、电脑、打印机等设备,以及工作服衣柜、洗手设备、污洗间、卫生间等设施,还包括悬挂《急救中心工作流程》《各级人员职责》《收费标准和细则》等;医用耗材和物品储备间放置急救工作所需的各型各类耗材;患者接待区靠近办公区域入口,配置测温、手卫生设施,并设有宣传栏,向患者和家属展示院前急救的工作服务流程、车载仪器设备及救护车使用流程等。

(4)医务人员休息区域应尽量靠近办公区域、救护车单元,便于及时出诊。休息区基础设施完善,具备机械通风环境或空气消毒设施,以营造安静、舒适的休息环境。

(5)急救车为独立的急救单元,按卫生主管部门要求和患者的转诊需求,配置重症抢救仪器设备、药品和耗材。同时,根据院前转诊工作需要配备手卫生设施、温湿度计、灭火器及紫外线灯等。

(6)所有功能空间均设手卫生设施,配备空气或气溶胶消毒设施和其他有效的清洁消毒措施。

（二）规章制度管理

（1）制定急救中心专科制度,包括《急救中心入科指引》《急救中心医务人员岗位职责与制度》《急救中心医疗管理制度》《急救中心运输管理制度》《急救中心急危重症患者双向转诊制度》《急救中心交接班制度》等。

（2）制定急救中心专科流程,包括《急救中心专科护理常规与流程》《急救中心突发事件上报流程》《发热患者的接诊和交接流程》等。

（3）制定急救中心专科应急预案,包括《院前急救途中患者突然心脏骤停应急预案》《院前急救途中突然车辆故障应急预案》《院前急救途中突然仪器设备断电应急预案》等。

（三）患者安全管理

（1）接到急救电话,医生认真落实首诊负责制,严格落实预检分诊工作,仔细询问并登记患者信息,包括病情、诊断、治疗、护理、心理、民族、信仰等。特殊患者,如发热患者,初步分析发热病因,复测患者和陪护体温,询问流行病学史及症状,有无伴随症状（如发热、咳嗽、乏力、胸闷、腹泻等）。

（2）通知各级人员迅速出诊。

（3）医护人员向家属告知转诊途中注意事项和可能出现的医疗风险,并签署《院前急救转运知情同意书》。

（4）采取安全、有效的搬运方法将患者妥善安置在担架床上,护送患者至救护车上。

（5）医护人员根据患者的病情采取必要的急救措施,包括心电监测、吸氧、吸痰、静脉输液等。

（6）注意转诊途中患者的生命体征变化,并采取有效的心理干预措施减少患者及家属的焦虑。

（7）送患者至急诊科,落实床边交接班,包括患者的病情、诊断、转诊途中的生命体征变化及相应的处置措施等。交班双方落实医疗交接签字。

（8）定期随访,尽量解决患者合理需求,并为持续改善和提升院前急救服务提供动力。

（四）消毒隔离管理

（1）专人负责消毒隔离工作,严格落实消毒隔离制度。

（2）院前转诊工作中,根据风险级别正确使用个人防护用品及设备。医护人员根据患者的病情指导司机、担架员及其他人员做好相应的防护。

（3）转运特殊感染患者后,加强清洁消毒管理。

诊疗器械、器具和物品的消毒:尽可能使用一次性的诊疗器械、器具和物品;可重复使用低度危险物品的诊疗器械、器具和物品如听诊器、输液泵、血压计等常用物品可采用

1000mg/L的含氯消毒剂或过氧乙酸、过氧化氢纸巾擦拭消毒。可复用的中、高度危险诊疗器械、器具和物品,可用1000~2000mg/L含氯消毒液浸泡30min后,采用双层专用袋密闭包装,做好标识,运送至消毒供应中心集中进行消毒处理。

物表、地面消毒:环境物表、地面采用1000mg/L含氯消毒剂或过氧乙酸、过氧化氢纸巾彻底擦拭消毒3次/d,清洁工具应专室专用。定期做好环境、物表的采样工作。

空气消毒:每次转运结束后,立即开窗通风,做好车辆的清洁。特殊患者采用紫外线灯照射1h,再采用3%过氧化氢或5000mg/L过氧乙酸或500mg/L二氧化氯超低容量喷雾器喷洒消毒,消毒时关闭门窗,并严格按照使用浓度、使用剂量、消毒作用时间及操作方法进行消毒,消毒完毕充分通风。建立终末消毒登记本。办公区域和休息区域按院感防控要求,每日进行开窗通风和空气消毒。

医用织物的处理:患者使用后的床单、被罩等织物,无肉眼可见污染物时,若需重复使用,采用黄色或橘红色可溶包装袋盛装后,做好标识,送洗衣房清洗消毒。

(4)所有工作人员能正确掌握洗手指征及洗手法,严格执行手卫生。

(5)患者产生的所有垃圾含生活垃圾按感染性废物进行处理,采用双层黄色垃圾袋密闭运送,做好标识,在垃圾袋外喷洒1000mg/L的含氯消毒液后,送至医疗废物暂存间,认真填写《医疗废物交接登记本》。

(五)仪器设备管理

(1)各种抢救仪器设备应定点放置,仪器上应悬挂操作流程、注意事项。

(2)保证仪器性能完好,由专人定期检查保养和维护并记录,有定期校验记录。

(六)药品管理

(1)急救车内有必备急救药品,做到定品种数量、定点放置、定期检查、定专人管理,用后及时补充,药品无过期变质。

(2)外用药、消毒剂分区定点放置,标识清晰。

(七)人员管理

(1)医务人员严格按要求实行岗位准入,有规范的岗位准入培训,内容包括岗位职责、各种制度、流程、紧急预案、个人防护技术、各种抢救设备使用、急救技术等,进行考核并记录。

(2)工作人员做好职业防护,定期进行健康监测。

(3)关注工作人员的身心健康,落实工作人员的人文关怀,心理筛查和干预措施。

(4)定期开展应急预案演练,如发现相关传染病疑似或确诊患者紧急处置预案、转诊途中断电故障紧急处置预案等。

二、护理工作思维导图

思维导图见图 3-10-3。

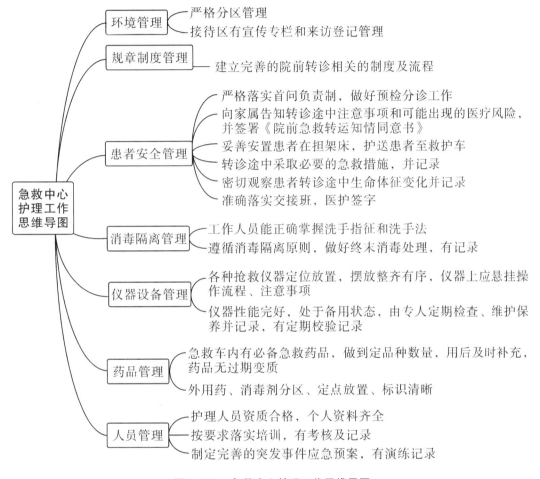

图 3-10-3　急救中心护理工作思维导图

参考文献

[1] 中华人民共和国住房和城乡建设部,中华人民共和国国家发展和改革委员会.关于批准发布《急救中心建设标准》的通知[EB/OL]. (2016-11-18)[2022-11-09]. https://www.mohurd.gov.cn/gongkai/fdzdgknr/tzgg/201705/20170522_231943.html.

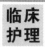

第四节　门诊日间诊疗中心护理质量管理规范

一、护理工作实施细则

（一）环境管理

（1）地面清洁无明显水渍、污渍。

（2）各区域工作台面清洁干燥，无浮灰、污渍、血渍。

（3）抗肿瘤药物配置区域相对独立，宜在Ⅱ级或Ⅲ级垂直层流生物安全柜内配置。

（二）患者身份识别管理

（1）执行查对制度，对患者进行核对时，至少包括姓名及ID等2种及以上的信息进行身份识别。

（2）收药、配药及注射时，根据患者的ID、注射单、药物以及输液排号标签上的信息进行"三查七对"，核对以开放式提问的方式进行。

（3）系统故障无法打印输液排队标签时，收药护士在治疗筐放置"无输液号"警示牌，并提醒其他工作人员做好核对。

（4）若有姓名相同或相近的患者，收药护士应仔细核查患者姓名、ID、年龄、诊断、就诊科室和病历资料，在治疗单上用红笔标注能够区分的信息（如相同姓名、年龄、诊断或就诊科室不同等），同时提醒配药护士和输液护士。

（5）如果姓名相同或相近的患者排队顺序前后相邻，收药护士核对好信息后，向患者做好解释工作，将两位患者的输液号错开，不要前后相连，同时提醒配药护士和输液护士。

（6）减少不必要的操作中断，若操作被中断，重新开始时按要求再次进行患者身份识别、药物、治疗单等的核对，无误后方可进行操作。

（三）给药安全管理

（1）皮试前仔细询问过敏史。皮试结果标注在治疗单和电脑上，并签署日期和责任人。

（2）护士严格核查治疗单，对治疗医嘱有疑问时，与医生沟通，核实无误后方可执行。

（3）严格执行无菌操作原则，规范配药，现配现用，配置输液放置时间不超过2h。

（4）静脉给药前，评估穿刺部位皮肤情况、静脉条件，根据药物性质，选择合适的穿刺部位和静脉通路。

（5）给药过程中，患者若有疑问，确认无误并向患者解释后方可执行。

（6）静脉输液操作流程规范，按病情、年龄、药物性质调节输液滴数。执行单签字规范清晰，易于辨认。

（7）定时巡视,及时更换输液,严密观察患者病情变化及药物不良反应,有异常及时处理。

（8）肌内注射时,指导患者取合适体位,保护患者隐私。

（9）主动与患者沟通,有针对性地开展健康教育,患者知晓药物作用及副作用。

（10）熟练掌握过敏性休克及输液反应的应急预案。

（11）使用文明用语,注意沟通技巧,主动了解患者需求,耐心帮助患者解决问题。

（12）对于门诊靶向、化疗以及免疫生物治疗等患者,制定相应的流程及预案,加强巡视与观察的频次,及时与患者沟通,发现问题及时处置。

（四）消毒隔离与职业防护

（1）使用 500mg/L 的含氯消毒液对各区物表、地面进行消毒处理,每日 2 次。有血液、体液明显污染时,及时清理。

（2）按照分区要求,将拖把、抹布等清洁工具分开放置,且标识醒目,清洁区标识为绿色,半污染区为黄色,污染区为红色,清洁流程应从清洁区过渡到污染区。

（3）严格执行手卫生,操作前后洗手或使用快速消毒剂消毒双手。

（4）严格执行无菌物品一次性使用,落实一人一针一管一带（止血带）。

（5）开启的快速手消毒剂标有日期、用途、责任人签名。

（6）开启的小包装活力碘、酒精标有日期、时间及责任人签名,有效期 1 周。

（7）落实生物安全柜的清洁与消毒,每日紫外线消毒 30min,紫外线灯管每半年行荧光指示卡检测一次,使用达 1000h 要更换紫外线灯管。每日开始操作前使用 75% 乙醇擦拭顶部、两侧及台面。每日操作结束后清空用物,先用清水清洁,再用 75% 乙醇擦拭消毒。生物安全柜还需清洗、消毒回风槽道外盖。

（8）生活垃圾与医用垃圾分类存放及处理,有交接登记。

（9）按照医院感染科要求定期进行微生物感染监测,记录完整。

（10）锐器盒放置在护理人员操作可及区域,使用后的锐器放入锐器盒,锐器盒使用容积不超过 3/4。

（11）护理人员严禁回套针头针帽、徒手分离和二次分拣使用后的注射器和针头。

（12）护士知晓针刺伤后的处理流程。

（13）抗肿瘤药物配置和使用过程中的职业防护:①配备充足的个人防护设备,如隔离衣、防护面罩、手套、医用外科口罩和帽子等;②使用抗肿瘤药物的环境中,配备溢出包,内含防水隔离衣、医用外科口罩、乳胶手套、面罩、护目镜、鞋套、吸水垫及垃圾袋等;③配药时操作者应戴双层手套（内层为 PVC 手套,外层为乳胶手套）、医用外科口罩,穿防水隔离衣,可佩戴护目镜;④给药操作时,操作者宜戴双层手套和医用外科口罩;静脉给药时宜采用全密闭式输注系统;⑤所有抗肿瘤药物污染品丢弃在有毒性药物标识的容器中。

（五）仪器设备管理

（1）专人负责仪器设备的日常保养和维护，并登记。

（2）备用吸引器罩防尘罩，性能良好，无菌物品在有效期内，每周检查一次。

（3）氧气筒罩防尘罩，有"空"或"满"标识，有"四防"标识，备用一次性氧气湿化水及氧管在有效期内。

（4）建立生物安全柜管理档案，每日使用后及时消毒并登记，每年进行各项参数的检测，并根据检测结果进行维护和调整。

（六）药品管理

（1）备用药品及基数药品定位、定点，按药品分类摆放且标识清晰。

（2）专人管理，药柜每周清理一次，并做好清点记录。

（3）急救车内药品种类齐全、数量充足，在有效期内，每周查看并记录。

（七）人员管理

（1）按照门诊日间诊疗中心护士准入标准及相关要求，对新入职护士进行培训，符合标准方能上岗。

（2）定期对护士开展培训，内容包括门诊日间诊疗中心规章制度、操作流程、各类仪器设备的使用、突发事件应急预案等，组织考核并记录。

二、护理工作思维导图

思维导图见图 3-10-4。

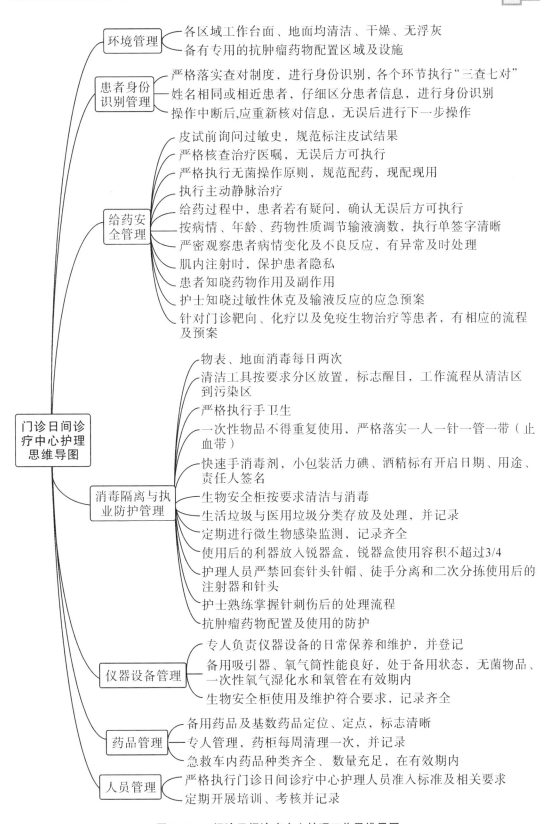

环境管理
- 各区域工作台面、地面均清洁、干燥、无浮灰
- 备有专用的抗肿瘤药物配置区域及设施

患者身份识别管理
- 严格落实查对制度，进行身份识别，各个环节执行"三查七对"
- 姓名相同或相近患者，仔细区分患者信息，进行身份识别
- 操作中断后，应重新核对信息，无误后进行下一步操作

给药安全管理
- 皮试前询问过敏史，规范标注皮试结果
- 严格核查治疗医嘱，无误后方可执行
- 严格执行无菌操作原则，规范配药，现配现用
- 执行主动静脉治疗
- 给药过程中，患者若有疑问，确认无误后方可执行
- 按病情、年龄、药物性质调节输液滴数，执行单签字清晰
- 严密观察患者病情变化及不良反应，有异常及时处理
- 肌内注射时，保护患者隐私
- 患者知晓药物作用及副作用
- 护士知晓过敏性休克及输液反应的应急预案
- 针对门诊靶向、化疗以及免疫生物治疗等患者，有相应的流程及预案

消毒隔离与执业防护管理
- 物表、地面消毒每日两次
- 清洁工具按要求分区放置，标志醒目，工作流程从清洁区到污染区
- 严格执行手卫生
- 一次性物品不得重复使用，严格落实一人一针一管一带（止血带）
- 快速手消毒剂，小包装活力碘、酒精标有开启日期、用途、责任人签名
- 生物安全柜按要求清洁与消毒
- 生活垃圾与医用垃圾分类存放及处理，并记录
- 定期进行微生物感染监测，记录齐全
- 使用后的利器放入锐器盒，锐器盒使用容积不超过3/4
- 护理人员严禁回套针头针帽、徒手分离和二次分拣使用后的注射器和针头
- 护士熟练掌握针刺伤后的处理流程
- 抗肿瘤药物配置及使用的防护

仪器设备管理
- 专人负责仪器设备的日常保养和维护，并登记
- 备用吸引器、氧气筒性能良好，处于备用状态，无菌物品、一次性氧气湿化水和氧管在有效期内
- 生物安全柜使用及维护符合要求，记录齐全

药品管理
- 备用药品及基数药品定位、定点，标志清晰
- 专人管理，药柜每周清理一次，并记录
- 急救车内药品种类齐全、数量充足，在有效期内

人员管理
- 严格执行门诊日间诊疗中心护理人员准入标准及相关要求
- 定期开展培训、考核并记录

门诊日间诊疗中心护理思维导图

图 3-10-4 门诊日间诊疗中心护理工作思维导图

参考文献

[1]郑一宁,李映兰,吴欣娟.针刺伤防护的护理专家共识[J].中华护理杂志,2018,
    53(12):1434-1438.

[2]中华人民共和国卫生部.WS/T 367-2012 医疗机构消毒技术规范[S].2012.

[3]中华人民共和国国家卫生和计划生育委员会.WS/T 433-2013 静脉治疗护理技
    术操作规范[S].2013.

[4]中华人民共和国卫生部.医疗卫生机构医疗废物管理办法[EB/OL].(2003-10-
    15)[2021-06-01].http://www.nhc.gov.cn/fzs/s3576/201808/fb4c9e59b0cf45c
    3843ad585b30b0c6d.shtml.

第十一章　手术部护理质量管理规范

第一节　手术室护理质量管理规范

一、护理工作实施细则

（一）环境管理

（1）环境安静、整洁，三区（洁净区、准洁净区、非洁净区）、四通道（员工、患者、无菌物品、污染物品）划分清晰。

（2）设置更衣区、换鞋区，使用过的衣裤、鞋、帽、口罩等设有定点放置的位置。

（3）严格控制进入手术室的人员，前台管理人员必须核实进入手术室人员的身份，与手术无关人员、患严重上呼吸道感染及面颈、手部感染者一律不得入内。

（4）手术过程中手术间及缓冲间的门保持关闭状态，非手术人员严禁入内。

（5）手术室安全通道、水、电、气、管井等设施定期安全检查，并记录。安全消防通道保持通畅，管道井封条规范，应急箱处于备用状态。

（二）规章制度管理

（1）制定手术室核心制度，包括《手术患者转运管理制度》《手术室消毒隔离制度》《手术安全核查制度》《手术室查对制度》《手术用物清点和管理制度》《手术室交接班制度》《手术标本管理制度》《手术患者压伤管理制度》《手术室预防意外伤害事件管理制度》《外来人员管理制度》等。

（2）制定手术室应急预案与流程，包括《手术室火灾应急预案与流程》《手术患者坠床应急预案与流程》《手术中仪器故障处理的应急预案与流程》《术中低体温的应急预案与流程》《手术用物清点不清应急预案与流程》等。

（三）患者安全管理

（1）落实手术患者术前、术后访视工作。

（2）手术患者安全转运。

转运前，检查转运工具的安全性，确保转运工具功能完好，处于备用状态。

接手术患者时，使用 PDA 扫描手术患者手腕带，与病房护士共同逐项核对《手术患者转运交接单》上的各项内容，并双方签名确认。

嘱患者将贵重物品取下，交家属保管，未上尿管的患者嘱其在有陪伴的情况下，排空膀胱。

协助患者转运至手术转运床，搬运患者时动作轻稳。妥善固定患者，拉起护栏，确保患者安全。

转运途中车速适中，患者头端靠近转运者，以便观察病情和保护头部，并做好患者保暖与心理护理。

危重及特殊患者，必须有医务人员陪同转运。

到达手术室等待间后，等待间责任护士与转运人员确认患者身份、共同逐项核对《手术患者转运交接单》上的各项内容，并双方签名确认。

（3）等待间护理。

确认手术患者信息，做到"五符合"，即患者口述、手腕带、病历、手术安排表、影像学资料信息一致。确保信息无误，悬挂"手术间号"于手术转运床。

检查患者约束情况，妥善安置患者，必要时专人陪伴，保障患者安全。

等待间护士加强患者输液安全管理，观察留置针固定是否牢固，输液是否通畅，输液滴数是否准确，有无输液外渗、输液反应等。

密切观察患者病情，如有低血糖反应等特殊情况及时向手术医生和麻醉医生反映，遵医嘱采取相应措施。

了解患者需求，做好患者相关宣教及心理护理。

（4）手术间护理。

安全核查：①麻醉诱导前（sign in），由麻醉医生主导，麻醉医生、巡回护士、手术医生三方共同完成安全核查。根据《手术安全核查单》的各项内容依次核对患者身份、手术方式、知情同意情况、手术部位与标识、麻醉安全等相关内容。②手术开始前（time out），由手术医生主导，手术医生、麻醉医生、巡回护士三方共同核查患者身份、手术方式、手术部位与标识，并确认手术、麻醉风险预警等内容。手术物品准备情况的核查由手术室护理人员执行并向手术医生和麻醉医生报告。③患者离开手术室前（sign out），由手术室护士主导，手术医生、麻醉医生、巡回护士再次共同确认，核查患者身份、实际手术方式、术中用药、输血的核查、清点手术用物、确认手术标本、确认患者去向等内容。

输液管理：①建立有效的静脉通道，合理选择静脉通路，妥善固定，用于静脉输注的液体须加温至 37℃。②遵医嘱应用术前抗生素及术中用药，确保用药安全。③随时观察输液通畅性，防止输液管路扭曲受压，当出现针头脱落、移位或阻塞时，应及时处理，每 1～2h 评估穿刺部位情况，做好交接班。④术中如输血，严格落实输血安全管理，巡回护士与麻醉医生共同严格执行"三查十对"并签字确认,保持输血的通畅。

体位管理:①保持人体正常的生理弯曲与生理轴线,维持各肢体关节的生理功能体位,防止过度牵拉、扭曲及血管神经损伤。②保持患者呼吸通畅及循环稳定。③注意分散压力,防止局部长时间受压,保护患者皮肤完整性。④正确约束患者,松紧度以能容纳一指为宜,维持体位稳定。

安全防护:①使用含酒精的消毒液消毒皮肤时,应避免消毒液积聚于手术床,消毒后应待酒精挥发后再启用单极电刀,以免因电火花遇易燃液体而致皮肤烧伤。②粘贴电外科设备回路负极板时,选择易于观察、肌肉血管丰富、皮肤清洁、干燥的区域(毛发丰富的区域不易粘贴),靠近手术切口部位,距离手术口>15cm;距离心电图电极>15cm,避免电流环路中近距离通过心电图电极和心脏。同时,确认患者全身皮肤干燥和未接触到金属。③术中需要导航和拍片定位的手术,不仅要注意医务人员防护,还应做好患者手术部位以外重要器官的防护。

术中用物管理:①巡回护士与器械护士严格落实《手术用物清点和管理制度》,在手术开始前、关闭体腔前、关闭体腔后和缝合皮肤后,巡回护士与器械护士分别4次清点所有手术用物数目、检查完整性并登记,手术切口涉及2个及以上部位或腔隙,关闭每个部位或腔隙时均应清点,如关闭膈肌、子宫、心包、后腹膜等。②手术中,维持手术台面无菌状态,及时回收暂不需使用的手术器械,并用纱布擦拭血迹,保持手术台面清洁干燥。③执行手术隔离技术,切开空腔脏器或肿瘤组织时,应先用纱布等保护周围组织,被污染的器械单独隔离放置。

苏醒期安全管理:①苏醒期间,巡回护士必须守护在患者手术床旁。②整理管路,保持通畅,标识清楚,固定稳妥;确保患者生命体征稳定、将病历及患者随身携带物品放置于转运袋内,麻醉医生评估患者气道安全后,将患者转移至手术转运床。③巡回护士协同麻醉医生共同将危重患者送至麻醉苏醒室,与苏醒室护士进行交接班。

(四)手术标本管理

(1)手术台上暂存标本时,器械护士应妥善保管,防止标本干燥、丢失或污染无菌台。

(2)冰冻快速切片送检管理:标本取下后,巡回护士立即在标本容器外注明患者姓名、住院号、标本名称,联系送检者,与其核对后,由送检者即刻送至冰冻切片室,并做好登记与交接班。

(3)常规标本送检管理。

遵循及时送检原则,标本产生后应尽快固定或送病理科处理。

将标本置于专用密封标本袋内或标本瓶内,注意切勿污染容器口,手术医生与巡回护士一起将标本携至标本室。

标本袋或标本瓶内加入4%中性缓冲甲醛溶液,固定液的量不少于病理标本体积的3~5倍,并确保标本全部置于固定液之中。

巡回护士与标本管理人员核对无误后,标本管理人员将标本置于标本柜内相应位置,锁好标本柜。

(4)标本管理人员每日定时将标本、病理申请单和标本送检登记汇总表一同送至病理室,经病理室人员核对签收后,将标本送检登记汇总表带回手术室存档,并妥善保管。

(5)标本固定液由专人、上锁保管,有开启日期、时间和签名。

(五)消毒隔离管理

(1)环境管理。

进入手术室的工作人员,按要求更换衣、裤、鞋,戴好帽子、口罩等,帽子需遮盖头发,口罩需遮住口鼻;外出应着外勤衣,更换外勤鞋。

手术须在指定手术间进行,无菌手术与有菌手术分开进行。MDR或特殊感染类手术按照特殊感染手术要求执行。

每日手术间启用前宜使用清水进行物表清洁,术中对于少量(<10mL)的溅污,先清洁再消毒;或使用消毒湿巾直接擦拭,实现清洁—消毒一步法完成。对于大量(>10mL)的溅污,先采用一次性吸水材料蘸取将其清除后,再实施清洁消毒措施。

回风口过滤网每周清洗一次,每年更换一次,如遇特殊污染及时更换过滤网,并用消毒剂擦拭回风口内表面,由保洁员负责清洗,有登记、签名和检查。新风机组粗效过滤器每月更换一次;中效过滤器每周检查,每3个月更换一次;亚高效过滤器每年更换一次,末端高效过滤器每年检查一次,当阻力超过设计初阻力的160Pa或使用3年以上更换。另外,新风机组粗效过滤网每2d清洁一次,回风口过滤网每周清洁一次。

(2)无菌物品管理:①瓶装1%活力碘500mL、75%酒精、3%过氧化氢液体开启后须注明开启日期、时间,责任者签名,有效使用期限均为1个月。②无菌敷料室专人负责管理,无菌物品分类放置,标识醒目,每日检查,定期灭菌。③无菌物品存放需达到环境要求,距地面高度≥20cm,距离墙≥5cm,距天花板≥50cm;温度低于24℃,湿度低于70%。④无菌包的大小不超过30cm×30cm×50cm,包内放置化学消毒指示卡,包外贴化学指示胶带,并按灭菌日期顺序排列,标记清楚。普通棉布材料包装的无菌包有效期不超过7d,定期整理,确保无过期无菌包。

(3)垃圾及术后器械处理:①生活垃圾与医疗垃圾应分开放置,生活垃圾放入黑色垃圾袋中,医用垃圾放入黄色垃圾袋中,传染病或疑似传染病患者的生活垃圾作为感染垃圾放入双层黄色垃圾袋中。②锐器和被血液、体液污染的注射器放入锐器盒中,使用容积达3/4要及时更换。③术后器械清点无误后,密封存放于污物走廊,由回收人员统

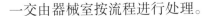

一交由器械室按流程进行处理。

（4）灭菌监测：①预真空压力蒸汽灭菌器应每日开始灭菌前空载进行 B-D 测试,每锅进行化学监测,每周进行 1 次生物监测,有运行过程的温度、时间、压力等灭菌参数记录;过氧化氢低温等离子灭菌器按要求每日进行 1 次灭菌循环的生物监测,并记录。②严禁使用小型灭菌器作为器械的常规灭菌,严格执行植入物及其相关器械的管理制度。

（六）仪器设备管理

（1）设备管理做到"四定""四防"。"四定"是指定人管理、定点存放、定期检查、定期维护;"四防"是指防尘、防潮、防蚀、防盗。不得存放任何无标识的器材、仪器、物品。

（2）专科护士负责专科仪器设备及精密仪器设备的使用及保养工作,负责联系维修事宜。

（3）应急电动吸引器等处于备用状态,覆盖防尘罩并在外挂有"备用"标识。

（4）抢救必备物品齐全、性能良好,处于备用状态。

（七）药品与耗材管理

（1）手术间内、外用药品分类存放,放置规范,标识清晰,并按日期先后顺序摆放。

（2）每周按计划领用各种液体,并对库存的液体进行检查,发现近效期药品及时更换,不得有变质、过期的药品。

（3）手术间低值耗材应采取基数管理。

（4）高值耗材定位放置,采取追溯管理,每月有出入库记录,一物一扫码。

（八）人员管理

（1）制定并严格遵守手术室护士准入标准及相关要求。

（2）按资质、手术分级安排巡回护士及器械护士,分工合理,职责明确,全面开展岗位管理,有各级人员(巡回护士、器械护士、麻醉护士、助理护士/护理员、临床工人)资质和岗位技术能力要求(岗位数、岗位资质、能力要求、工作职责)。

（3）各级人员培训资料完整,新护士完成岗前培训,考核合格方可上岗;有专科护士培训资料及记录。

二、护理工作思维导图

思维导图见图 3-11-1。

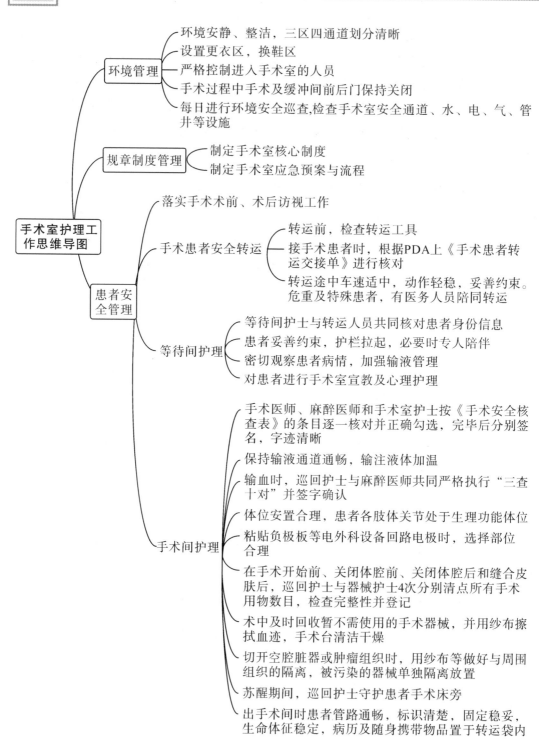

环境管理
- 环境安静、整洁，三区四通道划分清晰
- 设置更衣区，换鞋区
- 严格控制进入手术室的人员
- 手术过程中手术及缓冲间前后门保持关闭
- 每日进行环境安全巡查,检查手术室安全通道、水、电、气、管井等设施

规章制度管理
- 制定手术室核心制度
- 制定手术室应急预案与流程

手术室护理工作思维导图

患者安全管理
- 落实手术术前、术后访视工作
- 手术患者安全转运
  - 转运前，检查转运工具
  - 接手术患者时，根据PDA上《手术患者转运交接单》进行核对
  - 转运途中车速适中，动作轻稳，妥善约束。危重及特殊患者，有医务人员陪同转运
- 等待间护理
  - 等待间护士与转运人员共同核对患者身份信息
  - 患者妥善约束，护栏拉起，必要时专人陪伴
  - 密切观察患者病情，加强输液管理
  - 对患者进行手术室宣教及心理护理
- 手术间护理
  - 手术医师、麻醉医师和手术室护士按《手术安全核查表》的条目逐一核对并正确勾选，完毕后分别签名，字迹清晰
  - 保持输液通道通畅，输注液体加温
  - 输血时，巡回护士与麻醉医师共同严格执行"三查十对"并签字确认
  - 体位安置合理，患者各肢体关节处于生理功能体位
  - 粘贴负极板等电外科设备回路电极时，选择部位合理
  - 在手术开始前、关闭体腔前、关闭体腔后和缝合皮肤后，巡回护士与器械护士4次分别清点所有手术用物数目，检查完整性并登记
  - 术中及时回收暂不需使用的手术器械，并用纱布擦拭血迹，手术台清洁干燥
  - 切开空腔脏器或肿瘤组织时，用纱布等做好与周围组织的隔离，被污染的器械单独隔离放置
  - 苏醒期间，巡回护士守护患者手术床旁
  - 出手术间时患者管路通畅，标识清楚，固定稳妥，生命体征稳定，病历及随身携带物品置于转运袋内

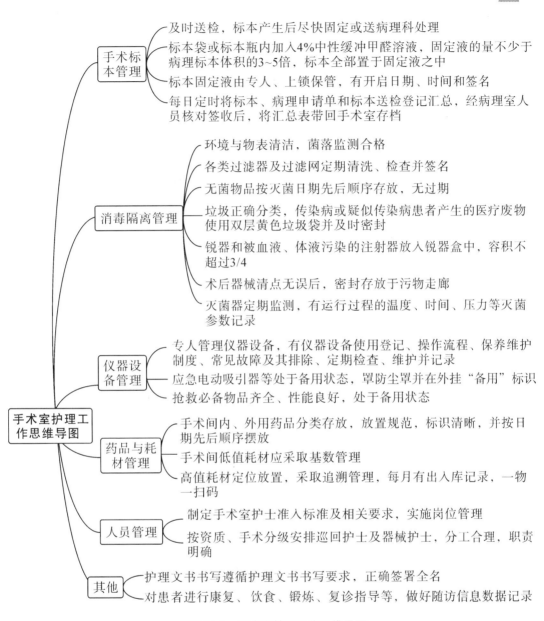

图 3-11-1　手术室护理工作思维导图

参考文献

[1]中华护理学会手术室护理专业委员会.手术室护理实践指南[M].北京:人民卫生出版社,2019:93.

[2]中华人民共和国卫生部.WS/T 367-2012 医疗机构消毒技术规范[S].2012.

[3]北京市质量技术监督局.DB11/408-20075 医院洁净手术部污染控制规范[S].2007.

[4]中国建筑科学研究院.GB50333-2013 医院洁净手术部建筑技术规范[S].2013.

［5］中华人民共和国国家卫生健康委员会.国家卫生健康委关于印发三级医院评审标准（2020年版）的通知［EB/OL］.（2020-12-21）［2021-06-26］.http://www.nhc.gov.cn/yzygj/s7657/202012/c46f97f475da4d60be21641559417aaf.shtml.

第二节　麻醉科护理质量管理规范

一、护理工作实施细则

（一）环境管理

（1）苏醒室、麻醉准备间等区域环境清洁、整齐、安静、布局合理。生活和医疗垃圾分开放置。

（2）各类设施、设备有序放置，标识清楚。

（二）规章制度管理

（1）制定并落实各项规章制度和工作流程，包括《麻醉后监测治疗室管理制度》《药品管理制度》《麻醉护理管理制度》《仪器设备管理制度》《应急管理制度》《急性疼痛服务管理制度》等。

（2）制定各项应急预案和流程，包括《火灾的应急预案与流程》《停电应急预案与流程》《中心供氧/吸引停止应急预案与流程》《信息系统故障应急管理》《引流管脱落应急预案与流程》《患者坠床应急预案与流程》等。

（三）患者安全管理

（1）苏醒室（Postanesthesia Care Unit，PACU）患者安全。

患者转入时，严格按照苏醒室患者转入标准执行，与麻醉医生做好交接班并记录。

实行责任制护理，了解入室患者姓名、手术名称、手术部位、麻醉方式、皮肤状况、特殊病情及用药等。评估其坠床、低体温、非计划性拔管、误吸、压力性损伤等风险，并给予相应的防范措施。

调整合适体位并妥善固定各引流管，保持呼吸道和引流畅通（带气管导管患者遵医嘱设置呼吸机参数）。

密切监测患者生命体征、意识变化、伤口敷料、疼痛、引流量等病情变化，发现问题及时通知医生，并遵医嘱处理，记录及时、准确、完整。

使用《Steward苏醒评分》评估患者苏醒状况，达到标准后遵医嘱及时转出。转运过程中,护士站在患者头侧,严密观察患者病情变化,必要时准备氧枕和监护设备。注意患者保暖,动作要轻、稳、快。

患者转回病房,与病房护士交接患者病情、体征等内容,在转运交接单上签名,完成交接班。

(2)自控镇痛(Patient Controlled Analgesia,PCA)患者安全。

配药前,认真核对药品名称、数量、浓度,分组摆放。

配药时,严格执行无菌操作,减少室内人员走动,按要求对配好的药物做好标识。

配药后,认真核对患者信息,调整参数并贴好信息标签,按手术间有序摆放,整理配药室内环境。

镇痛泵连接患者前再次核对患者信息(姓名、住院号),启动镇痛泵,并保证静脉通路通畅。

(四)消毒隔离管理

(1)强化标准预防意识,熟练掌握洗手法,严格执行手卫生,注重个人防护,戴好口罩,防止交叉感染,员工有发热等呼吸道症状及时报告。

(2)一次性用物一人一用一更换,杜绝重复使用,每周进行仪器表面消毒。

(3)非一次性用物(如喉镜、纤支镜等)一人一用后按标准操作流程规范执行清洗、消毒或灭菌、保存,做好消毒和使用记录。

(4)麻醉机回路进出端口常规使用细菌过滤器,防止污染机器内部。

(5)每日用消毒液擦拭各区域台面和麻醉机、输液泵、镇痛泵、麻醉车、转运床、监护设备、自体血液回收机等仪器表面,如有污染,及时处理,做好记录。

(6)无菌物品分类放置,标识清晰,定期检查有效期,不得有过期物品。

(7)每季度对麻醉相关物表进行采样,行环境卫生学监测,结果符合要求并记录,发现问题及时整改。

(五)仪器设备管理

(1)各种急救仪器由专人负责管理,定点放置,定时检查,性能完好,处于备用状态。

(2)各类仪器上有编号、操作和维护流程、责任人等信息,按要求定期进行维护、保养、检测等,并按要求填写《仪器维护登记本》。

(3)仪器出现一般故障时,由科内工作人员检查排除,出现大故障应及时替换备用设备并通知专业工程师来解决。

(4)配备麻醉备用设备,以应对各种突发情况。

(5)定期开展科内各类仪器设备的培训学习,考核并记录。

(六)药品管理

(1)药品按 A、B、C 类和麻醉药分类定点放置、标识清晰、基数准确,按要求登记、清点和记录。

(2)急救药品每日清点,用后及时记录和补充,无破损、过期和混放现象。

(3)消毒剂注明开启日期、时间及责任人,在有效期内使用。

(4)毒麻药品和精神类药品管理。

易制毒及麻醉药品库房具有全天候监控设施,监控视频可回放追查。

易制毒和麻醉药品按"五专"管理,即"专用处方、专用账册、专册登记、专柜加锁、专人负责",定期轮换责任人,每日入库和出库账目清楚。

空安瓿分类放置,存放于保险柜中,与药学部交接有记录。

外围麻醉点③按周期及基数领用药品。

精神类药品专柜上锁管理。

(七)人员管理

(1)麻醉护士按要求实行岗位准入,有规范的岗位准入培训,内容包括岗位职责、各项制度流程、应急预案等,有考核及记录。

(2)定期开展关于护理安全、消防预案的培训以及相关操作(急救、自体血回输、血气分析、患者护送、搬运等)培训,并考核、记录。

(3)落实责任制护理,按岗位管理要求设置护士岗位,按照各级护理人员(总务护士、PACU 护士、手术间护士、门诊护士、药品护士、物品护士等)的资质和岗位技术能力要求,制订分层培训计划,每季度进行考核并记录。

二、护理工作思维导图

思维导图见图 3-11-2。

---

③ 指中心手术室以外的有麻醉医生参与的各种治疗和检查医疗场所,如无痛胃肠镜、无痛整形等。

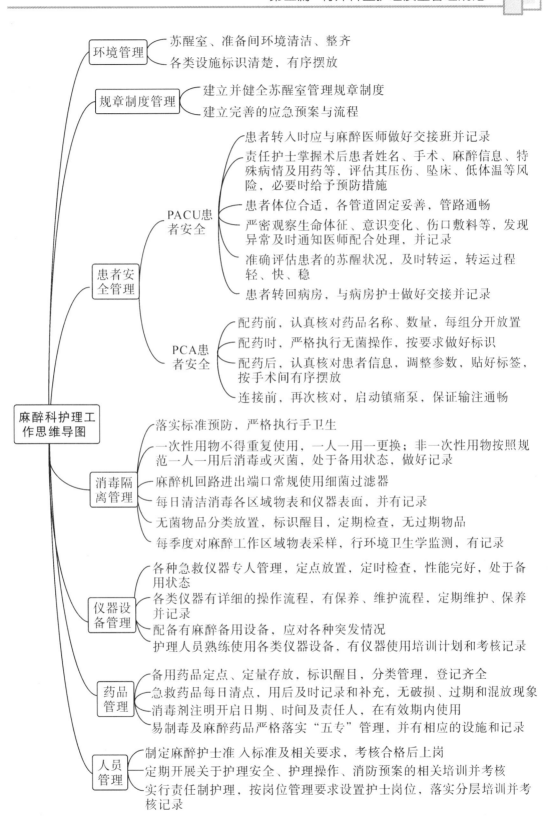

图 3-11-2　麻醉科护理工作思维导图

参考文献

[1]Membership of the Working Party,Whitaker D K,Booth H,et al. Immediate post anaesthesia recovery 2013：Association of Anaesthetists of Great Britain and Ireland [J]. Anaesthesia,2013,68(3)：288-297.

[2]中华护理学会手术室护理专业委员会.手术室护理实践指南[M].北京：人民卫生出版社,2019：104-105.

[3]中华人民共和国国家卫生和计划生育委员会. WS 507-2016 软式内镜清洗消毒技术规范[S].2016.

[4]中华人民共和国卫生部.卫生部关于印发《麻醉药品临床应用指导原则》的通知 [EB/OL].（2007-05-11）[2021-06-25]. http：//www. nhc. gov. cn/wjw/gfxwj/ 201304/ee452fdcbf68424faa6826e12677c9cc. shtml.

[5]中华人民共和国国家卫生和计划生育委员会.国家卫生计生委办公厅关于医疗机构麻醉科门诊和护理单元设置管理工作的通知[EB/OL].（2017-12-12）[2021-06-25]. http：//www. nhc. gov. cn/yzygj/s3593/201712/251fb61008bc 487797ed18a3a15c1337. shtml.

第三节　日间手术室护理质量管理规范

一、护理工作实施细则

（一）环境管理

（1）环境安静、整洁,三区、四通道划分清晰。

（2）设置更衣区、换鞋区,进入日间手术室工作人员,按要求更换衣、裤、鞋,戴好帽子、口罩等,帽子需遮盖头发,口罩需遮住口鼻;外出应着外勤衣,更换外勤鞋;工作结束后应将使用过的衣裤、鞋、帽、口罩等放到指定地点。

（3）严格控制进入日间手术室的人员,登记处管理人员必须核实进入日间手术室人员的身份,与手术无关人员、患严重上呼吸道感染及面颈、手部感染者一律不得入内。

（4）手术过程中手术间及缓冲间的门保持关闭状态,非手术人员严禁入内。

（5）日间手术室安全通道、水电气、管井等设施定期安全检查,并有记录。安全消防通道保持通畅,管道井封条规范;应急箱处于备用状态。

（二）规章制度管理

（1）制定日间手术室核心制度,包括《日间手术室手术准入制度》《日间手术室人员

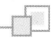

准入制度》《日间手术室患者准入制度》《日间手术室患者转运制度》《日间手术预约制度》《手术安全核查制度》《手术用物清点和管理制度》《手术室交接班制度》《手术标本管理制度》《手术室预防意外伤害事件管理制度》等。

（2）制定日间手术室应急预案与流程，包括《日间手术患者非计划再次手术应急预案与流程》《日间手术室发生火灾的应急预案与流程》《手术患者坠床的应急预案与流程》《手术用物清点不清应急预案与流程》《手术中仪器故障处理的应急预案与流程》《术中低体温的应急预案与流程》等。

（三）患者安全管理

1. 术前准备

（1）日间手术患者排程完成后，由日间手术负责人每日定时核查日间手术安排信息。

（2）根据手术类型，提前准备好手术所需的手术器械、仪器设备等物品。

（3）核查患者各项检查包括禁食禁饮情况、常规用药情况、特殊检查等，了解各项术前准备完成程度，患者等待期间有无发热，是否服用药物，血压、血糖是否有变化，杜绝安全隐患。

（4）落实患者的术前宣教包括日间手术治疗的方式、术前准备及注意事项等，做好心理护理，手术间责任护士接患者入手术间。

2. 手术间护理

（1）安全核查。

麻醉诱导前（sign in），由麻醉医生主导，麻醉医生、巡回护士、手术医生三方共同完成安全核查。根据《手术安全核查单》的各项内容依次核对患者身份、手术方式、知情同意情况、手术部位与标识、麻醉安全等相关内容。

手术开始前（time out），由手术医生主导，手术医生、麻醉医生、巡回护士三方共同核查患者身份、手术方式、手术部位与标识，并确认手术、麻醉风险预警等内容。手术物品准备情况的核查由手术室护理人员执行并向手术医生和麻醉医生报告。

患者离开手术室前（sign out），由手术室护士主导，手术医生、麻醉医生、巡回护士再次共同确认，核查患者身份、实际手术方式、术中用药、输血的核查、清点手术用物、确认手术标本、确认患者去向等内容。

（2）跌倒坠床管理。

转运时，手术转运床应靠近平齐手术床并固定，手术医生、麻醉医生巡回、护士共同转运患者至手术床。

患者移动至手术床后，根据手术方式实施保护性约束，做好解释工作。

术中需改变体位时，应先确认患者固定稳妥，再按要求改变体位，并及时调整肢体位置，避免肢体受到压迫牵拉。

特殊手术如术中床面倾斜角度较大时，术前可适当增加保护性约束带数量，随时注意患者状态。

苏醒期间,巡回护士必须守护在患者手术床旁,密切观察患者生命体征,将病历及患者随身携带物品放置于转运袋内,麻醉医生评估患者气道安全后,将患者转运至手术转运床。

（3）输液管理。

建立有效的静脉通道,合理选择静脉通路,妥善固定,用于静脉输注的液体须加温至37℃。

遵医嘱应用术前抗生素及术中用药,确保用药安全。

随时观察输液通畅性,防止输液管路扭曲受压,当出现针头脱落、移位或阻塞时,应及时处理,每1~2h评估穿刺部位情况,做好交接班。

术中如需输血,严格落实输血安全管理,巡回护士与麻醉医生共同严格执行"三查十对"并签字确认,保持输血的通畅。

（4）体位管理。

保持人体正常的生理弯曲与生理轴线,维持各肢体关节的生理功能体位,防止过度牵拉、扭曲及血管神经损伤。

保持患者呼吸通畅及循环稳定。

注意分散压力,防止局部长时间受压,保护患者皮肤完整性。

正确约束患者,松紧度以能容纳一指为宜,维持体位稳定。

（5）安全防护。

使用含酒精的消毒液消毒皮肤时,应避免消毒液积聚于手术床,消毒后应待酒精挥发后再启用单极电刀,以免因电火花遇易燃液体而致皮肤烧伤。

粘贴电外科设备回路负极板时,选择易于观察、肌肉血管丰富、皮肤清洁、干燥的区域（毛发丰富的区域不易粘贴）,靠近手术切口部位,距离手术切口＞15cm;距离心电图电极＞15cm,避免电流环路中近距离通过心电图电极和心脏。同时,确认患者全身皮肤干燥和未接触到金属。

术中需要导航和拍片定位的手术,不仅要注意医务人员防护,还应做好患者手术部位以外重要器官的防护。

（6）术中用物管理。

巡回护士与器械护士严格落实《手术用物清点和管理制度》,在手术开始前、关闭体腔前、关闭体腔后和缝合皮肤后,巡回护士与器械护士4次分别清点所有手术用物数目,检查完整性并登记。当术中需交接班或手术切口涉及2个及以上部位或腔隙,则关闭每个部位或腔隙时均应清点,如关闭膈肌、子宫、心包、后腹膜等。

手术中,维持手术台面无菌状态,及时回收暂不需使用的手术器械,并用纱布擦拭血迹,保持手术台面清洁干燥。

执行手术隔离技术:切开空腔脏器或肿瘤组织时,应先用纱布等保护周围组织,被污染的器械单独隔离放置。

（四）手术标本管理

（1）手术台上暂存标本时,器械护士应妥善保管,防止标本干燥、丢失或污染无菌台。

（2）常规标本送检管理。

遵循及时送检原则,标本产生后应尽快固定或送病理科处理。

将标本置于专用密封标本袋内或标本瓶内,注意切勿污染容器口,医生与巡回护士一起将标本携至标本室。

标本袋或标本瓶内加入4%中性缓冲甲醛溶液,固定液的量不少于病理标本体积的3~5倍,并确保标本全部置于固定液之中。

巡回护士与标本管理人员核对无误后,标本管理人员将标本置于标本柜内相应位置,锁好标本柜。

（3）标本管理人员每日定时将标本、病理申请单和标本送检登记汇总表一同送至病理室,经病理室人员核对签收后,将标本送检登记汇总表带回手术室存档,妥善保管。

（4）标本固定液由专人上锁保管,有开启日期、时间和签名。

（五）消毒隔离管理

1. 环境消毒

（1）手术须在指定手术间进行,无菌手术与有菌手术分开进行。特殊传染类手术按照特殊感染手术要求执行。

（2）每日手术间启用前宜使用清水进行物表清洁,术中对于少量(＜10mL)的溅污,先清洁再消毒;或使用消毒湿巾直接擦拭,实现清洁—消毒一步法完成。对于大量(＞10mL)的溅污,先采用一次性吸水材料蘸取将其清除后,再实施清洁消毒措施。

（3）回风口过滤网每周清洗一次,每年更换一次,如遇特殊污染及时更换过滤网,并用消毒剂擦拭回风口内表面,由保洁员负责清洗,有登记、签名和检查。新风机组粗效过滤器每月更换一次;中效过滤器每周检查,每3个月更换一次;亚高效过滤器每年更换一次,末端高效过滤器每年检查一次,当阻力超过设计初阻力的160Pa或使用3年以上更换。另外,新风机组粗效过滤网每2d清洁一次,回风口过滤网每周清洁一次。

2. 无菌物品管理

（1）瓶装1%活力碘500mL、75%酒精、3%过氧化氢液体开启后须注明开启日期、时间,责任者签名,有效使用期限均为一个月。

（2）无菌敷料室专人负责管理,无菌物品分类放置,标识醒目,每日检查,定期灭菌。

（3）无菌物品存放达到环境要求:距地面高度≥20cm,距离墙≥5cm,距天花板≥50cm;温度低于24℃,湿度低于70%。

（4）无菌包的大小不超过30cm×30cm×50cm,包内放置化学消毒指示卡,包外贴化学指示胶带,并按灭菌日期顺序排列,标记清楚。普通棉布材料包装的无菌包有效期不超过7d。

3. 垃圾及术后器械处理

（1）生活垃圾与医疗垃圾:应分开放置,生活垃圾放入黑色垃圾袋中;医用垃圾放入黄色垃圾袋中,传染病或疑似传染病患者的生活垃圾作为感染垃圾放入双层黄色垃圾袋中。

（2）锐器和被血液、体液污染的注射器放入锐器盒中，使用容积达 3/4 要及时更换。

（3）术后器械清点无误后，密封存放于污物走廊，由回收人员统一交由器械室按流程进行处理。

（六）仪器设备管理

（1）设备管理做到"四定""四防"。"四定"是指定人管理、定点存放、定期检查、定期维护；"四防"是指防尘、防潮、防蚀、防盗。不得存放任何无标识的器材、仪器、物品。

（2）专科护士负责专科仪器设备及精密仪器设备的使用及保养工作，负责联系维修事宜。

（3）应急电动吸引器等处于备用状态，覆盖防尘罩并在外挂有"备用"标识。

（4）抢救必备物品齐全、性能良好，处于备用状态。

（七）药品与耗材管理

（1）手术间内、外用药品分类存放，放置规范，标识清晰，并按日期先后顺序摆放。

（2）每周按计划领用各种液体，并对库存的液体进行检查，发现近效期药品及时更换，不得有变质、过期的药品。

（3）手术间低值耗材应采取基数管理。

（4）高值耗材定位放置，采取追溯管理，每月有出入库记录，一物一扫码。

（八）人员管理

（1）按资质、手术分级安排巡回护士及器械护士，分工合理，职责明确，全面开展岗位管理，有各级人员（巡回护士、器械护士、麻醉护士、助理护士/护理员、临床工人）资质和岗位技术能力要求（岗位数、岗位资质、能力要求、工作职责）。

（2）各级人员培训资料完整，新护士完成岗前培训，考核合格方可上岗。有专科护士培训资料及记录。

（九）其他

（1）护理文书书写应遵循护理文书书写要求，做到客观、准确、真实、及时、完善，日间手术患者护理记录应尽量简洁，正确署名。

（2）对患者进行康复、饮食、锻炼、复诊指导等，根据《日间手术服务与管理规范》根据不同病种，制订相应随访计划，做好随访信息数据的记录。患者出院后出现严重病情变化，需要再次住院或手术时，应启动绿色通道，紧急处理。

二、护理工作思维导图

思维导图见图 3-11-3。

环境管理
- 环境安静、整洁，三区、四通道划分清晰，设有更衣区、换鞋区手术过程中手术间及缓冲间的门保持关闭状态
- 日间手术室安全通道、水、电、气、管井等设施定期安全检查，并有记录
- 安全消防通道保持通畅，管道井封条规范，应急箱处于备用状态

规章制度管理
- 建立完善的日间手术室核心制度
- 建立完善的日间手术室应急预案与流程

患者安全管理
- 日间手术负责人每日定时核查日间手术排程信息
- 提前准备手术所需的手术器械、仪器设备等物品
- 核查手术患者术前准备情况
- 落实患者的术前宣教和心理护理
- 转运时妥善固定，平稳移动患者
- 患者移动至手术床后，及时使用约束带固定
- 麻醉诱导前、手术开始前、患者离开手术室前落实安全核查
- 合理选择静脉通路，妥善固定，静脉输注的液体加温至37℃
- 随时观察输液通畅性，每1~2h评估穿刺部位情况
- 体位安置时维持各肢体关节的生理功能体位
- 安全使用电外科设备，避免术中皮肤烧伤、电击伤
- 严格落实《手术用物清点和管理制度》，在手术开始前、关闭体腔前、关闭体腔后和缝合皮肤后，巡回护士与器械护士进行4次清点
- 手术中，手术台面维持无菌状态，严格执行隔离技术和无菌技术
- 术中输血时，巡回护士与麻醉医师共同严格执行"三查十对"并签字确认
- 苏醒期间，巡回护士须守护患者手术床旁，密切观察患者生命体征

手术标本管理
- 及时送检，标本产生后尽快固定或送病理科处理
- 标本袋或标本瓶内加入4%中性甲醛缓冲液，固定液的量不少于病理标本体积的3~5倍，标本全部置于固定液之中
- 标本固定液由专人上锁保管，有开启日期、时间和签名
- 每日定时将标本、病理申请单和标本送检登记汇总，经病理室人员核对签收后，将汇总表带回手术室存档

消毒隔离管理
- 环境与物表清洁，菌落监测合格
- 各类过滤器及过滤网定期清洗、检查并签名
- 无菌物品按灭菌日期先后顺序存放，无过期
- 垃圾正确分类，传染病或疑似传染病患者产生的医疗废物使用双层黄色垃圾袋
- 锐器和被血液、体液污染的注射器放入锐器盒中，容积不超过3/4
- 术后器械清点无误后，密封存放于污物走廊
- 灭菌器定期监测，有运行过程的温度、时间、压力等灭菌参数记录

仪器设备管理
- 专人管理仪器设备，有仪器设备使用登记、操作流程、保养维护制度等，并记录
- 应急电动吸引器等处于备用状态，罩防尘罩并在外挂有"备用"标识
- 抢救必备物品齐全、性能良好，处于备用状态

日间手术室护理工作思维导图

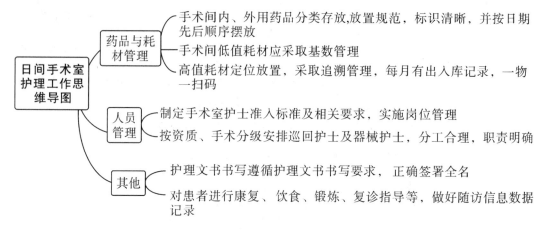

图 3-11-3 日间手术室护理工作思维导图

参考文献

[1]中华人民共和国国家卫生健康委员会.国家卫生健康委办公厅关于印发医疗机构日间质量管理暂行规定的通知[EB/OL].（2022-11-20）[2023-06-27].http：//www. nhc. gov. cn/yzygj/pqt/202211/8c13f9111fde4c94bcc5542cf83fd7c1. shtml. .

[2]中华人民共和国国家卫生健康委员会.国家卫生健康委关于印发三级医院评审标准（2020 年版）的通知[EB/OL].（2020-12-21）[2021-06-26].http://www. nhc. gov. cn/yzygj/s7657/202012/c46f97f475da4d60be21641559417aaf. shtml.

[3]焦雅辉,张振忠.中国日间手术发展报告[M].北京:北京大学医学出版社,2020.

[4]马洪升,李大江.日间手术管理规范[M].四川:四川科学技术出版社,2021.

第十二章　感染科护理质量管理规范

第一节　肠道门诊护理质量管理规范

一、护理工作实施细则

(一)环境管理

(1)肠道门诊标识清晰,有醒目的指引标识。有单独出入口和专用卫生间与普通门诊分开。

(2)根据现场条件划分清洁区、污染区、潜在污染区。诊室有防蝇、防蚊设施。

(3)设置留观室,抢救物品齐全,处于备用状态。

(4)诊疗环境优先选择自然通风,不具备自然通风条件时可选择机械通风或空气消毒措施。

(5)所有功能空间均设手卫生设施,洗手设施应使用非接触洗手装置、配备抗菌洗手液。

(6)备有符合标准、数量充足的消毒物品及防护物品。

(二)规章制度管理

(1)制定完善的肠道门诊制度,包括《肠道门诊护理管理制度》《肠道门诊岗位职责》《肠道门诊预检分诊制度及流程》《肠道门诊消毒隔离制度》及《肠道门诊报告制度》等。

(2)制定各种流程及应急预案,包括《肠道门诊就诊流程》《疑似或确诊霍乱病例处置应急预案与流程》《批量腹泻患者的应急预案与流程》等。

(三)患者安全管理

(1)准确落实预检分诊,询问流行病学史及症状,如腹泻的次数、性状、量,有无腹痛等情况。

(2)执行腹泻病例登记制度,建立门诊日志,严格落实"逢泻必登,逢疑必检"制度,指导患者和陪护正确落实手卫生。

(3)患者挂号、就诊、缴费、检验、检查、取药等诊疗活动全部在肠道门诊区域内完成,避免外出。

(4)指导并协助患者正确留取大便标本,及时落实各项筛查项目,包括大便常规检验、霍乱弧菌培养等,并做好相关解释,及时送检。

(5)留观患者佩戴手腕带,腕带上注明患者姓名、性别、年龄、就诊卡号,严格落实身份识别。

(6)定时巡视,密切观察留观患者的病情和生命体征,做好风险评估,落实卫生宣教及防护措施。

(7)凡诊断不明确的重症腹泻患者,在排除霍乱前,应在肠道门诊隔离室或单间病房隔离治疗,非必要患者不应离开诊室,如确需外出检查时,应携带便盆等,途中如腹泻,应及时处置排泄物,避免污染环境。严禁转院或送入普通病房。对霍乱疑似病例必须隔离治疗。

(8)发现霍乱疑似或确诊病例,科室应立即上报医务处、门诊办公室、公共卫生科和医院感染管理科。公共卫生科协助进行网络直报,并联系疾控部门进行现场调查和进一步处置。医院感染管理科协助采取消毒隔离措施。

(四)消毒隔离管理

(1)由专人负责消毒隔离工作,严格落实消毒制度。

(2)所有工作人员能正确掌握洗手指征及七步洗手法,严格执行手卫生。根据风险级别正确使用个人防护用品及设备。

(3)尽可能使用一次性的诊疗器械、器具和物品;可重复使用的低度危险诊疗器械、器具和物品如听诊器、输液泵、血压计等,常用物品表面,可采用500mg/L的含氯消毒剂或季铵盐类消毒剂湿纸巾擦拭消毒。

(4)环境、物表、地面采用500mg/L含氯消毒剂擦拭消毒2次/d,清洁工具应专室专用,标识醒目。

(5)医疗废弃物处理遵循第一时间、现场分类处理的原则,按感染性医疗废物管理,双层黄色垃圾袋密封转运并做好登记。

(6)留观室病床单元结束诊疗后,按照感染性疾病终末消毒要求处理。

(7)进行环境卫生学监测,包括空气、物体表面、医务人员手细菌学检测,每季度一次。

(8)当有疑似或确诊传染性肠道病例时,医务人员接触患者时应根据可能的暴露风险佩戴手套、隔离衣、医用防护口罩/医用外科口罩、防护面屏或防护镜(必要时)、一次性帽子、鞋套等。在院感的指导下落实随时消毒和终末消毒处置,并做好记录。

呕吐物的无害化处理:患者的呕吐物应尽量吐入专用容器中,并及时进行消毒处理,防止溢洒。

排泄物的无害化处理:患者要有专用厕所或便器,若条件达不到,可用专用容器收集患者的排泄物。厕所、便器或盛装容器每次使用后应及时消毒,可采用喷雾法或浸泡消毒法进行严格的消毒处理,达无害化后方可再次使用。

污染环境的处理:污染的房间、厕所、走廊等环境表面,应先消毒再清除明显的排泄物。用含氯消毒剂或过氧乙酸进行喷洒消毒。

污染物品的处理:对耐热耐湿物品,如棉织物、金属、陶瓷、玻璃类物品,可用加热煮沸15min或压力蒸汽灭菌,也可用1000mg/L含氯消毒剂浸泡消毒,或季铵盐类消毒剂或其他符合国家卫生标准、卫生规范和相关规定要求的消毒剂进行消毒。对不耐热不耐湿物品,可用环氧乙烷灭菌柜处理。对污染的精密仪器、设备等可选择75%乙醇或双链季铵盐类消毒剂或其他有效消毒剂消毒。

废弃物的处理:凡进入诊室内的物品均视为污染物品,医疗垃圾桶套双层黄色垃圾袋,患者所有的生活垃圾视为感染性医疗废物,和其他医疗废物一样全部投放至双层黄色垃圾袋内。转运医疗废物时,应使用鹅颈式扎口方式就地扎口,并做醒目标识。医疗垃圾袋表面需要喷洒1000mg/L含氯消毒液后方可与医疗废物转运人员进行交接。

运输工具车内外表面和空间消毒:可用0.5%过氧乙酸溶液或者1000mg/L含氯消毒剂溶液喷洒至表面湿润。对密闭空间还可用2%过氧乙酸进行气溶胶喷雾。

终末消毒:对诊室内患者专用的厕所或便器、消毒器具、清洁用具、患者吐泻物、废弃物、病床、床头柜、床上用品等必须严格消毒处理。对霍乱或疑似霍乱患者尸体,需表面先用5%漂白粉上清液或0.5%过氧乙酸溶液喷雾消毒,口腔、鼻孔、肛门、阴道等孔道处用浸消毒液的棉花堵塞,然后送殡仪馆火化。

（五）仪器设备管理

（1）各种抢救仪器定位放置,摆放整齐有序,仪器上应悬挂操作流程、注意事项。

（2）仪器性能完好,由专人定期检查、保养、维护、消毒并记录,有定期校验记录。

（3）护士能熟练使用各种监护和抢救设备。

（六）药品管理

（1）急救车内有必备急救药品,做到定品种数量,用后及时补充,药品无过期变质,有专人清查管理。

（2）外用药、消毒剂分区定点放置,标识清晰。

（七）人员管理

（1）肠道门诊每年5－10月期间开诊,医护人员相对固定,并开展岗前培训,学习《中华人民共和国传染病防治法》《霍乱防治手册》《国家突发公共卫生事件相关信息报告管理工作规范(试行)》《肠道疾病诊断标准与治疗》《医院信息系统上报传染病的流程与要求》《医院感染预防和控制基本措施》等,要求有考核及记录。

（2）工作人员按院感要求做好标准预防和职业防护。

（3）定期开展应急预案演练,如发现相关传染病疑似或确诊患者紧急处置预案、标本溢洒紧急处置预案等,并记录。

二、护理工作思维导图

思维导图见图3-12-1。

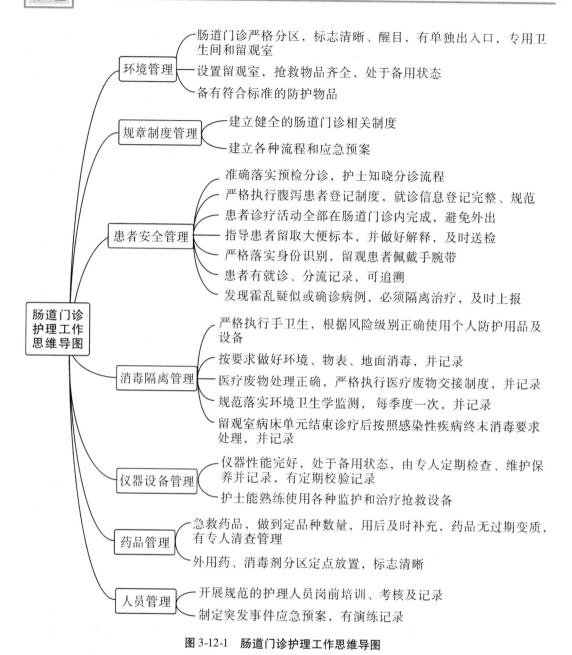

图 3-12-1　肠道门诊护理工作思维导图

参考文献

[1] 卫生部办公厅. 卫生部办公厅关于加强肠道传染病防控工作的通知 [EB/OL].
　　（2012-11-05）[2022-10-18]. http://www. nhc. gov. cn/jkj/s3577/201211/
　　ddf9db9f1c0a4fc9b649835cbe2d341b. shtml.

[2] 中华人民共和国国家卫生健康委. 医疗机构传染病预检分诊管理办法 [EB/
　　OL]. （2005-2-28）[2022-10-18]. http://www. nhc. gov. cn/wjw/c100022/202201/
　　53780d90a4154c61b10a22cdb45499e6. shtml.

［3］中华人民共和国国家卫生健康委.突发公共卫生事件与传染病疫情监测信息报告管理办法［EB/OL］.（2006-8-22）［2022-10-18］.http∶//www.nhc.gov.cn/wjw/c100022/202201/31c538d5c99843b5b8beb9591180444e.shtml.

［4］中华人民共和国卫生部.医疗卫生机构医疗废物管理办法［EB/OL］.（2003-10-15）［2021-06-07］.http∶//www.nhc.gov.cn/fzs/s3576/201808/fb4c9e59b0cf45c3843ad585b30b0c6d.shtml.

第二节　人工肝治疗室护理质量管理规范

一、护理工作实施细则

（一）环境管理

（1）环境清洁、整齐、安全,标识清晰。遵循环境卫生学和感染控制的原则,治疗室布局应当满足工作需要,分为清洁区、潜在污染区和污染区。

（2）诊疗环境优先选择自然通风,不具备自然通风条件时,可选择机械通风或空气消毒措施。人工肝治疗室环境应达到《医院消毒卫生标准》(GB 15982—2012)的Ⅲ类环境标准。

（3）人工肝治疗区内设置护士工作站,便于护士对患者实施观察和护理技术操作。

（4）设立足够的手卫生设施,洗手设施应使用非接触洗手装置。

（5）治疗室内每个治疗床间距不小于1m,每个治疗单元应当有电源插座、心电监护及吸氧、负压吸引等装置。

（二）规章制度管理

（1）制定完善的人工肝治疗室核心制度,包括《传染病消毒隔离制度》《人工肝室护理管理制度》《人工肝室消毒隔离制度》《人工肝仪维护保养制度》等制度。

（2）制定各种操作流程,包括《血液净化装置（人工肝支持治疗仪）操作流程》《人工肝治疗并发症预警及护理》等。

（3）完善各项应急预案,包括《血液体液暴露应急预案》《血液净化突发事件的应急预案和流程》,血液净化突发事件包括低血压、失衡综合征、空气栓塞、体外循环凝血、溶血、突然停电等。

（三）患者安全管理

1.人工肝治疗前

（1）治疗前需详细评估患者人工肝治疗适应证、禁忌证情况,签署知情同意书。

（2）治疗前治疗护士需评估患者血管条件、凝血功能、生化指标等。

（3）治疗护士协助医生选择合适的穿刺方式，准备氧气、心电监护、地塞米松、葡萄糖酸钙等相关治疗所需的物品、药品，协助责任护士做好患者人工肝前知识宣教。

2. 人工肝治疗中

（1）严格执行无菌操作，避免交叉感染。做好个人防护，避免针刺伤及血源性暴露，发生针刺伤或血源性暴露时按相关流程规范处理。

（2）治疗用的一次性耗材规范一次性使用。治疗过程中密切监测患者生命体征，观察患者是否出现皮肤瘙痒、发热、低血压、出血、溶血、空气栓塞、失衡综合征等相关不良反应，及时处理各种仪器报警。

（3）发生低血压、出血、溶血、空气栓塞等状况时，按照相应应急预案流程规范处理。

3. 人工肝治疗后

（1）应注意血管通路的观察和护理。如动静脉直接穿刺的患者，人工肝治疗后应注意按压时间，按压过程中密切关注按压侧肢体血运情况，与病房护士严格交接班，提醒其关注穿刺侧肢体有无肿胀和局部出血情况，及时处理。留置中心静脉导管的患者，应规范做好导管维护、评估，无治疗需求时，及时拔除，避免导管相关血流感染。

（3）患者使用的一次性耗材按感染性医疗废物规范处理。

（4）患者返回病房后，指导并协助病房责任护士做好患者及其家属的健康宣教，避免人工肝治疗后患者因食欲好转、饮食不当造成肝性脑病、消化道出血等并发症。

（四）消毒隔离管理

（1）专人负责消毒隔离工作，严格落实消毒制度。

（2）医务人员进入治疗室应衣帽整洁，戴口罩，严格执行无菌原则。操作过程中严格执行标准预防，降低血源性职业暴露风险，并根据传播途径采取合适防护隔离措施。

（3）尽可能使用一次性的诊疗器械、器具和物品。可重复使用的诊疗器械、器具和物品如听诊器、输液泵、血压计等常用物品可采用 500mg/L 的含氯消毒剂擦拭消毒。人工肝治疗仪表面可采用 500mg/L 的含氯消毒剂进行擦拭消毒。如果有血液污染，应立即用 2000mg/L 浓度含氯消毒剂的一次性使用布巾擦拭，或者使用可吸附的材料清除血迹后，再用 500mg/L 浓度的含氯消毒剂擦拭消毒，并做好消毒工作的记录。患者使用的床单元每次治疗完后按照感染性疾病终末消毒要求处理。每日治疗结束后进行紫外线照射 1 次，每次 1h。

（4）医疗废弃物处理遵循第一时间、现场分类处理的原则，按感染性医疗废物管理，双层黄色垃圾袋密封转运。治疗室内医疗废物存放时间不得超过 24h。

（5）每月进行环境卫生学监测，包括空气、物体表面、医务人员手细菌学检测，保留原始记录。

（五）仪器设备管理

（1）各种抢救仪器定位放置，摆放整齐有序，仪器上应悬挂操作流程、维护保养及注意事项。

（2）人工肝治疗仪性能完好，由专人定期检查保养维护并记录，有定期校验记录。

（3）人工肝治疗护士能熟练使用各种监护和治疗抢救设备。

（六）药品管理

（1）急救车内有必备急救药品，做到定品种数量，用后及时补充，药品无过期变质，有专人清查管理。

（2）外用药、消毒剂分区定点放置，标识清晰，定期清查。

（七）人员管理

（1）按要求实行岗位准入，操作人员必须拥有血液净化/人工肝治疗相关资质如血液净化培训合格证书或者具有3个月以上三级医院血液透析/人工肝治疗工作经历或培训经历。

（2）定期开展人工肝治疗并发症预警及处置、血源性职业暴露应急处理的培训及考核。

二、护理工作思维导图

思维导图见图 3-12-2。

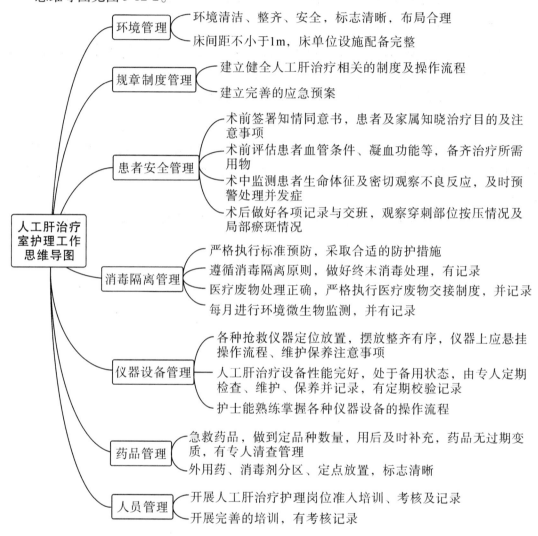

环境管理
- 环境清洁、整齐、安全，标志清晰，布局合理
- 床间距不小于1m，床单位设施配备完整

规章制度管理
- 建立健全人工肝治疗相关的制度及操作流程
- 建立完善的应急预案

患者安全管理
- 术前签署知情同意书，患者及家属知晓治疗目的及注意事项
- 术前评估患者血管条件、凝血功能等，备齐治疗所需用物
- 术中监测患者生命体征及密切观察不良反应，及时预警处理并发症
- 术后做好各项记录与交班，观察穿刺部位按压情况及局部瘀斑情况

消毒隔离管理
- 严格执行标准预防，采取合适的防护措施
- 遵循消毒隔离原则，做好终末消毒处理，有记录
- 医疗废物处理正确，严格执行医疗废物交接制度，并记录
- 每月进行环境微生物监测，并有记录

仪器设备管理
- 各种抢救仪器定位放置，摆放整齐有序，仪器上应悬挂操作流程、维护保养注意事项
- 人工肝治疗设备性能完好，处于备用状态，由专人定期检查、维护、保养并记录，有定期校验记录
- 护士能熟练掌握各种仪器设备的操作流程

药品管理
- 急救药品，做到定品种数量，用后及时补充，药品无过期变质，有专人清查管理
- 外用药、消毒剂分区、定点放置，标志清晰

人员管理
- 开展人工肝治疗护理岗位准入培训、考核及记录
- 开展完善的培训，有考核记录

人工肝治疗室护理工作思维导图

图 3-12-2　人工肝治疗室护理工作思维导图

参考文献

[1] 国家卫生健康委办公厅. 国家卫生健康委办公厅关于印发血液净化标准操作规程(2021版)的通知 [EB/OL]. (2020-07-30) [2021-11-09]. http://www. nhc. gov. cn/yzygj/s7659/202111/6e25b8260b214c55886d6f0512c1e53f. shtml.

[2] 中华护理学会血液透析专业委员会. 血液净化中心医院感染防控护理管理指南 [M]. 北京: 人民卫生出版社. 2016.

[3] 中华人民共和国国家质量监督检验检疫总局, 中国国家标准化管理委员会. GB 15982-2012 医院消毒卫生标准 [S]. 2012.

［4］中华医学会肝病学分会重型肝病与人工肝学组.人工肝血液净化技术临床应用专家共识(2022年版)［J］临床肝胆病杂志,2022,38(4):767-775.

［5］李兰娟,任红.传染病学9版［M］.北京:人民卫生出版社.2018.

［6］谢能文,熊墨龙.非生物型人工肝基础与临床［M］.北京:化学工业出版社,2021.

第十三章 门诊部护理质量管理规范

第一节 门诊护理质量管理规范

一、护理工作实施细则

（一）环境管理

（1）就诊环境清洁、舒适、安全，指引标识、就诊流程清晰可视。

（2）无障碍通道，坡道台阶等处设有预防跌倒等安全警示标识。

（3）按需设预检分诊处，备测温设备、外科口罩、手消毒剂、预检分诊登记本等物品。

（4）安排患者有序候诊及就诊，指导患者根据病情和疾病特点做好安全防护。

（5）有老年人、重症患者、军人、残疾人等优先就诊标识，合理安排优先就诊，必要时及时给予帮助。

（6）提供多种形式的健康教育，如健康宣教栏、宣教视频，及时更新补充健康宣教资料。

（7）提供便民设施，如设置母婴室、门诊服务中心、自助服务设备、免费直饮水设备、共享轮椅等。

（二）规章制度管理

（1）建立完善的规章制度，包括《预检分诊制度》《病情巡视制度》《急危重症抢救流程制度》《岗位管理制度（分诊岗、治疗岗、巡视岗）》等。

（2）建立应急事件的处置预案与抢救流程，包括各种风险事件（如跌倒、暴力事件等）的应急预案及患者突发昏厥、猝死、窒息等突发事件的应急预案与抢救流程。

（3）严格落实首问负责制，使用文明用语礼貌接待，及时解答疑问。

（4）严格落实门诊标本管理制度，做好标本存放、转运、交接的工作。

（5）制定危重患者转运制度及流程，保障危重患者检查、治疗、转科过程的安全。

（三）患者安全管理

（1）严格落实预检分诊，做好人员分流和风险管控。

（2）加强巡视，及时识别患者病情，遇到突发情况积极处置。

（3）维持良好的就诊秩序，避免人员聚集，严格落实一诊一患，防止诊室围观。提供私密性诊疗环境，注意保护患者隐私。

（4）执行操作时，严格落实患者身份识别，以患者姓名、就诊卡号等信息进行身份核查。

（5）落实门诊危急值的管理和危重患者抢救工作。

（6）围绕患者护理服务需求，开展护理专科门诊服务，解决慢病患者、老年患者、疑难病患者的护理问题。

（7）对门诊患者开展专科专病的健康教育咨询服务，对特殊患者可提供上门护理、居家护理等服务。

（8）为患者提供人性化的关怀照顾。开启专门为老年人提供服务的"长辈模式"，为老人提供优先就诊服务和帮助。

（9）指导患者应用医院微信、App 等信息平台，进行网上预约、在线咨询、疾病指导，让候诊患者随时掌握动态信息，同时也可以分流患者，分时段就诊。

（10）开展形式多样的健康教育，提升门诊患者对疾病防治知识的掌握率。

（四）消毒隔离管理

（1）诊室手卫生设施齐全，工作人员严格执行手卫生。

（2）严格落实标准预防，将门诊患者的血液、体液、分泌物均视为具有传染性，凡可能接触上述物质者需采取防护措施。

（3）严格落实《消毒隔离制度》，治疗室、手术室严格区分清洁区、污染区，物品摆放规范，无菌品与非无菌品分开放置，无过期。

（4）一次性物品严禁复用，可复用器械送消毒供应中心集中处理。特殊感染的诊疗器械、器具及物品，用 1000mg/L 的含氯消毒液浸泡消毒 30min 后，再用双层白色专用袋密闭包装，做好标识，转运至消毒供应中心处理。

（5）垃圾正确分类并投放，严格执行医疗废物交接制度，认真填写《医疗废物交接登记本》。

（6）门诊诊室、公共区域使用 500mg/L 含氯消毒剂浸泡后的抹布、拖把进行环境物体表面和地面擦拭消毒,每日2次。

（五）仪器设备管理

（1）门诊各诊区应配备急救车及抢救设备,专人管理,做好定期维护和保养,处于备用状态。

（2）护士熟练使用各类仪器设备,有培训和考核记录。

（六）药品管理

（1）外用药、消毒剂分区定点放置,标识清楚。

（2）需冷藏的药品应放在冰箱内,有冰箱温度计及监测记录。

（3）禁止在诊区存放甲苯、盐酸等危险化学品。

（七）消防管理

（1）保持消防通道通畅,通道、管井内无杂物存放,应急箱处于备用状态。

（2）消防器材定点放置、数量准确、性能良好,每月检查一次,封条完整。

（3）明确火灾时人员疏散路线,定期开展消防演练。

（4）护士掌握消防应急预案,会报火警,会使用消防器材,会扑救初起火灾,会组织疏散逃生。

（八）人员管理

（1）制定门诊护理人员准入标准,新入职护士需通过岗前培训,考核合格后方能上岗。

（2）按计划定期对护理人员进行分层培训,内容包括岗位职责、急救流程和各项规章制度等,考核并记录。

（3）定期对门诊护理人员开展文明优质护理服务相关培训,增强人文素养,提高服务意识,同时进行考核并记录。

二、护理工作思维导图

思维导图见图3-13-1。

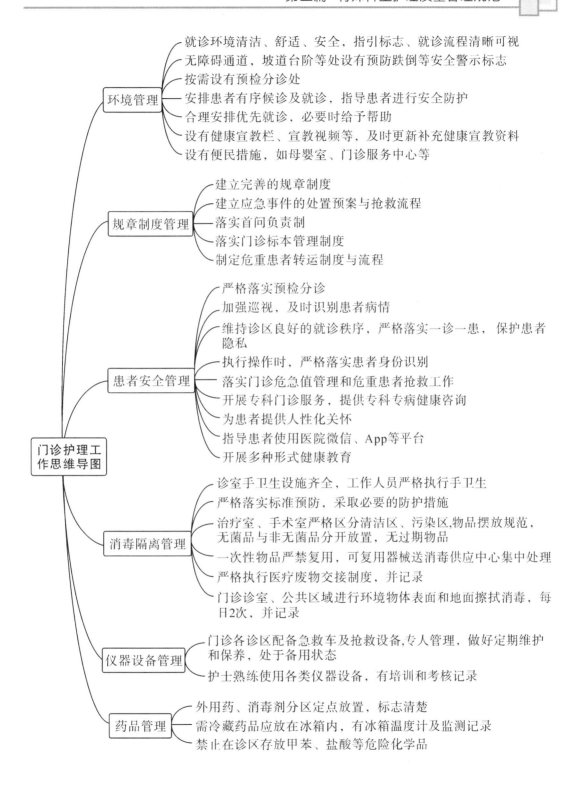

门诊护理工作思维导图

环境管理
- 就诊环境清洁、舒适、安全，指引标志、就诊流程清晰可视
- 无障碍通道，坡道台阶等处设有预防跌倒等安全警示标志
- 按需设有预检分诊处
- 安排患者有序候诊及就诊，指导患者进行安全防护
- 合理安排优先就诊，必要时给予帮助
- 设有健康宣教栏、宣教视频等，及时更新补充健康宣教资料
- 设有便民措施，如母婴室、门诊服务中心等

规章制度管理
- 建立完善的规章制度
- 建立应急事件的处置预案与抢救流程
- 落实首问负责制
- 落实门诊标本管理制度
- 制定危重患者转运制度与流程

患者安全管理
- 严格落实预检分诊
- 加强巡视，及时识别患者病情
- 维持诊区良好的就诊秩序，严格落实一诊一患，保护患者隐私
- 执行操作时，严格落实患者身份识别
- 落实门诊危急值管理和危重患者抢救工作
- 开展专科门诊服务，提供专科专病健康咨询
- 为患者提供人性化关怀
- 指导患者使用医院微信、App等平台
- 开展多种形式健康教育

消毒隔离管理
- 诊室手卫生设施齐全，工作人员严格执行手卫生
- 严格落实标准预防，采取必要的防护措施
- 治疗室、手术室严格区分清洁区、污染区,物品摆放规范，无菌品与非无菌品分开放置，无过期物品
- 一次性物品严禁复用，可复用器械送消毒供应中心集中处理
- 严格执行医疗废物交接制度，并记录
- 门诊诊室、公共区域进行环境物体表面和地面擦拭消毒，每日2次，并记录

仪器设备管理
- 门诊各诊区配备急救车及抢救设备,专人管理，做好定期维护和保养，处于备用状态
- 护士熟练使用各类仪器设备，有培训和考核记录

药品管理
- 外用药、消毒剂分区定点放置，标志清楚
- 需冷藏药品应放在冰箱内，有冰箱温度计及监测记录
- 禁止在诊区存放甲苯、盐酸等危险化学品

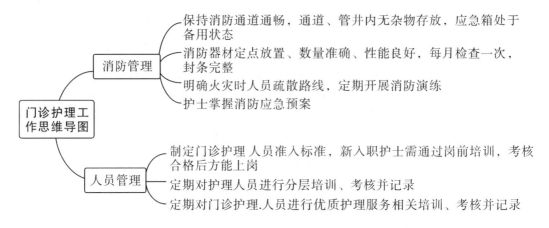

图 3-13-1　门诊护理工作思维导图

参考文献

［1］中华人民共和国卫生部.医疗卫生机构医疗废物管理办法［EB/OL］.（2003-10-15）［2021-06-08］. http://www. nhc. gov. cn/fzs/s3576/201808/fb4c9e59b0cf45c3843ad585b30b0c6d. shtml.

［2］中华人民共和国国家卫生健康委员会.国家卫生健康委关于印发三级医院评审标准（2020 年版）的通知［EB/OL］.（2020-12-21）［2021-06-08］. http://www. nhc. gov. cn/yzygj/s7657/202012/c46f97f475da4d60be21641559417aaf. shtml.

［3］汪晖,徐蓉,刘于.护理管理制度与岗位职责［Z］.武汉:华中科技大学同济医学院附属同济医院,2016.

第二节　发热门诊护理质量管理规范

一、护理工作实施细则

（一）环境管理

（1）严格划分"三区两通道",采取封闭式管理。

（2）环境清洁、整齐、安全,标识清晰;有便民措施,候诊区有健康教育宣传栏。

（3）按卫生主管部门要求,设置相应数量的单人留观室,抢救室抢救物品齐全,处于备用状态。

（4）诊疗环境优先选择自然通风，不具备自然通风条件可选择机械通风或空气消毒措施，合理配置新风系统、回风系统和排风系统，建立上送风下回风的气流组织形式。

（5）穿脱防护用品的房间张贴穿脱流程，配备穿衣镜，有条件的情况下安装监测摄像头。

（6）所有功能空间均设手卫生设施，洗手设施应使用非接触洗手装置、配备空气或气溶胶消毒设施和其他有效的清洁消毒措施。

（7）备有符合标准、数量充足的防护物品。

（二）规章制度管理

（1）制定《发热门诊护理管理制度》《发热门诊岗位职责》《发热门诊预检分诊制度及流程》《发热门诊消毒隔离制度》《留观区陪护管理制度》《发热门诊物资管理制度》《发热门诊报告制度》等。

（2）制定各种流程及预案，包括《发热门诊就诊流程》《发热门诊患者转诊流程》《发热门诊危重患者抢救流程》《相关传染病疑似或确诊患者紧急预案》《发热门诊标本遗失、溢洒紧急处置预案与流程》《发热门诊死亡患者处置流程》等。

（三）患者安全管理

（1）准确落实预检分诊，分诊护士测量患者和陪护体温，询问流行病学史及症状，如发热、咳嗽、乏力、胸闷、腹泻等。根据感染性疾病病原学特点、传播方式和特定人员感染风险评估结果，对不同类型感染者、疑似感染者、易感者采取合理的分区分类安置措施，降低不同风险人员因暴露导致交叉感染的机会。指导患者和陪护正确佩戴口罩等个人防护。

（2）采取全封闭式管理，患者挂号、就诊、缴费、检验、检查、取药等诊疗活动全部在发热门诊区域内完成，严禁外出。

（3）落实全流程闭环管理，所有进入发热门诊患者必须经过筛查，按筛查结果进行分流，信息上报，有记录，可追溯。

（4）及时落实各项筛查项目，做好相关解释。

（5）留观患者佩戴手腕带，腕带上注明患者姓名、性别、年龄、就诊卡号，严格落实身份识别。

（6）责任护士定时巡视，密切观察留观患者的病情和生命体征，做好风险评估，落实宣教及防护措施。

（7）满足患者的生活需求，关注患者心理状态，做好安抚和解释，落实人文关怀。

（8）发热门诊原则上不设陪护，确因病情需要陪护者，可留陪护1人且相对固定，佩戴医用防护口罩，监测健康状况，不得外出，如有需要使用呼叫铃与医护人员联系。

（四）消毒隔离管理

（1）有专人负责消毒隔离工作，严格落实消毒制度。

（2）根据风险级别正确使用个人防护用品及设备。

（3）加强清洁消毒管理。

诊疗器械、器具和物品的消毒：尽可能使用一次性的诊疗器械、器具和物品；可重复使用低度危险物品的诊疗器械、器具和物品如听诊器、输液泵、血压计等常用物品可采用1000mg/L的含氯消毒剂或过氧乙酸、过氧化氢纸巾擦拭消毒；可复用的中、高度危险诊疗器械、器具和物品，可用1000～2000mg/L含氯消毒液浸泡30min后，采用双层专用袋密闭包装，做好标识，运送至消毒供应中心集中进行处理。

环境物表、地面采用1000mg/L含氯消毒剂或过氧乙酸、过氧化氢纸巾彻底擦拭消毒3次/d，清洁工具应专室专用。

空气消毒：有人房间每日开窗通风至少2次，每次30min，或用空气消毒机，每日消毒4次，每次2h；无人房间每日紫外线照射1次，每次1h以上。

医用织物的处理：患者使用后的床单、被罩等织物，无肉眼可见污染物时，若需重复使用，采用橘红色可溶包装袋盛装后，做好标识，送洗衣房清洗消毒。

患者污染物的处理：其排泄物、分泌物、呕吐物使用专用容器进行收集，容器外套黄色医用垃圾袋，收集后当感染性医疗废物进行处理。盛放污染物的容器可用5000mg/L的含氯消毒液浸泡消毒30min，然后清洁干净后备用。

终末消毒：患者房间终末消毒先采用紫外线灯照射1h，宜再采用3%过氧化氢或5000mg/L过氧乙酸或500mg/L二氧化氯超低容量喷雾器喷洒消毒，20～30mL/m²，作用2h，消毒时关闭门窗，并严格按照使用浓度、使用剂量、消毒作用时间及操作方法进行消毒，消毒完毕充分通风。建立终末消毒登记本。

进行环境卫生学监测，包括空气、物体表面、医务人员手细菌学检测，每季度一次。

（4）所有工作人员能正确掌握洗手指征及洗手法，严格执行手卫生。

（5）患者产生的所有垃圾含生活垃圾按感染性废物进行处理,采用双层黄色垃圾袋密闭运送,做好标识,在垃圾袋外喷洒1000mg/L的含氯消毒液后,送至医疗废物暂存间。做好交接登记。

（五）仪器设备管理

（1）各种抢救仪器定位放置,摆放整齐有序,仪器上应悬挂操作流程、注意事项。

（2）仪器性能完好,由专人定期检查保养维护并记录,有定期校验记录。

（3）护士能熟练使用各种监护和治疗抢救设备。

（六）药品管理

（1）急救车内有必备急救药品,做到定品种数量,用后及时补充,药品无过期变质,有专人清查管理。

（2）外用药、消毒剂分区定点放置,标识清晰。

（七）人员管理

（1）护理人员实行轮换制度,进入发热门诊前开展身体健康和心理状况评估,按要求实行岗位准入,有规范的岗位准入培训,内容包括岗位职责、各种制度、流程、紧急预案、个人防护技术、各种抢救设备使用、急救技术等,有考核及记录。

（2）工作人员做好职业防护,每日健康监测,落实应检尽检。

（3）根据院感防控级别和要求,做好发热门诊医务人员住宿管理。

（4）轮转结束后安排返岗体检,体检结果正常方可回科室上班。

（5）关注工作人员的身心健康,落实工作人员的人文关怀、心理筛查和干预。

（6）定期开展应急预案演练,如发现相关传染病疑似或确诊患者紧急处置预案、标本溢洒紧急处置预案等。

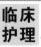

二、护理工作思维导图

思维导图见图 3-13-2。

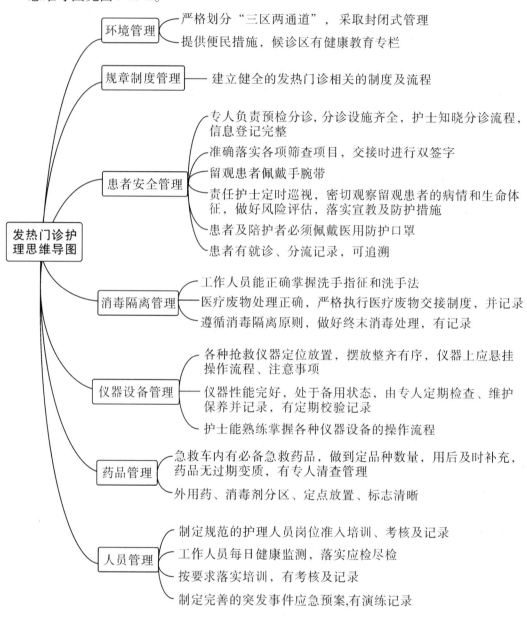

图 3-13-2　发热门诊护理工作思维导图

参考文献

[1]国家卫生健康委办公厅. 国家卫生健康委办公厅关于完善发热门诊和医疗机构感染防控工作的通知[EB/OL]. (2020-06-30)[2021-06-07]. http://www. nhc. gov. cn/xcs/zhengcwj/202006/4e456696ceef482996a5bd2c3fb4c3db. shtml.

［2］中华人民共和国国家卫生健康委员会.关于印发发热门诊建筑装备技术导则（试行）的通知［EB/OL］.（2020-08-31）［2021-06-07］.http://www.nhc.gov.cn/cms-search/xxgk/getManuscriptXxgk.htm? id＝e2376a4b7645479da68f752b640ef99a.

［3］中华人民共和国卫生部.医疗卫生机构医疗废物管理办法［EB/OL］.（2003-10-15）［2021-06-07］.http://www.nhc.gov.cn/fzs/s3576/201808/fb4c9e59b0cf45c3843ad585b30b0c6d.shtml.

第十四章　肿瘤科护理质量管理规范

第一节　肿瘤日间病房护理质量管理规范

一、护理工作实施细则

(一)环境管理

1.药物配置间环境管理

(1)安装层流设备,有独立的空调系统,室温为 22～26℃,湿度为 50%～70%,噪声不超过55dB。

(2)排药区、更衣室、配药区等功能区布局合理,百级、万级、十万级洁净区域间均有屏障分隔及明显标识。

(3)通道设置合理,包括工作人员通道、清洁物品传入通道、生活垃圾传出通道及医疗垃圾传出通道,各通道标识清楚。

2.患者诊疗区环境管理

(1)诊疗环境和设施清洁、舒适、温馨、安全,服务标识规范、清楚、醒目。

(2)输液区、抢救区、办公区分区合理,患者通道和工作人员通道设置合理,标识清楚。

(3)保持室温22～26℃,湿度为50%～70%,噪声不超过55dB,保持安静舒适的就医环境。

(4)配备患者叫号系统,根据患者病情及治疗需求合理有序地安排患者就诊和治疗,维持就诊秩序。

(5)每个输液座椅上配置呼叫铃。

(6)提供私密性诊疗环境,注意保护患者隐私。

(7)为行动不方便的患者提供轮椅、平车等,方便患者就医。

(二)规章制度管理

1.建立完善的规章制度

包括《化疗药物配置间护理管理制度》《层流室消毒隔离制度》《层流室护理人员准入管理制度》《化疗药物配置管理规定》《抗肿瘤药物配置职业防护制度》《肿瘤日间病房患者身份识别制度》《危重患者抢救制度》等。

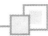

2. 建立完善的操作规范和流程

（1）诊疗项目操作流程：洁净区操作流程、生物安全柜操作与维护流程、成品药物分拣流程、日间病房患者就诊流程、出院随诊流程等。

（2）不良反应及并发症的处理规范和流程：建立过敏反应、肺毒性反应、心脏毒性反应、上腔静脉综合征、恶性积液、高钙血症、急性肿瘤溶解综合征等不良反应及并发症的处理规范和流程。

（3）应急预案与流程：包括候诊突发病情变化应急预案与流程、化疗药物外渗应急预案与流程、化疗药配制外溅/溢应急预案与流程、化疗药物废弃物处理流程等。

（三）患者安全管理

（1）落实患者安全教育，包含环境介绍、诊疗流程、寻求医护人员帮助的方法等。

（2）落实患者身份识别：护士操作时，开放式询问患者姓名，核对患者信息。

（3）动态落实患者的病情和风险评估，根据评估结果落实防范措施。

（4）关注患者需求和情绪变化，及时提供个性化人文关怀和帮助，做好患者的健康教育。

（5）落实给药前的护理评估：病史、过敏史、既往用药的不良反应、血管通路装置等。

（6）密切关注患者治疗过程中的不良反应，及时巡视，做好记录，如有异常及时通知医生。

（7）输液完成后，留观15～30min。特殊情况患者，由医生根据病情决定留观时间。

（四）职业安全管理

（1）配备足够的个人防护设备，如防护服、防护眼罩、无菌手套、一次性口罩、一次性帽子等。

（2）使用化疗药物的环境中，配备溢出包，内含防水隔离衣、一次性口罩、乳胶手套、面罩、护目镜、鞋套、吸水垫及垃圾袋等。

（3）静脉给药时采用全密闭式输注系统。

（4）配置药物过程中应严格遵循操作规程，着装规范，启动通风机前必须清洁周围环境，紫外线灭菌灯照射30min后，方可使用；操作过程中生物安全柜前窗开启高度不大于180mm。

（5）配置间护理人员每年体检，建立健康档案，动态监测血液学相关指标和身体状况。

（五）消毒隔离管理

（1）工作人员进入层流室首先使用快速手消毒剂按照六步洗手法消毒双手，更换拖鞋或穿鞋套进入更衣室，更换防护服，戴一次性口罩、帽子，更换拖鞋或鞋套进入层流室。

（2）严格执行手卫生，配置规范洗手流程图，抗菌洗手液、快速手消毒剂、擦手纸配备齐全，及时补充；快速手消毒剂有开启时间、日期、责任人。

（3）做好百级房间的清洁消毒，用清水清洁房间的墙面、物表、地面，清洗房间的回风口过滤网;用500mg/L含氯消毒液清洁消毒物表和地面,75%乙醇擦拭玻璃,每日2次,记录完整。

(4)万级/十万级区域,用500mg/L含氯消毒水擦拭区域内的物表和地面,每日2次;用75%乙醇擦拭玻璃窗及仪器,每日2次,记录完整。

(5)落实无菌物品管理规范,无菌物品按消毒时间先后顺序存放,定期清点,杜绝过期物品,一次性耗材不得重复使用,落实一人一用一丢弃。

(6)每季度进行物表、医务人员手及治疗室空气监测,每个月进行超净台空气监测,结果符合要求,做好记录。

(7)按规范处理医疗废物,所有抗肿瘤药物污染物品应丢弃在有毒性药物标识的容器中。严格执行《医疗废物交接制度》,认真填写交接本。

(六)仪器设备管理

(1)各种急救设备定位放置,摆放整齐,数量充足,处于备用状态,专人管理,每周清查,用后及时补充、消毒,并登记。

(2)专人管理仪器,每台仪器上应悬挂操作流程、维护流程、故障处理预案、校验合格证、"备用"或"待维修"标识等,每周检查并规范登记。建立生物安全柜等仪器设备管理档案,定期维护保养。

(3)定期进行仪器设备的业务学习、考核并记录,至少每年1次。

(七)药品管理

(1)药品管理专人负责,定点存放,分类管理,标签醒目,不得混放,药品按基数每周清点,有记录,药品无过期、变质。

(2)外用药、消毒剂标识清晰,定点放置,无混放。

(3)急救车内急救药品定品种数量,每周清点,用后及时补充,有记录,无过期变质。

(4)按药品存贮要求规范放置药品,需要冷藏的药品放置于2~8℃冰箱内,每日做好冰箱温度的监测和登记。

(八)人员管理

(1)严格执行肿瘤日间病房护士资质准入和技术能力考核。护士每年至少接受1次日间病房及化疗配置间护理技术相关的操作及理论考核,考核合格后方可上岗。

(2)制订日间病房护士分层培训计划,培训内容包括化疗不良反应的观察和护理、肿瘤患者病情观察和风险管理、应急预案与流程、核心制度、职业防护、化疗药物配置操作规范等,做好培训考核记录,根据考核效果动态调整培训计划和持续改进。

二、护理工作思维导图

思维导图见图3-14-1。

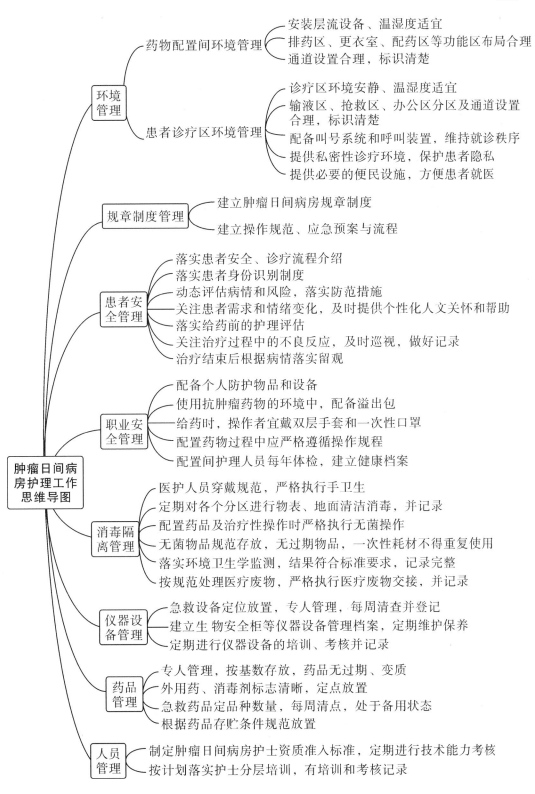

图 3-14-1 肿瘤日间病房护理工作思维导图

参考文献

[1]谌永毅,周莲清.肿瘤护理工作标准流程图表[M].长沙:湖南科学技术出版社,2015.

[2]付艳枝,田玉凤,许新华.肿瘤化学治疗护理[M].北京:科学出版社,2017.

[3]胡雁,陆箴琦.实用肿瘤护理[M].上海:上海科学技术出版社,2020.

[4]中华人民共和国卫生部.WS/T367-2012 医疗机构消毒技术规范[S].2012.

[5]中华人民共和国国家卫生和计划生育委员会.WS/T 433-2013 静脉治疗护理技术操作规范[S].2013.

[6]汪晖,徐蓉,刘于.护理管理制度与岗位职责[Z].武汉:华中科技大学同济医学院附属同济医院,2016.

第十五章 医技科室护理质量管理规范

第一节 消毒供应中心护理质量管理规范

一、护理工作实施细则

（一）环境管理

（1）消毒供应中心（Central Sterile Supply Department，CSSD）分为去污区、检查包装区、灭菌区、无菌物品存放区、生活辅助区，各区域及通道标识清楚，各区温湿度和完整功能区之间的压力差符合标准要求，并记录。

（2）去污区、检查包装区及灭菌区、无菌物品存放区之间设有实际屏障。去污区与检查包装区及灭菌区之间应设物品传递窗，并分别设人员出入缓冲间（带）。

（3）消毒流程不逆行，污染物品由污到洁，按流程从去污区→检查包装区→灭菌区→无菌物品存放区。未经过清洗消毒处理的器械、器具及物品不得进入检查包装区，未经过灭菌或者消毒处理的物品不得进入无菌物品存放间，清洁物品由清洁通道进入检查包装区，不得由去污区或者发物窗口进入。人员流向由洁到污。

（二）规章制度管理

（1）建立完善的规章制度，包括《CSSD 岗位职责》《CSSD 操作规程》《CSSD 消毒隔离制度》《CSSD 质量管理追溯制度》《CSSD 监测制度》《CSSD 设备管理制度》《CSSD 器械（包括外来器械）管理制度》《CSSD 职业安全防护制度》《CSSD 突发事件与设备故障的应急预案》《CSSD 与临床科室联系制度》等。

（2）制定个性化的应急预案，包括《清洗机故障应急预案与流程》《灭菌器故障应急预案与流程》《环氧乙烷气体泄漏应急预案与流程》《物品召回应急预案与流程》等。

（三）环节安全管理

1.回收 下收下送物品应密闭式存放与回收，精密器械应采用保护措施。被朊病毒、气性坏疽及突发原因不明的传染病病原体污染的诊疗器械、器具和物品，使用者应使用双层塑料袋封闭包装并标明传染病的名称，由 CSSD 单独回收，规范处理。回收工具每次使用后清洗、消毒、干燥备用并有记录。

2.分类 在去污区清点、核查污染器材，根据材质、精密程度、污染程度进行分类处理。

3.**清洗消毒**　采取正确的清洗、消毒方法。耐湿耐热的器械、器具及物品采用清洗机机械清洗,不耐湿热、精密复杂或有机物污染较重的器械、器具及物品采用手工清洗程序。清洗后的器械采取正确的方法消毒。清洗工具每日清洁消毒。

4.**干燥**　清洗消毒后的器材必须进行干燥处理,且干燥方法正确(不应使用自然干燥法)。不耐热器械可采用低纤维絮擦布、压力气枪或95%乙醇干燥,管腔类器械可使用压力气枪进行干燥处理。

5.**检查与包装**　采用目测或使用带光源放大镜检查器械清洗质量和功能完好性,有清洗质量监测记录。规范包装,外形、体积和重量符合规格,包外粘贴灭菌化学指示物,封包胶带长度适宜,松紧适度,封包严密。包外标识信息完整,具有可追溯性。

6.**灭菌及卸载**　根据器械材质选择合适的灭菌方式,待灭菌物品装载与摆放符合要求,每日设备运行前进行安全检查。观察并记录灭菌温度、压力、时间等参数和灭菌器运行情况。卸载物品时,双人检查灭菌有效性并确认签字。

7.**储存及发放**　灭菌及消毒物品应分类、分架存放于洁净的储物柜内或存放架上,固定位置,标识清晰。存放架必须离地≥20cm,离墙≥5cm,距天花板≥50cm。环境要求温度<24℃,湿度<70%,换气次数为4～10次/h。发放遵循先进先出原则,发物前确认无菌物品的有效性和包装完好性,记录发放时间、名称、数量等内容。

8.**植入物与外来医疗器械的管理**

(1)CSSD应根据手术通知单接收外来医疗器械及植入物。依据器械供应商提供的器械清单,双方共同清点核查、确认、签字,记录应保存备查。

(2)CSSD应遵循器械供应商提供的外来医疗器械与植入物的清洗、消毒、包装、灭菌方法和参数规范处理。使用后的外来医疗器械,CSSD清洗消毒后再归还器械供应商。

(3)植入物应在生物监测合格后,方可发放。紧急情况使用灭菌植入物时,使用含第5类化学指示物的生物PCD(灭菌过程验证装置)进行监测,化学指示物合格可提前放行,生物监测结果应及时通报使用部门。

(4)急诊手术器械及时处理。

(四)消毒隔离监测管理

(1)专人负责清洗、消毒、灭菌的效果监测和质量检查,记录每次湿热消毒温度、时间或A_0值,每月抽查3～5个待灭菌包,每季度抽查3～5件消毒后直接使用物品,定期监测消毒剂浓度。每月进行总结分析,进行持续质量改进。

(2)定期对灭菌质量采用物理监测法、化学监测法和生物监测法进行监测并记录。

(3)质量监测记录应具有可追溯性。清洗、消毒监测资料保存期≥6个月,灭菌质量监测资料保存期≥3年。

(五)仪器设备管理

(1)每个仪器均有编号、操作流程、保养制度、责任人及维护登记,定期检测、维护与保养并记录。

（2）设备故障及时报修,悬挂"待维修"标识,填写维修记录。

（3）定期进行仪器设备的规范化培训和考核,至少每年1次,相关人员掌握使用方法。

（六）人员管理

（1）灭菌操作员有《特种设备作业人员证》《压力蒸汽灭菌器操作人员培训合格证》。其他工作人员需要接受相应岗位知识和技能培训,培训合格后方能上岗。

（2）建立业务学习培训年度计划,体现CSSD工作特点和专业进展,并有考核结果及效果评价。

（3）各区域工作人员根据工作岗位按院感防控要求严格落实职业防护。去污区需佩戴圆帽、口罩及手套、穿防水围裙及防水鞋,手工清洗器械时还应佩戴护目镜或面罩。检查包装区、灭菌区及无菌物品存放区需佩戴圆帽、穿专用鞋,根据情况可使用口罩、手套。

二、护理工作思维导图

思维导图见图3-15-1。

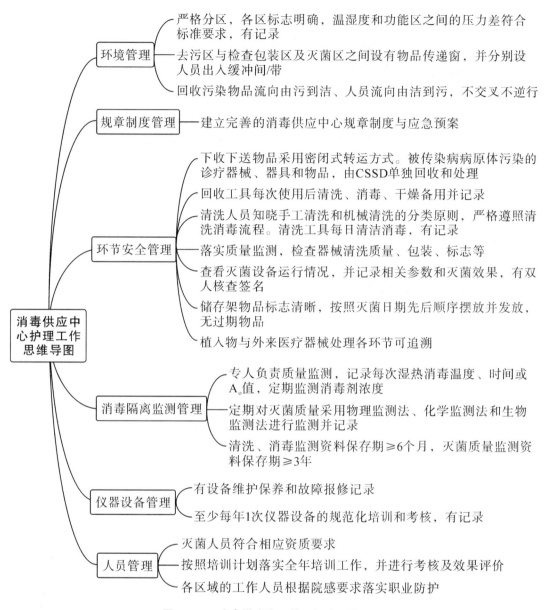

环境管理
- 严格分区，各区标志明确，温湿度和功能区之间的压力差符合标准要求，有记录
- 去污区与检查包装区及灭菌区之间设有物品传递窗，并分别设人员出入缓冲间/带
- 回收污染物品流向由污到洁、人员流向由洁到污，不交叉不逆行

规章制度管理 —— 建立完善的消毒供应中心规章制度与应急预案

环节安全管理
- 下收下送物品采用密闭式转运方式。被传染病病原体污染的诊疗器械、器具和物品，由CSSD单独回收和处理
- 回收工具每次使用后清洗、消毒、干燥备用并记录
- 清洗人员知晓手工清洗和机械清洗的分类原则，严格遵照清洗消毒流程。清洗工具每日清洁消毒，有记录
- 落实质量监测，检查器械清洗质量、包装、标志等
- 查看灭菌设备运行情况，并记录相关参数和灭菌效果，有双人核查签名
- 储存架物品标志清晰，按照灭菌日期先后顺序摆放并发放，无过期物品
- 植入物与外来医疗器械处理各环节可追溯

消毒隔离监测管理
- 专人负责质量监测，记录每次湿热消毒温度、时间或A_0值，定期监测消毒剂浓度
- 定期对灭菌质量采用物理监测法、化学监测法和生物监测法进行监测并记录
- 清洗、消毒监测资料保存期≥6个月，灭菌质量监测资料保存期≥3年

仪器设备管理
- 有设备维护保养和故障报修记录
- 至少每年1次仪器设备的规范化培训和考核，有记录

人员管理
- 灭菌人员符合相应资质要求
- 按照培训计划落实全年培训工作，并进行考核及效果评价
- 各区域的工作人员根据院感要求落实职业防护

消毒供应中心护理工作思维导图

图 3-15-1　消毒供应中心护理工作思维导图

参考文献

[1]张青,钱黎明.外来医疗器械清洗消毒及灭菌技术操作指南[M].北京:北京科学技术出版社,2018.

[2]中华人民共和国卫生部.WS/T367-2012 医疗机构消毒技术规范[S].2012.

[3]中华人民共和国国家卫生和计划生育委员会.WS310.1-2016 医院消毒供应中心第1部分:管理规范[S].2016.

[4]中华人民共和国国家卫生和计划生育委员会.WS 310.2-2016 医院消毒供应中心第2部分:清洗消毒及灭菌技术操作规范[S].2016.

［5］中华人民共和国国家卫生和计划生育委员会.WS 310.3-2016 医院消毒供应中心第 3 部分:清洗消毒及灭菌效果监测标准［S］.2016.

［6］国家食品药品监督管理局.GB/T 19633.1-2015 最终灭菌医疗器械包装 第 1 部分:材料、无菌屏障系统和包装系统的要求［S］.2016.

［7］国家食品药品监督管理局.GB/T 19633.2-2015 最终灭菌医疗器械包装 第 2 部分:成形、密封和装配过程的确认的要求［S］.2016.

第二节 核素治疗病房护理质量管理规范

一、护理工作实施细则

(一)环境管理

(1)严格分区,核素治疗病房按照国家辐射防护病房建设要求分为控制区和非限制区,并有明显的电离辐射警告标识,实行单向双通道管理,各区出入口均设有门禁系统且功能完好,严格门禁授权管理。

(2)病区每个床单元及病区进出口安装有辐射监测仪及监控摄像头,性能完好,工作人员知晓设备使用和维护方法,患者知晓仪器管理的注意事项,不随意触碰、损毁仪器设备。

(3)不同治疗阶段的患者有相应的活动范围,患者知晓病区分区要求,使用放射性核素后能遵守病区管理规定由专用通道进出。

(4)控制区和非限制区设立独立污洗间,保洁员能按不同分区要求正确使用污洗间及保洁用具。

(5)病房床间距应 >1.5m,或 2 个床位间应有适当的屏蔽防护。

(二)规章制度管理

(1)制定核素治疗病房制度、应急预案及相关规范。按要求在^{131}I 治疗操作间悬挂《放射性核素管理制度》《放射性核素^{131}I 给药流程》及《放射性核素溅洒/泄漏处理流程》,每个床单元贴有《患者辐射防护制度》《患者隔离治疗制度》《服用^{131}I 注意要点》等相关制度。

(2)按照全院护理培训要求,定期组织护理人员对各项制度、护理常规、岗位职责、专科操作流程和标准、应急预案进行培训,演练与考核,并做好记录及分析,保证资料齐全。

(三)放射性核素安全管理

(1)接收。责任护士负责与核素生产厂家送药负责人核对药名、批号、预定药量、生产日期,做好登记并签名。

（2）存储。放射性核源应用铅罐密封保存，设有明显的放射性标识，置于铅制保险柜内加锁双人保管，治疗后剩余的放射性核素置于给药仪通风柜内的总量瓶保存并贴上封条，登记剩余剂量。贮存场所应当采取有效的防火、防水、防盗、防丢失、防破坏、防泄漏等措施，并安装必要的报警装置。

（3）使用。正确执行医嘱，严格核对制度，确认核素治疗剂量无误后方可使用，并做好登记及签名，保证给药准确。

（4）注销。若废源容器内无放射性废物，则置于废源储存室内，由生产厂家负责回收，交接时责任护士和回收负责人认真清点废源容器，并做好登记及签名。

（四）患者安全管理

（1）责任护士掌握病区动态及患者"十知道"，查看患者阳性体征，及时观察患者病情变化，还包括患者体内辐射残留剂量、病房环境监测结果等。

（2）责任护士根据相应的护理级别，通过视频监控系统巡视观察核素治疗后患者的动态及病情变化，并做好记录。

（3）责任护士根据医嘱执行单按时提醒患者服用自备口服药并签字，对无法完成自备药核对的患者采取对应措施，将口服药正确分装后放入患者餐柜中，并立即通知患者拿取，责任护士通过视频监控看服到口，保证给药安全。

（4）每日06:00和20:00监测核素治疗后患者体内的残余辐射剂量并记录。①测量前检查辐射监测网络系统及仪器设备功能完好，处于备用状态。②床单元在定位地标内，保证测量距离一致。③通知患者排空膀胱。④取平卧位，拉起床栏。⑤及时在护理记录单记录监测数据。若网络异常及时通知工程师进行网络升级维护，并记录。接受^{131}I治疗的患者体内放射性活度低于国家标准400MBq方可办理离院。

（5）责任护士须教会患者自行监测体温、脉搏及呼吸，告知体温表的正确使用和读取方法，以及测量脉搏和呼吸的方法。在必要时，责任护士需帮助患者读取体温表数值或其他生命体征监测。

（五）辐射防护管理

（1）落实辐射防护知识宣教，患者知晓并严格遵守《患者辐射防护制度》，住院期间不聚集、不串门，在指定区域活动，避免相互之间的辐射。

（2）落实生活垃圾分类宣教，患者掌握垃圾分类方法。责任护士每日定时对控制区生活垃圾进行表面辐射剂量残留监测，并记录，将辐射剂量超标的生活垃圾置于指定垃圾桶内，按要求存放至剂量落实后方可按普通生活垃圾处理，及时对超标数据进行原因分析，并采取相应措施。

（3）不同放射性医疗垃圾分类封存于专用铅桶内，标注核素种类、封存日期及责任人，处置前必须进行辐射残留剂量监测，落实后方可按普通医疗垃圾处理并填写《放射性废物处理环节记录本》。

（4）待患者出院后，由责任护士进行病区环境评估，监测床单元物品表面残留辐射剂量并登记，确定操作环境安全后，指导保洁员进行病房的清洁、消毒。

（5）控制区物品专区专用，工作人员离开控制区前应洗手和进行表面污染监测。

（6）工作人员的辐射防护。

正确使用辐射防护设备和个人防护用品，戴一次性口罩、袖套、穿鞋套、铅防护服及戴铅围脖，酌情佩戴铅帽、铅眼镜等。

将个人剂量仪佩戴在左胸位置，每季度进行更换。由医务处组织实施剂量监测，建立并保存个人辐射剂量监测档案。

（六）消毒隔离管理

（1）严格执行《一次性医疗用物管理制度》，一次性物品不得重复使用，严格落实一人一用一丢弃。

（2）病区手卫生设施齐全，按要求落实手卫生；备有快速手消毒剂，快速手消毒剂开启后要注明开启时间、责任人，并及时更换。

（3）每个床单元均备有专用体温表，入院时发放给患者，教会其使用、清洁、消毒方法，待患者出院时回收并进行体温表大消毒处理。

（4）清洁工具、装备等须按区固定使用，不得混淆。

（七）仪器设备管理

（1）急救设备由专人管理，定点放置，位置合理，非抢救情况下不得随意挪动。

（2）急救药品、物品齐全，分类放置，处于备用状态，用后及时补充，定期清查，并有登记。

（3）所有急救设备相关标识齐全，按要求每周定期检查、消毒、维护，规范记录。

（4）护士知晓病区急救设备放置位置及使用方法，每半年培训1次，有培训及考核记录。

（八）人员管理

（1）严格执行核医学科护理人员准入资质及相关要求，必须获得《护士执业证书》《辐射安全与防护培训合格证》《放射工作人员证》《放射人员职业健康体检合格证》。对护理人员进行核医学专业理论和专科操作技能培训，做好培训记录，经考核合格后方可独立上岗。保洁员、配餐员经过相关知识培训后上岗，掌握辐射防护基本要求。

（2）按计划实施各级人员培训，每月培训，每季度考核并记录。

（3）责任护士知晓核素治疗病房各班职责、专科相关工作流程和操作要求，认真落实护理工作。

二、护理工作思维导图

思维导图见图3-15-2。

核素治疗病房护理工作思维导图

- 环境管理
  - 分区合理，有明显的电离辐射警告标志，实行单向双通道管理，严格门禁授权管理
  - 每个床单元及病区进出口均有辐射监测仪及监控摄像头，性能完好，病房床间距应>1.5m或两个床位间有屏蔽防护
  - 不同治疗阶段患者有相应活动范围，进行专科检查时由专用通道进出
  - 控制区和非限制区设立独立污洗间

- 规章制度管理
  - 建立核素治疗病房制度、应急预案及规范，并按要求张贴。定期组织培训考核，并做好记录与分析

- 放射性核素安全管理
  - 接收者与送药负责人双人核对放射性核素种类、批号、剂量、生产日期，做好登记并签名
  - 铅罐密封保存，置于保险柜内加锁双人保管；落实防火、防盗、防泄漏等措施
  - 正确执行医嘱，严格查对制度，做好登记及签名

- 患者安全管理
  - 责任护士掌握病区动态、患者体内辐射残留状态、病房环境监测结果等信息
  - 责任护士根据相应护理级别要求，巡视观察并记录[131]I治疗后患者的病情变化
  - 责任护士按时提醒患者服用自备口服药，保证给药剂量准确
  - 每日2次规范监测核素治疗后患者体内的残余辐射剂量并记录
  - 患者掌握自我监测体温、脉搏及呼吸的方法和注意事项

- 辐射防护管理
  - 患者知晓并遵守《患者辐射防护制度》
  - 责任护士每日定时对病区患者的生活垃圾进行表面辐射残留剂量监测并记录，置于指定垃圾桶，监测落实后处理
  - 放射性医疗垃圾分类封存于铅桶内，标志清晰，处置前进行辐射残余剂量监测，落实后处理，并登记
  - 对出院患者使用的织物进行表面辐射残留剂量监测并登记，辐射残留剂量落实方可送洗
  - 控制区物品专区专用，工作人员离开控制区前应洗手和进行表面污染监测
  - 正确佩戴个人剂量仪并使用辐射防护设备和个人防护用品，建立、保存个人辐射剂量监测档案

- 消毒隔离管理
  - 严格落实手卫生，一次性物品不得重复使用
  - 每个床单元配备专用体温表，出院时统一回收大消毒。
  - 清洁工具、装备等按分区固定使用

- 仪器设备管理
  - 急救设备专人管理，定点放置，标志清晰，每周检查、消毒、维护并记录
  - 急救车内药品物品齐全，分类放置，处于备用状态，用后及时补充，定期清查，并有登记
  - 护士知晓急救设备使用方法，每半年进行相关知识培训1次，有考核记录

- 人员管理
  - 严格执行核医学科护理人员准入资质及相关要求；保洁员、配餐员经过相关辐射防护知识培训后方可上岗
  - 按计划实施各级人员培训，每月培训，每季度考核并记录
  - 护士知晓各岗位职责、专科相关工作流程和操作要求

图 3-15-2　核素治疗病房护理工作思维导图

参考文献

[1]李亚明,王辉.核医学护士手册[M].北京:人民卫生出版社,2015.

[2]中华医学会核医学分会《临床核医学辐射安全专家共识》编写委员会.临床核医学辐射安全专家共识[J].中华核医学与分子影像杂志,2017,37(4):225-229.

[3]中华人民共和国国家质量监督检验检疫总局.GB 18871-2002 电离辐射防护与辐射源安全基本标准[S].2002.

[4]中华人民共和国卫生部.GBZ 120-2006 临床核医学放射卫生防护标准[S].2006.

[5]中华人民共和国卫生部.GBZ 133-2009 医用放射性废物的卫生防护管理[S].2009.

[6]中华人民共和国卫生部,中国国家标准化管理委员会.GB 16361-2012 临床核医学的患者防护与质量控制规范[S].2012.

[7]中华人民共和国中央人民政府.放射性药品管理办法[EB/OL].(2017-03-01)[2021-06-18].http://www.nhc.gov.cn/fzs/s3576/201808/892e7ac276854834bdd98ff175ff3122.shtml.

[8]中华人民共和国国务院.放射性同位素与射线装置安全和防护条例[EB/OL].(2018-08-30)[2021-06-18].http://www.nhc.gov.cn/fzs/s3576/201808/17f791bd4d244690a6168a6cfd163ce9.shtml.

第三节　PICC 科护理质量管理规范

一、护理工作实施细则

(一)环境管理

(1)PICC 置管室布局合理,各类无菌物品有序放置,置管室环境清洁整齐,空气流通,减少不必要的人员流动。

(2)PICC 维护室环境清洁、整齐、安全,标识清晰;有便民措施,候诊区有健康教育宣传屏。

(3)库房物品摆放有序,标识清晰,无菌物品与非无菌物品分开放置,根据效期顺序摆放使用,每季度清理一次,保证库房环境清洁、整齐。

(二)规章制度管理

(1)制定完善的管理制度,包括《PICC 护理管理制度》《PICC 专科接诊制度》《PICC 疑难护理会诊制度》《PICC 置管室管理制度》《PICC 维护室管理制度》《PICC 消毒隔离制度》及《PICC 专科感染管理制度》等。

(2)制定各种流程,包括《PICC 就诊流程》《PICC 置管流程》《PICC 会诊流程》《门诊

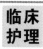

患者 PICC 拔管流程》等。

（3）完善各类应急预案，包括《PICC 断裂应急预案与流程》《PICC 导丝滑入体内应急预案与流程》《PICC 误入动脉应急预案与流程》等。

（三）患者安全管理

（1）在护理管理系统中建立 PICC 管理模块，实现 PICC 置管信息追踪和全流程信息管理，并与质量控制联动。

（2）置管实行预约制，系统发送信息到专科护士手机端，置管前管床医生、护士与置管护士了解患者病史及治疗方案，评估置管风险，排查置管禁忌证，必要时行多学科联合会诊评估患者置管风险。检查患者置管同意书及医嘱落实情况。置管前执行查对制度，对患者进行两种以上的身份识别。

（3）置管时严格执行无菌非接触技术，保证最大化无菌屏障。在置管过程中使用利多卡因局部浸润麻醉时应抽回血，避免注入血管并观察患者有无过敏反应临床表现。最终置管长度经双人核对无误后修剪，并固定导管。置管过程中注意观察患者病情变化，发现患者异常情况，及时处理。

（4）置管后行患者健康教育及注意事项告知，提供互联网医院图文咨询服务，提供符合维护要求的当地维护机构信息。

（5）置管后 72h 内落实床边随访或电话随访。确认患者健康宣教内容知晓度和依从性。

（6）维护过程中保护患者隐私，关注患者需求，及时提供帮助。

（7）设置备班和专用 24h 备班电话，临床上报会诊信息自动发送到专科护士手机端，及时处理临床紧急和疑难问题。会诊落实首诊负责制和闭环管理。

（8）导管发生血液堵管时，评估患者使用尿激酶的风险，在医生开具医嘱下方可使用。用 10mL 注射器抽取，用 0.9% 氯化钠注射液或 5% 葡萄糖注射液稀释，配制之前先用灭菌注射用水溶解本品，溶解时，不可剧烈振荡，以免使活力降低。稀释至 5000IU/mL，本品溶解后应立即应用，不得用酸性输液稀释，以免药效下降，已配制的溶液在室温下放置不能超过 8h，5℃不可超过 48h。不可用暴力推注清除凝块，以免导管破裂或栓塞。

（9）拔管前排查并告知患者拔管风险，动作轻柔，忌暴力拔管。

（四）消毒隔离管理

（1）进入置管室和维护室时，工作人员应衣帽整洁。

（2）置管及维护后进行清洁整理工作，每日治疗结束后用含有效氯浓度 500mg/L 消毒液擦拭桌面、治疗车、地面及各类物体表面 2 遍。每日进行紫外线空气消毒 2h，记录日期、责任人。

（3）置管时严格执行无菌操作技术，保证最大化无菌屏障。

（4）各种物品分类放置，界限分明，标识清楚。如疑似被污染或潮湿，视作污染，应丢弃不用，集中销毁。

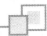

（5）置管室和维护室的物品,定期检查有效期,按效期顺序使用。一次性物品均遵循一人一物的原则。

（6）PICC 维护包内的弯盘、镊子等复用器械,由消毒供应中心回收、处理并高压蒸汽灭菌。灭菌后的 PICC 维护包专柜按效期放置。

（7）使用后的敷料及废弃物放入医疗垃圾袋内,锐器放入锐器盒内,防止交叉感染和针刺伤。

（8）置管室每季度行室内空气微生物监测 1 次,并记录监测结果。

（五）仪器设备管理

（1）科室建立超声引导系统设备档案,指定专人负责管理,对超声引导系统的日常保养及维护有记录,有定期校验记录。

（2）PICC 护士必须熟悉血管超声引导系统的性能及使用操作规程,保证血管超声引导系统及配套附件的完整,每台设备悬挂使用说明书。

（3）血管超声引导系统每次使用后要清洁探头并用消毒湿纸巾擦拭消毒,每周保养 1 次,定期维修和清洁,故障维修及时登记。

（4）每日开机后先检查机器运转是否正常,有无提示错误,如有错误提示须立即通知厂家和医学工程科专业人员检修。

（5）血管超声引导系统通电后如发现跳火、冒烟、炸响、异味等情况,要立即关机,报主管人员,防止因短路损坏仪器。

（六）药品与耗材管理

（1）急救车内有必备急救药品,做到定品种数量,用后及时补充,药品无过期变质,有专人清查管理。

（2）外用药、消毒剂分区定点放置,标识清晰。

（3）高值耗材根据每月实际需要量备货,按照计划领取,扫码使用。耗材的标号及条形码在病历中留存证据,保证安全使用。

（4）高值耗材每日清点数量并登记。

（七）人员管理

（1）PICC 专科护理人员均应经过 PICC 专业知识与技能培训,考核合格获得 PICC 资格证书,且有 5 年及以上临床工作经验。

（2）定期开展护理人员培训,培训内容包括 PICC 相关技能操作、PICC 基础知识、PICC 最新进展、急救知识等。

（3）定期开展应急预案演练,并记录。

二、护理工作思维导图

思维导图见图 3-15-3。

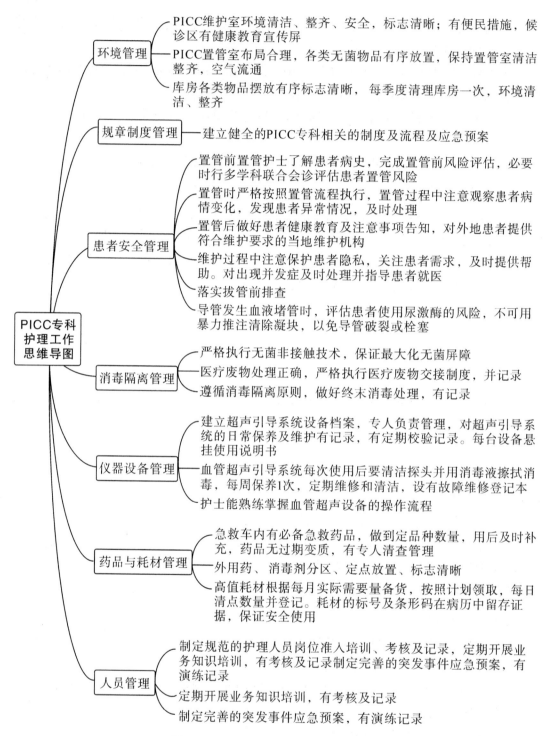

图 3-15-3 PICC 专科护理工作思维导图

参考文献

[1]谢贞.美国2006版《输液治疗护理实践标准》摘登(一)[J].中华护理教育,2007

（04）:144.

［2］谢贞.美国 2006 版《输液治疗护理实践标准》摘登（二）［J］.中华护理教育,2007
（05）:1.

［3］WS/T 433-2013.静脉治疗护理技术操作规范［S］.2013.

［4］孙红,陈利芬,郭彩霞,等.临床静脉导管维护操作专家共识［J］.中华护理杂志,
2019,54（09）:1334-1342.

第四节　健康管理中心质量控制管理规范

一、护理工作实施细则

(一)环境管理

（1）场地设置与功能实现相符合,并做到医、检分离。每个检查室面积不少于 6m²,
各物理检查科室和辅助仪器检查项目独立设置并有明显标识,条件具备时应按性别分别
设置。至少包括以下区域:①导检与咨询（前台）区域,空间相对开放,独立设置,有明确
的标识。②一般检查区域,能够完成身高、体重、血压、脉搏、腰围、臀围等检查,配置完成
相应体检项目所需的设备和器械。③物理检查区域,能够分别完成内科、外科、妇科、眼
科、耳鼻咽喉科、口腔科检查,配置完成相应体检项目所需的设备和器械。④实验室检查
区域,应具备血液和体液标本采集和存放功能。⑤辅助仪器检查区域,应分别设置心电
图、超声和 X 线摄影检查室,其中 X 线摄影检查室必须配备医、检双方放射防护措施。

（2）至少设有内科、外科、妇科、眼科、耳鼻喉科、口腔科、超声科、放射科、检验科及
心电图检查室。

（3）设有便民服务设施,如轮椅、拖鞋、自助打印胶片机、针线、代办邮寄、卫生纸,有
条件可设有寄存箱等。

（4）体检中心环境清洁、整齐、安全,标识清晰,设有体检流程图、体检须知,候诊区
有健康教育宣传册等。

(二)规章制度管理

制定完善的健康管理中心管理制度,包括《健康体检岗位工作职责》《健康体检工作
人员管理制度》《健康体检报告管理制度》《健康体检查对制度》《健康体检感染控制管
理制度》《受检者隐私保护制度》《健康体检知情同意制度》《健康体检疑难报告讨论制
度》《仪器、设备管理制度》《健康体检档案管理制度》《重要异常结果（包含危急值）报告
与处理管理制度》《投诉和建议征求制度》等。

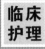

（三）客户管理

1. 检前

（1）体检项目：健康体检基本项目建议采用"1＋X"的框架体系，"1"为专家共识确定的基本体检项目，包括健康体检自测问卷、体格检查、实验室检查、辅助检查、体检报告首页等5个部分。"X"为专项体检项目，即可根据受检者个体情况确定的专项检查项目。单位团体项目，依据单位疾病谱，定制多层次、多角度、个性化的体检项目。另根据高发、高危疾病的变化定期修订调整新的体检套餐项目，所有项目价格严格按照国家物价标准执行。

（2）乙肝检查项目：对于受检者本人主动要求检测的，体检机构应与受检者签署知情同意书，并妥善保存，其检查结果应单独存封。

（3）受检者身份确认：应采取适宜方法对受检者身份进行实名确认，条件具备时可采用身份证识别和拍照存档等方式记录受检者身份信息。

2. 检中

（1）体检服务流程规范，能对受检者进行有效及时分流，应根据体检机构面积、功能设置和医务人员数量，确定相应的体检最高流量，并设置超流量预警方案。

（2）体检工作人员严格按各项诊疗技术操作规范执行，不漏诊、不误诊。检查过程中不得遗漏检查项目，若受检者自行放弃检查项目，应由受检者本人签字，予以确认。

（3）注重受检者的隐私保护。①应做到"一人一诊室"，为异性受检者检查，检查前应充分告知注意事项，并征得受检者同意方可进行操作，其中女性乳腺和阴式超声操作者若为异性，应有体检机构其他工作人员在场。②完善保护受检者隐私的相关设施，需要暴露受检者躯体的物理检查和辅助仪器检查项目应配置遮挡帘等设施。

（4）对于可能会造成受检者不适或有创检查项目应充分告知，必要时履行书面知情同意手续（例如肛门指诊、胃镜、肠镜等项目），无性生活史者禁做阴道窥器检查、妇科双合诊或三合诊检查、阴式彩超检查（如必须检查者可选择其他方式，如直肠-腹部诊、憋尿下腹部生殖系统彩超检查）。

（5）血液和体液标本应妥善贮存，并在规定时限内安全转运。依托院内检验科进行标本检测者，具有室内质控、室间质评合格证书。

（6）建立有突发意外应急处理流程，包括晕针、晕血、低血糖、急性心梗、心脏骤停、高血压危象等急救处理，定期开展消防、水电安全等应急知识学习，所有工作人员知晓应急流程。急救设备、氧气筒、吸引器，性能完好，处于备用状态。抢救车整洁，物品齐全，放置有序，药品标识规范，无过期，专人负责。

3. 检后

（1）报告内容：①应在体检报告首页记载受检者主要身份信息，必要时附照片，杜绝顶替体检。②各项检查内容记录完整、规范。③体检结论应突出重点及个体化。④体检报告中应告知体检后咨询联络方式。

（2）报告时限：①按照体检机构公示的时间完成体检报告的制作、审核和发放工作。②体检机构应明确重要异常结果（危急值）范围，对高危异常检查结果及时登记、通知，追踪诊治结果，并有随访记录。③及时上报传染病，传染病上报符合国家相关规定。

（3）报告领取：①体检报告应完全密封，并在显著位置标明"本体检报告仅限受检者本人拆阅"字样。②乙肝项目检测结果报告应独立于常规体检报告，并完全密封。③体检报告原则上由本人领取，并签名确认。特殊原因不能本人领取者，应有代领者凭有效证件并签名，若为团体体检，由单位统一领取者，应在委托合同中注明。

（4）电子健康信息：以电子检查结果的规范储存为基础，建立个人电子健康档案，电子健康信息须有备份并永久保存。有受检者信息安全保护制度，工作人员不得泄露健康体检信息作为他用。配备专（兼）职信息系统维护人员，有信息化管理制度及网络安全预案。

（5）后续健康管理服务：指定专门医务人员对体检结果进行报告解读；根据体检结果提出专科就医建议，必要时安排就医服务；定期举办健康咨询与指导活动，并做好记录。

（6）客户意见征集：发放客户意见征求表，及时处理并回复客户提出的合理意见，反馈意见及处理意见记录真实。

（四）仪器设备管理

（1）具有符合开展健康体检要求的仪器设备，设备计量管理符合相关要求，医疗器械、消耗品的购置和使用符合国家相关规定。

（2）所用仪器设备有备案登记，定点放置，专人负责，定期检测，性能完好，处于备用状态。悬挂有使用流程及注意事项，有消毒、维护、维修记录。有仪器设备定期校正、年检合格记录。

（五）消毒隔离管理

（1）设有专（兼）职人员负责医院感染管理工作，有相关工作记录及改进措施。

（2）各岗位诊疗用物严格按各诊疗要求规范使用，例如血标本采集人员严格遵循无菌操作规范，做到"一人一针一带一巾"，妇科检查做到"一人一垫巾"，口腔科常规检查器具满足每人一套（包括口镜、探针、镊子等），一次性用物严禁反复消毒使用。

（3）每日各诊室开窗通风至少 2 次，每次 30min，重点诊室如妇科、口腔科、耳鼻喉科、^{13}C 呼气试验诊室，每日紫外线照射 1 次，每次 1h，并做好登记。各种仪器、门把手、台面、物品表面、键盘等每日用含 500mg/L 有效氯的含氯消毒液擦拭，保持清洁、干燥。每日用含 500mg/L 有效氯的含氯消毒液湿式拖地 2 次，拖布专室专用。

（4）所有工作人员能正确掌握洗手指征及洗手方法，严格执行手卫生，提高手卫生依从性。

（5）无菌物品放置和使用应符合无菌操作规程，重复使用的医疗器械应及时消毒，并有记录。

（6）生活垃圾、医用垃圾应分开放置，及时清理，并有签字记录。

（7）定期组织感染控制培训，工作人员院感知识知晓情况，包括医院感染定义、医院感染的报告、消毒、灭菌、标准预防、锐器伤后的紧急处理方法等。及时总结记录，反馈问题，持续改进。

（六）人员管理

（1）从事体检工作的医技人员具有专业技术资格证书及相关的上岗证书；医技人员的工作内容应与专业资质相一致，同时具备相应操作设备的上岗证；护士具有有效的执业证书，至少具有 10 名注册护士，至少具有 1 名健康管理师。

（2）所有工作人员应佩戴身份识别卡，持证上岗，举止得体，仪表规范。

（3）有规范的护理人员岗位准入培训、考核及记录。

（4）工作人员有完善的突发事件应急预案及演练记录。

二、护理工作思维导图

思维导图见图 3-15-4。

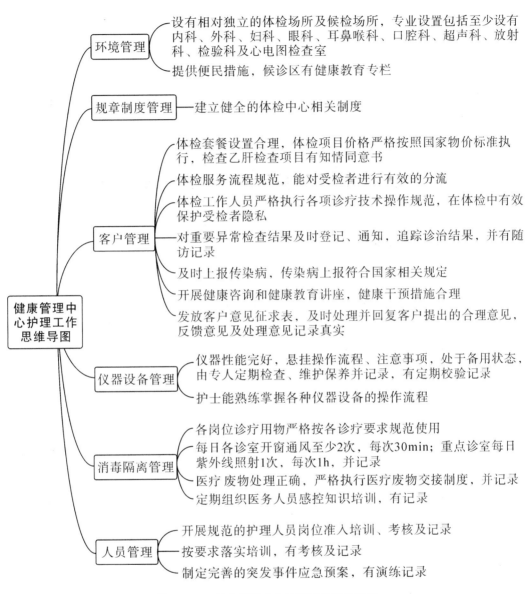

图 3-15-4　健康管理中心护理工作思维导图

参考文献

[1]中华医学会健康管理学分会,《中华健康管理学杂志》编委会.健康体检质量控制指南[J].2016,8(10):258-263.

第十六章　综合科室护理质量管理规范

第一节　高压氧治疗中心护理质量管理规范

一、护理工作实施细则

(一)环境管理

(1)环境清洁、整齐。通道标识清晰,无障碍物。

(2)环境安全,高压氧舱工作场所(诊疗大厅、氧气间、机房等)严禁烟火,有禁止吸烟标识,护理班及物业人员每班巡查。

(3)设置高压氧治疗健康教育专栏,提供便民措施。

(二)规章制度管理

(1)制定完善的高压氧舱工作人员职责和管理制度。包括《高压氧舱操舱人员职责》《高压氧治疗中心岗位管理制度》《高压氧治疗中心安全管理制度》《高压氧舱消毒隔离制度》等。

(2)制定和完善高压氧治疗专科护理操作流程及应急预案,包括《高压氧舱操作规程》《氧舱内护理技术操作常规》《氧舱紧急情况处理应急预案》《高压氧治疗并发症抢救流程》等。

(三)安全管理

1. 患者安全管理

(1)严格执行查对制度及各项护理操作规范,对患者信息进行核对,评估患者的病情及生命体征,关注患者主诉。发现问题及时报告医生,配合处理,并记录。

(2)进舱前、关闭舱门前,医务人员持金属探测仪对进舱人员进行安全检查。氧舱加压前,医务人员应再次提醒患者严禁将火种(如打火机、火柴、电子产品及可能导致静电火花的材料或玩具等)及易燃、易爆、有毒、有害、易挥发物品(如汽油、油脂、发胶、含易燃制剂的喷雾剂等)带入舱内。为防止产生静电火花,所有进舱人员宜使用全棉服装及被褥。

(3)非高压氧专用医疗设备不得进舱。治疗期间需要传递物品,必须遵守递物筒操作流程。

（4）落实患者及照护者的安全教育，关注高压氧舱内患者各类不良事件的高危风险因素（如跌倒、压疮等）。详细介绍高压氧治疗配合要点，包括"捏鼻鼓气""反复吞咽"等调压动作及舱内吸氧操作流程、注意事项及舱内治疗安全须知。

（5）医务人员治疗全过程不得离开监控台，须严密观察患者吸氧情况及病情变化，询问患者有无不适，有异常时应及时处理。

（6）高压氧舱内治疗时各类导管的管理：①入舱前认真检查患者所带的各种导管的种类、固定情况，防止移位、脱落。②观察引流物性质、颜色、量，防止逆流。③加压时夹闭引流管，减压时开放所有导管，保持引流通畅。④带有气囊的气管插管／套管，加压时应适当加注空气，保持其密封作用。减压时应抽出适量空气，以免空气膨胀而造成气囊破裂或压迫气管壁造成损伤。气囊中也可以抽出气体再注入适量生理盐水，减压出舱后抽出液体再注入适量空气。

（7）高压氧治疗结束后有序组织患者安全转运。

2. 高压氧治疗期间，高压氧舱应实行封闭管理

3. 消防安全管理

（1）候诊大厅、通道、诊疗大厅、空气压缩机房、储气室整洁，无杂物堆放。

（2）消防器材每班清点并记录。

（3）医务人员知晓消防通道、消防器材的放置位置，并掌握其使用方法。

（4）至少每 6 个月举行 1 次高压氧舱火灾应急演练并记录。

（四）消毒隔离管理

（1）工作区域手卫生设施齐全，严格执行手卫生。

（2）严格执行无菌操作原则，人员着装符合要求，操作规范。

（3）定期检测呼吸气体质量，并记录。呼吸气体系统所提供的呼吸气体应当满足人员在舱内活动的呼吸气体需要最大用量和流量要求；呼吸气体质量指标（气体组成、浓度、湿度）应当符合相关医疗卫生规范的规定。

（4）吸氧管路和面罩专人专用，损坏或污染及时更换。

（5）每次治疗结束，舱内和治疗大厅先进行通风换气，物表及地面用 500mg/L 含氯消毒液擦拭，再用空气消毒机、臭氧发生器或紫外线进行空气消毒并登记。

（6）高压氧舱内壁应每周用 500mg/L 含氯消毒液擦拭，舱体应每月清洁除尘。

（7）确诊为气性坏疽、破伤风、芽孢杆菌感染等患者应专舱治疗，禁止与带有伤口的其他人员同时进舱。患者出舱后，舱室必须进行严格消毒处理，结束整个疗程后再进行严格的终末消毒处理。

空气消毒应使用 3% 过氧化氢或过氧乙酸熏蒸，3% 过氧化氢按照 $20mL/m^3$ 气溶胶喷雾，过氧乙酸按照 $1g/m^3$ 加热熏蒸，湿度 70% ~90% ，密闭 24h；5% 过氧乙酸溶液按照 $2.5mL/m^3$ 气溶胶喷雾，湿度 20% ~40% 。

舱室内壁、地板、椅子、茶几等物体表面的消毒，用 1000mg/L 含氯消毒液擦拭消毒。

患者尽量选用一次性诊疗器械、器具及其他物品，使用后应进行双层医疗垃圾袋密封包装，焚烧处理。必须重复使用的医疗器械，应先消毒，后清洗，再灭菌。消毒可采取含氯消毒剂1000mg/L浸泡30~45min，有明显污染物时应采用含氯消毒剂5000mg/L浸泡消毒≥60min，然后按规定清洗、灭菌。

患者用过的床单、被套等尽量按特殊医疗废物焚烧处理。无明显污染需要重复使用的，单独收集，用1000mg/L含氯消毒剂浸泡≥60min后，或压力蒸汽灭菌后，密闭包装，标识清楚，送洗涤中心清洗消毒后，方可使用；对污染程度严重的按感染性医疗废物处理。

所用敷料、一次性医疗用品等应及时装入双层黄色医疗废物袋中密闭运送焚烧处理。

患者应固定专用治疗、护理用具，如听诊器、血压计、体温表、输液用品等。

舱室经彻底清洁消毒后，进行空气培养，3次阴性方可供他人使用。

(8)每季度进行舱内空气、物体表面和医护人员手卫生监测1次，结果符合要求并记录。

（五）仪器设备管理

(1)建立《仪器设备管理制度》，高压氧中心需配备急救车、简易呼吸器、电动吸引器等，性能良好，处于备用状态，专人负责仪器设备管理。

(2)各类仪器有详细的操作流程，有保养、维护制度，定期维护、校验，并按要求登记。

(3)高压氧舱治疗前、治疗中和治疗后应认真检查各项设备，确认通讯、仪表、电器、阀门、供氧系统及其他部件运转正常并记录，发现异常及时反馈给高压氧舱维护人员。

（六）人员管理

(1)按照高压氧治疗中心护士准入标准及相关要求，对新入职护士进行培训，高压氧舱操作护士应取得《医用氧舱从业人员培训合格（上岗）证》或《特种设备作业人员证》，持证上岗。

(2)护理人员认真执行高压氧治疗中心各项规章制度，熟练掌握各类仪器设备的使用方法，定期培训考核，并记录。

(3)定期进行突发事件（停水、停电、停氧气等）、高压氧并发症应急预案培训并记录。

二、护理工作思维导图

思维导图见图3-16-1。

环境管理
- 候诊室与诊疗区严格分区，标志清晰
- 设置有健康教育专栏，有禁烟标志，提供便民措施

规章制度管理
- 建立高压氧治疗中心工作人员职责和管理制度
- 制定高压氧专科护理操作规程及应急预案

安全管理
- 患者安全管理
  - 核对患者身份信息，评估病情及生命体征，发现异常情况及时处理并记录
  - 对进舱人员和物品、设备进行安全检查
  - 患者及照护者知晓高压氧治疗配合要点和安全须知
  - 高压氧治疗过程中，医务人员不得离开监控台
- 高压氧治疗期间，实行封闭管理
- 消防安全管理
  - 候诊大厅、通道、诊疗大厅、空气压缩机房、储气室整洁，无杂物堆放
  - 消防器材每班清点，有记录
  - 医务人员知晓消防通道、消防器材的放置位置，并掌握其使用方法
  - 至少每6个月举行1次高压氧舱火灾应急演练，有记录

消毒隔离管理
- 严格执行手卫生
- 严格执行无菌操作原则，人员着装符合要求
- 定期检测呼吸气体质量，有记录
- 吸氧管道和面罩专人专用，损坏或污染及时更换
- 每次治疗结束，遵循消毒隔离原则，做好终末消毒处理，有记录
- 确诊为气性坏疽、破伤风、芽孢杆菌等感染性疾病的患者应单舱治疗。患者出舱后，舱室必须进行严格消毒处理，结束整个疗程后再进行严格的终末消毒处理
- 生活垃圾与医疗垃圾分别存放及处理，严格执行《医疗废物交接制度》，认真填写《医疗废物登记本》
- 每季度进行舱内空气、物体表面和医护人员手卫生监测，结果符合要求并有记录

仪器设备管理
- 建立《仪器设备管理制度》，专人负责仪器设备管理
- 各类仪器有详细的操作流程，有保养、维护制度、定期维护、保养并记录
- 高压氧舱治疗前、中、后认真检查各项设备，并记录

人员管理
- 制定高压氧治疗中心护士准入标准及相关要求，护士持证上岗
- 护士熟练掌握各类仪器设备使用，有培训、考核记录
- 定期进行应急预案培训，并记录

（左侧主干）高压氧治疗中心护理工作思维导图

图 3-16-1　高压氧治疗中心护理工作思维导图

参考文献

[1]中华人民共和国国家质量监督检验检疫总局,中国国家标准化管理委员会.GB/T 13277.1-2008 压缩空气第 1 部分:污染物净化等级[S].2008.

[2]中华人民共和国卫生部.WS/T311-2009 医院隔离技术规范[S].2009.

[3]中华人民共和国国家质量监督检验检疫总局.TSG 24-2015 氧舱安全技术监察规程[S].2015.

[4]中华人民共和国国家卫生健康委员会.WS/T313-2019 医务人员手卫生规范[S].2019.

[5]中华医学会高压氧医学分会.医用高压氧舱安全管理与应用规范[Z].2018.

[6]汪晖,徐蓉,刘于.护理管理制度与岗位职责[Z].武汉:华中科技大学同济医学院附属同济医院,2016.

第十七章 支助中心护理质量管理规范

第一节 支助中心护理质量管理规范

一、护理工作实施细则

(一)环境管理

(1)中心调度室环境清洁,物品整齐,标识清晰,所有仪器设备线路完好,无破损,无裸露。内设电话和医院输送保障管理平台,负责各项工作任务的调控,对涉及急诊、抢救的任务要优先安排,保证及时完成。

(2)更衣室清洁、整齐,无异味,衣服、鞋帽无乱放,支助工作人员上下班时在此更衣,保持环境清洁整齐。

(二)规章制度管理

(1)制定完善的规章制度与岗位职责,包括《支助中心人员管理制度》《支助中心交接班制度》《支助中心劳动纪律管理措施》《患者服务中心管理制度》《支助中心患者院内转运岗位职责》《支助中心标本转运岗位职责》《支助中心药品转运岗位职责》等。

(2)制定完善的护理服务流程,包括《冷链转运箱操作规程》《患者外出检查/治疗护理流程》《患者转科护理流程》《住院患者标本转运流程》《住院患者药品转运流程》《住院患者血制品转运流程》等。

(3)制定完善的应急预案与流程,包括《转运/外出检查途中突发心脏骤停应急预案与流程》《转运/外出检查途中管路滑脱应急预案与流程》《转运/外出检查途中呕吐应急预案与流程》《跌倒/坠床应急预案与流程》《支助中心消防应急预案》等。

(三)转运流程管理

1.患者转运

(1)接送患者检查前了解检查项目、治疗等情况,按照检查预约的时间、病情的急缓有计划地完成护送工作。危重患者须有医生陪同。

(2)转运前核对患者信息,向患者解释接送目的、地点,需要配合的事项。

(3)支助人员指导和参与搬运患者,与责任护士做好交接,确认各种管路固定完好,输液瓶、输液泵、氧气枕妥善放置。

（4）推轮椅下坡时应倒退下坡，防止患者摔跤，推平车上下坡时应将患者的头放在高位。保持患者舒适的体位，注意保暖。

（5）转运途中注意观察患者病情，发现不适及时与病房联系，并就近处理。

（6）患者检查完毕及时送回病房，特殊情况与责任护士交班。工作未完成要及时交班。

2. 标本、血液制品及药品转运

（1）及时送检各类标本，密闭转运，特殊标本用双层生物安全袋密闭。收取时仔细核对送达检验目的地，转运途中减少震荡，送达时双方核对交接。

（2）及时输送各种血制品，取血时应认真做到取血单、发血单与血袋的核对，到病房后与护士核对交接。落实血制品种类的转运要求。

（3）及时转运患者药品，密闭转运，转运途中避免碰撞。

（四）工具使用管理

（1）使用轮椅、平车前，检查并确认性能完好，使用时平稳推行，避免撞到病房门、电梯门，保障患者安全。

（2）转运药品时使用整理箱密闭转运，转运箱干净整洁，无破损。

（3）转运标本使用标本转运箱，每日用500mg/L含氯消毒液擦拭，污染后随时擦拭。

（4）转运血液制品时使用冷链转运箱，温度在2～8℃，血小板常温转运。使用后每日用500mg/L含氯消毒液擦拭。

（五）人员管理

（1）文明礼貌：着装规范，仪表符合要求，佩戴工作牌。服务时使用文明用语，耐心解释，落实首问负责。

（2）资质要求：护理专业中专及以上学历或非护理专业国家统招大专及以上学历，经过支助中心理论和实践培训4周，经考试合格后才能上岗。

（3）工作要求：正确掌握"六步"洗手法及手消毒，手套的使用时机并执行。每年进行岗位职责、各种制度、流程、紧急预案、操作技能等培训，有考核及记录。

二、护理工作思维导图

思维导图见图3-17-1。

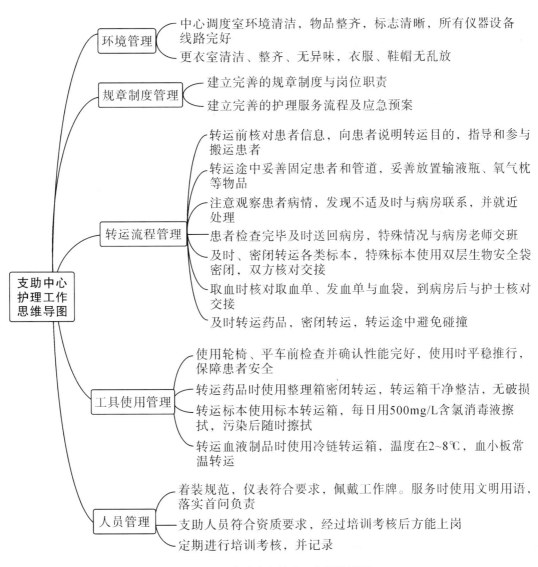

图 3-17-1 支助中心护理工作思维导图

参考文献

[1]急诊危重症患者院内转运共识专家组.急诊危重症患者院内转运共识:标准化分级转运方案[J].中华急诊医学杂志,2017,25(5):512-516.

[2]尚红,王毓三,申子瑜等.全国临床检验操作规程[M].人民卫生出版社,2014.

[3]王培华等.输血技术学[M].人民卫生出版社,2002.

第二节 静脉用药调配中心护理质量管理规范

一、护理工作实施细则

(一)环境管理

(1)静脉用药调配中心(Pharmacy Intravenous Admixture Services,PIVAS)总体区域设计布局、功能设置与工作相适应,保证洁净区、辅助工作区和生活区的合理划分与缓冲衔接。人流与物流走向合理,不同洁净级别区域间有防止交叉污染的相应设施。

(2)室内照明度足够,墙壁颜色适宜;地面平整、光洁、防滑、便于清洁,不得有脱落物;洁净区房间内顶棚、墙壁、地面不得有裂缝,能耐受清洗和消毒,交界处成弧形,接口严密。

(3)室内设置有防止昆虫等进入的设施。

(4)洁净区设有温度、湿度等监测设备和通风换气设施,保持静脉用药调配室温度18~26℃,相对湿度35%~75%,每日记录。

(5)洁净区各功能室压差符合规定,持续送入新风,维持正压差;抗生素类、危害药品静脉用药调配的洁净区和二次更衣室之间呈5~10Pa负压差,每次进仓前查看并记录。

(二)规章制度管理

(1)建立完善的规章制度,包括《PIVAS 配置护理管理制度》《PIVAS 职业防护制度》《PIVAS 消毒隔离制度》《PIVAS 废弃物处置管理制度》《PIVAS 药品有效期管理制度》《PIVAS 危害药品溢出应急预案》等。

(2)制定完善的 PIVAS 操作规程,包括《PIVAS 打印标签与标签管理操作规程》《PIVAS 贴签摆药与核对操作规程》《PIVAS 成品输液的核对包装与发放操作规程》《PIVAS 清洁消毒操作规程》《PIVAS 生物安全柜标准操作规程》《PIVAS 水平层流台标准操作规程》等。

(3)制定完善应急预案与处置流程,包括《危害药品泄露应急预案与处置流程》《火灾应急预案与处置流程》《网络瘫痪应急预案与处置流程》等。

(三)输液调配与转运管理

1. 输液调配管理

(1)严格执行查对制度,单人单簋分组分格,双人核对无误方可调配。

(2)调配操作时,生物安全柜防护窗禁止高于安全警戒线,避免覆盖回风槽,保证操作区域内负压,避免造成药物气雾外散,危害调配人员及污染调配洁净间。

(3)严格无菌操作,规范调配。操作前在操作台铺设一次性治疗巾,操作中治疗巾污染及时更换。

(4)生物安全柜静脉用药调配须在离工作台外沿20cm,内沿8~10cm,并离台面至少10cm区域内进行。

（5）选用适宜的一次性注射器，严格一袋一针一管一用一废弃，不得重复使用。

（6）抽取安瓿药液时，用无菌纱布包裹打开安瓿，避免朝向高效过滤器方向打开，防止药物喷溅到高效过滤器上。溶解西林瓶粉剂时，在西林瓶中产生轻微的负压，避免加压。

（7）严格按照医嘱剂量调配，抽液做到不漏、不余，粉剂药品溶解彻底，确保药物剂量准确。

（8）调配结束后，再次核对输液标签与所用药物名称、规格、用量，准确无误后，在输液标签上签名或盖签章，标注调配时间。

（9）危害药品使用一次性专用封口袋，并有明显标识。

（10）每完成一批次输液调配操作后，立即清场，用蘸有75%乙醇的无纺布擦拭台面，除去残留药液，不得留下与下批输液调配无关的物品。

2. 转运管理

（1）调配好的成品输液由药师复核扫描后按病区打包装箱，密闭转运，落实与病区的交接，并记录。

（2）转运箱轻拿轻放，保证转运途中安全。

（3）成品输液配送及时，保证临床用药。

（四）消毒隔离管理

（1）进入静脉用药调配中心的人员，应当更换工作服、工作鞋并戴帽子，非本中心人员未经中心工作人员允许，不得入内。

（2）工作区域手卫生设施齐全，严格执行手卫生规范，所有工作人员规范落实洗手法。

（3）配备充足的个人防护用品，洁净区专用鞋、洁净隔离服、一次性口罩与帽子、无粉灭菌乳胶手套等。

（4）严格执行进出洁净区规范和流程。

进入十万级洁净区（一次更衣室）规程：换下普通工作服和工作鞋，按正确洗手法洗手，并用擦手纸擦干，戴好帽子及口罩。

进入万级洁净区（二次更衣室）规程：更换洁净区专用鞋，洁净隔离服，手消毒、戴PVC手套，再戴一层口罩，操作前再戴一层无菌橡胶手套。着洁净服只能在二次更衣室及调配间活动，不能在其他区域活动。

出洁净区规程：二次更衣室更换拖鞋，一次更衣室脱下洁净服，口罩及手套丢入医疗废物垃圾桶，清洁双手。

（5）调配间传递窗"入口""出口"标识清楚并按规范使用，两侧窗门不得同时开启。

（6）生物安全柜、水平层流洁净台的清洁与消毒：每日操作前提前30min进行紫外线消毒，有记录，紫外线灯管每半年行荧光指示卡检测一次，使用达1000h要更换紫外线灯管；每日开始操作前使用75%乙醇擦拭顶部、两侧及台面；每日操作结束后彻底清场，先使用清水清洁，再用75%乙醇擦拭消毒。生物安全柜还需清洗、消毒回风槽道外盖。

（7）洁净区每日清洁、消毒：调配结束后，先用清水清洁该区域所有设备及物品，顺序应从上往下，从里到外，不留死角。再用75%乙醇擦拭消毒。洁净区的清洁卫生工具不得与其他功能室混放。

（8）非洁净区应每日擦拭转运使用物品，用专用拖把擦洗地面；每周消毒一次地面和污物桶；每周用75%乙醇擦拭消毒转运使用物品一次。

（9）洁净服每日在专用洗衣机清洗，在专用消毒柜消毒后备用。

（10）一次性物品无过期，按照"近期先用"的原则。

（11）洁净区的层流设备要求定期维护保养，初效过滤器每周清洗一次，1~2个月更换一次；中效过滤器3~6个月更换一次；高效过滤器应根据环境情况定期更换，一般1~2年更换一次，并有记录。

（12）每月进行洁净区空气沉降菌检测，包括一次更衣室、洗衣间、二次更衣室、调配间以及操作台等，物体表面培养、配置人员手卫生每季度检测一次，要求落实并做好记录、归档。医院感染暴发怀疑与空气污染有关时随时进行监测，并进行相应致病微生物的检测。

（13）危害药品废弃物须用双层黄色专用垃圾袋。分离后的一次性注射器废弃针头装入利器盒，密封包装，并注明科室，再用双层黄色垃圾袋封口，密闭运输。建立《废弃物处理登记本》，交接记录登记清楚并签名。

（五）药品管理

（1）药品经药师进行审核及入仓扫描无误后方可通过传递仓传递进调配间。

（2）配置药品时按照输液标签上批次配置。

（3）配置完后按要求尽快传递出仓进行复核。

（4）消毒剂保存在阴凉干燥的地点，专锁专柜存放。

（5）无菌物品、溶液开启后注明开启时间、责任人，在有效期内使用。

（六）仪器设备管理

（1）设备、器械定位放置，摆放整齐，专人管理，每周清点，用后及时补充、消毒，及时登记。

（2）仪器上应悬挂操作流程、编号或仪器编码、故障处理预案、"备用"或"待修"标识等，定期检查保养维护，规范填写《仪器设备维护登记本》；水平层流洁净台和生物安全柜每年进行1次各项参数的检测，并根据检测结果进行维护和调整。

（3）定期对仪器设备操作进行培训、考核，并记录。

（七）人员管理

（1）严格执行PIVAS护理人员准入标准及相关要求，新入科人员落实培训及考核，理论和操作考核合格后发放《静脉用药调配中心（PIVAS）护理人员上岗资质合格证》，方可上岗。

（2）按计划实施各级人员培训，每月培训，每季度考核并记录。科室每年至少培训1次医院感染预防与控制相关知识。新业务、新技术及时组织学习。

（3）与静脉用药集中调配工作相关的人员，每年至少进行1次健康检查，建立健康档案。

二、护理工作思维导图

思维见导图3-17-2。

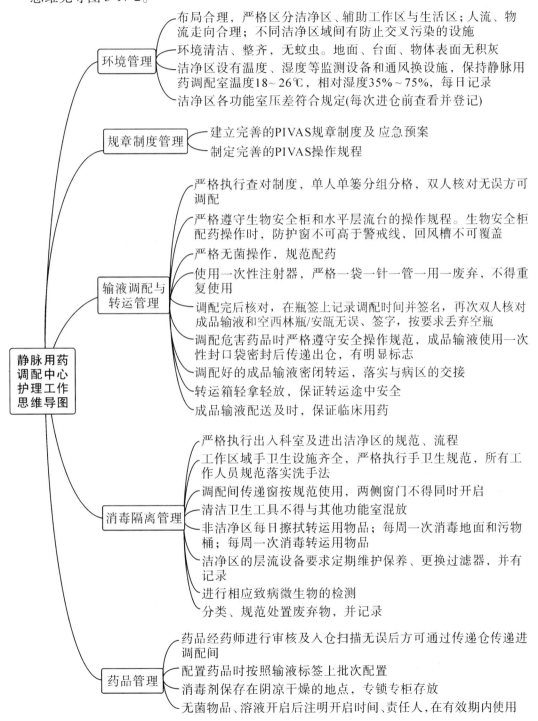

环境管理
- 布局合理，严格区分洁净区、辅助工作区与生活区；人流、物流走向合理；不同洁净区域间有防止交叉污染的设施
- 环境清洁、整齐，无蚊虫。地面、台面、物体表面无积灰
- 洁净区设有温度、湿度等监测设备和通风换设施，保持静脉用药调配室温度18~26℃，相对湿度35%~75%，每日记录
- 洁净区各功能室压差符合规定(每次进仓前查看并登记)

规章制度管理
- 建立完善的PIVAS规章制度及应急预案
- 制定完善的PIVAS操作规程

输液调配与转运管理
- 严格执行查对制度，单人单簍分组分格，双人核对无误方可调配
- 严格遵守生物安全柜和水平层流台的操作规程。生物安全柜配药操作时，防护窗不可高于警戒线，回风槽不可覆盖
- 严格无菌操作，规范配药
- 使用一次性注射器，严格一袋一针一管一用一废弃，不得重复使用
- 调配完后核对，在瓶签上记录调配时间并签名，再次双人核对成品输液和空西林瓶/安瓿无误、签字，按要求丢弃空瓶
- 调配危害药品时严格遵守安全操作规范，成品输液使用一次性封口袋密封后传递出仓，有明显标志
- 调配好的成品输液密闭转运，落实与病区的交接
- 转运箱轻拿轻放，保证转运途中安全
- 成品输液配送及时，保证临床用药

消毒隔离管理
- 严格执行出入科室及进出洁净区的规范、流程
- 工作区域手卫生设施齐全，严格执行手卫生规范，所有工作人员规范落实洗手法
- 调配间传递窗按规范使用，两侧窗门不得同时开启
- 清洁卫生工具不得与其他功能室混放
- 非洁净区每日擦拭转运用物品；每周一次消毒地面和污物桶；每周一次消毒转运用物品
- 洁净区的层流设备要求定期维护保养、更换过滤器，并有记录
- 进行相应致病微生物的检测
- 分类、规范处置废弃物，并记录

药品管理
- 药品经药师进行审核及入仓扫描无误后方可通过传递仓传递进调配间
- 配置药品时按照输液标签上批次配置
- 消毒剂保存在阴凉干燥的地点，专锁专柜存放
- 无菌物品、溶液开启后注明开启时间、责任人，在有效期内使用

静脉用药调配中心护理工作思维导图

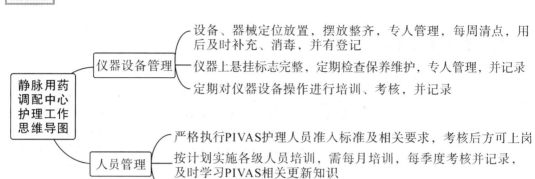

图 3-17-2　静脉用药调配中心护理工作思维导图

参考文献

［1］中华人民共和国国家卫生和计划生育委员会. WS/T 433-2013 静脉治疗护理技术操作规范［S］. 2013.

［2］中华人民共和国卫生部. 卫生部办公厅关于印发《静脉用药集中调配质量管理规范》的通知［EB/OL］.（2010-4-20）［2021-6-9］. http://www. nhc. gov. cn/cms-search/xxgk/getManuscriptXxgk. htm？id＝46963.

［3］中华人民共和国国家卫生健康委员会. 国家卫生健康委办公厅关于进一步加强医疗机构感染预防与控制工作的通知［EB/OL］.（2019-05-23）［2021-6-28］. http://www. nhc. gov. cn/yzygj/s7659/201905/d831719a5ebf450f991ce47baf944829. shtml.

［4］汪晖,徐蓉,刘于. 护理管理制度与岗位职责［Z］. 武汉:华中科技大学同济医学院附属同济医院,2016.

［5］POWER L A,COYNE J W. ASHP Guidelines on Handling Hazardous Drugs［J］. Am J Health Syst Pharm,2018,75(24):1996-2031.

［6］GORSKI L A,HADAWAY L,HAGLE M E,et al. Infusion Therapy Standards of Practice,8th Edition［J］. Journal of Infusion Nursing,2021,44(1S).

第三节　放射科护理质量管理规范

一、护理工作实施细则

(一)环境管理

（1）候诊区:环境清洁整齐,合理分区,有便民措施及健康教育宣传栏。

（2）检查室：机房内布局合理，清洁整齐，不得堆放与该设备检查工作无关的杂物；配备温湿度计，保证适宜的温湿度；配备空气消毒设施，如紫外线灯、空气消毒机等；配备符合要求的防辐射用品及相关警示标识。

（3）留观区：有足够数量的留观座位（或床位），宣教资料（宣传单、展板、视频等）；急救设施处于备用状态；急救流程及应急预案上墙；有便民措施及健康教育宣传栏。

（4）磁共振室：在普通候诊区的基础之上，配置关于铁磁性物品相关宣教资料及检查流程，谨防铁磁性物品投射事件发生。

（5）特殊患者（如 MDR）检查间：按相关流程进行提前准备，检查间备有符合标准、数量充足防护物品。

（二）规章制度管理

（1）制定完善的管理制度，包括《放射科护理管理制度》《放射科预检分诊制度》《放射科机房消毒隔离制度》等。

（2）制定各种流程，包括《放射科高压注射泵操作流程》《对比剂外渗处理流程》《放射科危重患者检查流程》《放射科特殊患者（如 MDR）行放射科检查流程》等。

（3）制定各种预案，包括《对比剂不良反应应急预案》《患者行检查时发生跌倒/坠床应急预案》《患者行检查时发生管路滑脱应急预案》等。

（三）患者安全管理

（1）检查前仔细核对患者信息，严格查对制度。

（2）评估患者病情，急危重症患者开启检查绿色通道。

（3）详细了解患者病史及检查要求，严格排查适应证和禁忌证，签署《知情同意书》。

（4）向患者及家属宣行检查前宣教，按要求行着装、禁食、水化等准备工作。注意识别患者体内金属植入物是否可以带入磁体间，并去除患者体外铁磁性物品，特别注意如胰岛素泵、化疗泵等仪器设备。

（5）增强检查患者按检查要求穿刺留置针。

（6）协助患者上、下检查床，取合适体位，妥善固定各种管路，防止患者跌倒、坠床及管路滑脱。

（7）做好患者 X 线防护及隐私保护。根据需要使用合适的防辐射物品进行防护；使用隔帘、屏风等保护患者隐私。

（8）增强检查中注射对比剂时，密切观察患者状态，发现患者异常及时处理；发生外渗时，立即停止注射，根据情况重新穿刺留置针，并对外渗部位进行处理。

（9）检查后行健康宣教，指导患者于留观区观察 30min，发现异常及时处理。

（10）患者离开检查室再次宣教注意事项，告知取结果时间和地点。

（四）消毒隔离管理

（1）专人负责消毒隔离工作并记录，严格落实消毒制度。

（2）机房消毒方法。

空气消毒：普通 CT 机房及 DR 机房宜配置空气消毒机，在工作时间段持续使用，或检查结束后采用紫外线灯照射消毒；磁共振室推荐使用无磁循环空气消毒机持续消毒，或检查结束后使用无磁紫外线消毒灯进行消毒。

环境物体表面：采用 75% 酒精湿巾或专用消毒湿巾擦拭消毒，有肉眼可见污染物时，应先完全清除污染物后再消毒。

地面消毒：采用 500mg/L 含氯消毒剂擦拭消毒，如遇污染随时消毒。

终末消毒：每日工作结束后，以及各类患者分时段检查结束后需进行终末消毒，即先对环境、物表、地面消毒后，再紫外线消毒 1h。

应急消毒：普通机房发现传染病患者，应及时进行应急消毒，即消毒人员根据情况穿戴防护用品先完全清除污染物，再采用 75% 酒精或专用消毒湿巾消擦拭物表，1000mg/L 含氯消毒剂擦拭地面，再用紫外线照射 1h。

（3）严格执行医疗废物交接制度，并登记。

（五）仪器设备管理

（1）各种抢救仪器定点放置，仪器上悬挂操作流程、注意事项。

（2）高压注射器建立档案，由专人定期检查、保养、维护、检测并记录。

（六）药品管理

（1）急救车内有必备急救药品，做到定品种数量，用后及时补充，药品无过期变质，有专人清查管理。

（2）库房内对比剂分类放置，定期清点，标识清晰，有出入库记录。

（3）对比剂使用前定量放入 37℃ 温箱，定期清理。

（七）人员管理

（1）工作人员入科前需进行放射体检，参加放射资质考试、辐射安全防护培训，取得《放射工作人员证》，方可入科。

（2）制定规范的岗位培训，内容包括岗位职责、各种制度、流程、紧急预案、个人防护技术、仪器设备的使用、急救技术等，考核并记录。

（3）放射科工作人员做好职业防护，按要求佩戴剂量牌，定期进行放射科工作人员职业健康体检，接受辐射剂量检测，每年至少 1 次。

（4）保障放射工作人员的职业健康与安全，根据其从事放射工作年限的长短，每年按标准给予放射保健假。

（5）定期开展应急预案演练。

二、护理工作思维导图

思维导图见图 3-17-3。

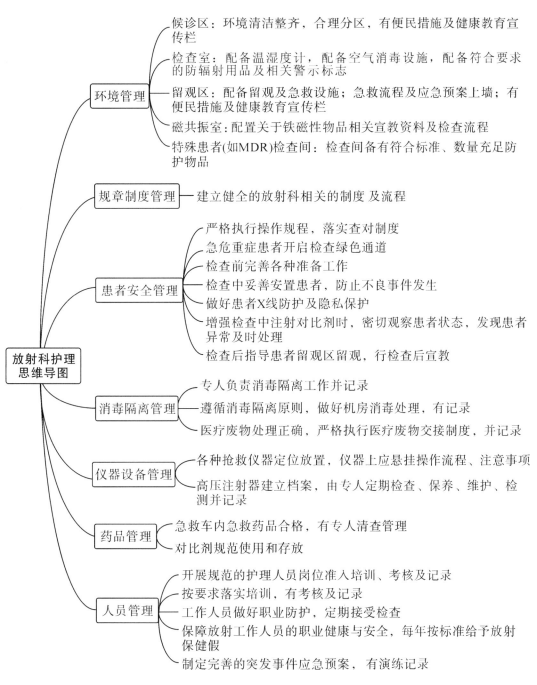

图 3-17-3　放射科护理工作思维导图

参考资料

[1]中华人民共和国国家卫生和计划生育委员会.WS/T 510-2016 病区医院感染管理规范[S].2016.

[2]中华人民共和国国家卫生和计划生育委员会.WS/T 512-2016 医疗机构环境表面清洁与消毒管理规范范[S].2016.

[3]中华人民共和国国家卫生健康委员会.WS/T 591-2018 医疗机构门急诊医院感染管理规范[S].2018.